Hildegard von Bingen

Heilwissen

HERDER / SPEKTRUM

Band 4050

Das Buch

Das Hauptwerk der Heiligen Hildegard über Ursachen und Behandlung von Krankheiten („Causae et Curae“) liegt hier in einer neuen und zeitgemäßen Übersetzung vor. Alle Ratschläge zur Gesundheit und die Natur-Rezepte der genialen heilkundigen Frau sind in diesem in kosmologischer Perspektive verfaßten Werk im Original enthalten. Ob zu den Stichworten „Vergeßlichkeit“ oder „Gicht“ oder „Kopfweh“ – die Erkenntnisse Hildegards über die Heilkräfte der Natur, aus reicher klösterlicher Tradition entstanden, sind heute aktueller denn je. Sie sind eingerückt in eine Gesamtschau der Schöpfung der Welt und eine ganzheitliche Darstellung des Baus des Kosmos – und doch sehr konkret im Blick auf eine gesunde, schöpfungsgemäße Lebensweise. Mediziner und Ernährungswissenschaftler haben heute die von Hildegard entdeckte Heilwirkung mancher Kräuter, Pflanzen und gesunder Ernährung neu untersucht und nachgewiesen. Jeder kann sie heute für das eigene Wohlbefinden nutzen.

Die Autorin

Hildegard von Bingen, 1098–1179, heiliggesprochene Äbtissin, Beraterin großer Persönlichkeiten des geistigen und weltlichen Lebens und universale Gelehrte, ist eine der großen und weisen Frauen des Mittelalters. Sie ging als erste schreibende Ärztin in die Geschichte ein. In Herder/Spektrum: Scivias – Wisse die Wege. Eine Schau von Gott und Mensch in Schöpfung und Zeit (Band 4115); Heilkraft der Natur – Physica. Rezepte und Ratschläge für ein gesundes Leben (Band 4159); Der Mensch in der Verantwortung. Das Buch der Lebensverdienste – Liber Vitae Meritorum (Band 4291); Irmgard Müller, Die pflanzlichen Heilmittel bei Hildegard von Bingen. Heilwissen aus der Klostermedizin (Band 4193); Christian Feldmann, Hildegard von Bingen. Nonne und Genie (Band 4435); Heinrich Schipperges, Die Welt der Engel bei Hildegard von Bingen (Band 4355).

Hildegard von Bingen

Heilwissen

Von den Ursachen und der Behandlung von Krankheiten

Übersetzt und herausgegeben
von Manfred Pawlik

Herder
Freiburg · Basel · Wien

Gedruckt auf umweltfreundlichem,
chlorfrei gebleichtem Papier

6. Auflage

Lizenzausgabe der Ausgabe des Pattloch-Verlages

Herstellung: Freiburger Graphische Betriebe 1998
Umschlaggestaltung: Joseph Pölzelbauer
Umschlagmotiv: Darstellung einer Vision der heiligen Hildegard
(Ausschnitt), Biblioteca Governatica di Lucca
ISBN 3-451-04050-6

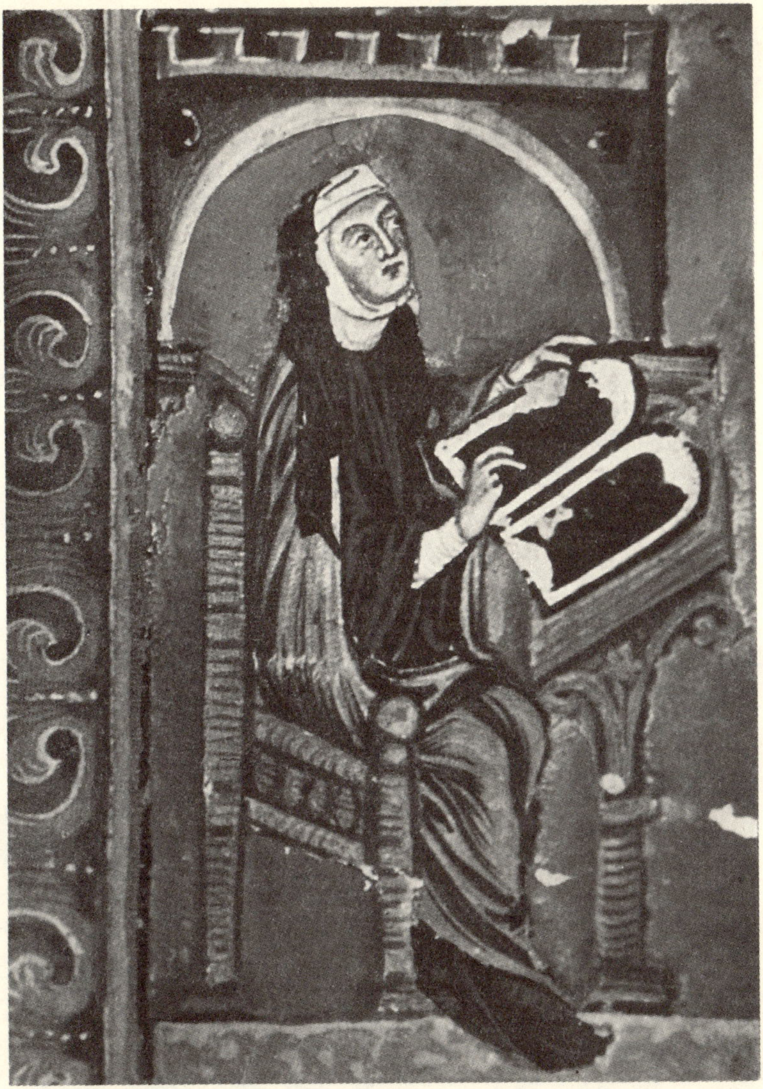

Abb. S. 3: Vision der heiligen Hildegard (Ausschnitt),
Biblioteca Governatica di Lucca

EINFÜHRUNG

Hildegard von Bingen (1098–1179), ist als Mensch und Heilige, Seherin und Mystikerin, Äbtissin und Predigerin, sozial und politisch engagierte Frau, Komponistin und Dichterin sowie „erste schreibende Ärztin" eine der faszinierendsten Persönlichkeiten des deutschen Mittelalters. In ihren natur- und heilkundlichen Schriften, insbesondere in ihrem Hauptwerk „Causae et curae" hat sie eine eigenständige, bedeutende Gesundheitslehre begründet.
Die Lebensbeschreibung der heiligen Hildegard, verfaßt von den Mönchen Gottfried und Theoderich („Vita sanctae Hildegardis auctoribus Godefrido et Theodorico monachis") am Ende des 12. Jahrhunderts, ist eine aufschlußreiche Quelle mit zeitgenössischen Aussagen, die auch Hildegard von Bingen selbst vielfach zu Wort kommen läßt. Dabei handelt es sich jedoch nicht um eine Biographie im heutigen Sinn, wenn man darunter eine lückenlose und objektive Dokumentation versteht. In 53 Kapiteln, eingeteilt in drei Bücher, welche jeweils mit einem Vorwort versehen sind, wird das Bild der Heiligen, der auch Wunderheilungen zugeschrieben wurden, gezeichnet, und zwar so, wie ihre Zeitgenossen sie sahen bzw. sehen wollten und sie bewundernd verehrten. Die aus dieser Biographie gewonnenen Informationen werden bestätigt und ergänzt durch die Ergebnisse der sorgfältigen Erforschung des Lebens, der Werke und des Wirkens der heiligen Hildegard, so daß folgendes als gesichert gelten kann:
Hildegard von Bingen wurde im Jahre 1098 auf dem elterlichen Gut bei Alzey in Rheinhessen als zehntes und letztes Kind der Edelfreien Hildebert und Mechtild von Bermersheim geboren. Von ihren Geschwistern sind sieben namentlich bekannt. Als achtjähri-

ges Mädchen wurde Hildegard im Jahre 1106 von ihren Eltern Gott geweiht und Jutta von Spanheim (auch als Sponheim überliefert), der Klausnerin am Disibodenberger Benediktinerkloster, anvertraut. Diese unterwies sie in der Regel des heiligen Benedikt, führte sie in das klösterliche Leben ein, lehrte sie den Psalmengesang und machte sie mit der Liturgie und der Heiligen Schrift vertraut. Diese Grundausbildung wurde ergänzt und vertieft durch den Disibodenberger Mönch Volmar, der Hildegard als Lehrer („magister") unterrichtete und ihr später bis zu seinem Tod im Jahre 1173 als Sekretär beim Verfassen ihrer literarischen Werke behilflich war. Hildegard war zwar mit der Heiligen Schrift, vor allem dem Alten Testament, und den Schriften der Kirchenväter gut vertraut, erhielt aber keinen systematischen Unterricht in den klassischen Sprachen Griechisch und Latein sowie den „septem artes liberales", nämlich dem Trivium (Grammatik, Dialektik und Rhetorik) und dem Quadrivium (Arithmetik, Geometrie, Astronomie und Musik). Sie selbst nannte sich bescheiden „indocta", das heißt nicht systematisch bzw. wissenschaftlich ausgebildet.
Zwischen 1112 und 1115 legte Hildegard die Profeß ab. Den Schleier empfing sie aus der Hand des Bischofs von Bamberg, des heiligen Otto. Wie die Vita berichtet, fiel die junge Nonne bereits durch ihre große Geduld in ihren zahlreichen Krankheiten und die daraus resultierende Fähigkeit auf, ihre Mitmenschen, die krank, schwach oder hilfsbedürftig waren, zu verstehen und ihnen zu helfen. Nach Juttas Tod wurde Hildegard im Jahre 1136 vom Konvent einmütig („unanimiter") zur geistlichen Mutter („magistra") gewählt und übernahm die Führung des kleinen Klosters, das sich aus der Klause, die Juttas Vater, Graf Stephan von Spanheim, am Disibodenberger Benediktinerkloster hatte erbauen lassen, entwickelt hatte.
Hildegard, die bereits seit ihrem dritten Lebensjahr nach ihrem eigenen Zeugnis Visionen hatte, die sie zunächst Jutta von Spanheim und später auch dem Mönch Volmar anvertraute, schrieb im Alter von 77 Jahren dem Mönch Wibert von Gembloux, sie habe diese Schauungen stets mit offenen Augen und im wachen Zustand bei Tag und Nacht, aber nie im Zustand der Bewußtlosigkeit einer Ekstase gehabt. Da erhielt sie in ihrem 43. Lebensjahr, also im Jahre

1141, in einer Vision den göttlichen Auftrag: „O gebrechlicher Mensch, Asche von Asche und Fäulnis von Fäulnis, sage und schreibe, was du siehst und hörst ...!" („O homo fragilis, et cinis cineris et putredo putredinis, dic et scribe, que vides et audis ...") Nach anfänglichem Zögern und sozusagen einer Flucht in die Krankheit stellte sie sich dieser Berufung, die sie zur großen Seherin, zur „prophetissa teutonica", machen sollte.
In ihrem ersten großen Werk „Scivias seu visionum ac revelationum libri III" („Wisse die Wege des Herrn oder Drei Bücher Schauungen und Offenbarungen"), das in zehnjähriger Arbeit ab 1141 mit Hilfe des Mönchs Volmar und der Nonne Richardis von Stade entstand, schildert Hildegard in den sechs Visionen des 1. Teils die Schöpfung und die weitere Entwicklung bis zum Sündenfall, in den sieben Visionen des 2. Teils die Erlösung des Menschen durch Christus und die Kirche und in den 13 Visionen des 3. Teils das Wirken der göttlichen Kräfte („virtutes") bis zum Jüngsten Tag. Dieses prophetische, das heißt Gott durch das Wort rühmende Werk, das Hildegards Visionen und ihre allegorischen Erklärungen enthält, machte sie mit einem Schlag berühmt, als Papst Eugen III. auf der Synode von Trier (30. November 1147 bis Feburar 1148) persönlich Teile aus diesem Werk vorlas. Der Papst bestätigte Hildegards Sehergabe nach eingehender Prüfung, erkannte ihre Visionen als Privatoffenbarungen an und ermutigte sie zu weiteren Schriften. Auch der Briefwechsel mit Bernhard von Clairvaux (1146/47) zeigt, daß Hildegard, anfangs zaghaft und verunsichert durch ihre Visionen, geistlichen Zuspruch und Bestätigung ihrer seherischen Gabe suchte und dankbar annahm.
Der umfangreiche Briefwechsel, der nunmehr einsetzte, kennzeichnet die Verfasserin als eine mutige, kompetente, klar und weit denkende Äbtissin und Frau, die aus christlicher Sorge und Anteilnahme zu den verschiedensten kirchlichen, politischen und gesellschaftlichen Problemen Stellung bezog. In etwa 300 Briefen wandte sich Hildegard an bedeutende geistliche und weltliche Persönlichkeiten des Abendlandes, zum Beispiel an die Päpste Eugen III., Anastasius IV., Hadrian IV. und Alexander III. (jedoch nicht an Gegenpäpste), an Kardinäle und Erzbischöfe (zum Beispiel von Mainz, Trier und Köln), Bischöfe und Priester, Mönche und Non-

nen, Klöster und Konvente. In den Briefen an Äbte und Äbtissinnen gab sie klare Ratschläge und Weisungen aus dem Geist der Benediktus-Regel. Mutig übte sie Kritik an Kaiser Friedrich I. (Barbarossa), schrieb an dessen Verwandte, an namhafte Fürsten, auch an König Heinrich II. von England und seine Gemahlin Eleonore. Ungefähr zur Zeit der Trierer Synode faßte Hildegard, die mit ihren Nonnen noch in dem inzwischen längst zu klein gewordenen Kloster auf dem Disibodenberg lebte, den Entschluß einer Neugründung auf dem Rupertsberg gegenüber von Bingen. Nach Überwindung mancher Schwierigkeiten konnte sie – nicht zuletzt durch die Hilfe der Markgräfin Richardis von Stade – im Jahre 1150 den Neubau, den sie persönlich geplant und geleitet hatte, mit ihren Nonnen beziehen. Als am 1. Mai des Jahres 1152 der Erzbischof von Mainz die neue Klosterkirche weihte, wurde vermutlich das von Hildegard aus diesem Anlaß geschaffene Mysterienspiel „Ordo virtutum" aufgeführt.

Dieser „Reigen der Tugenden" gehört in den thematischen Zusammenhang von Hildegards theologischem Hauptwerk „Scivias". Nach dem einleitenden Bericht über ihre seherische Gabe läßt die Verfasserin die allegorischen Figuren himmlischer Kräfte und Tugenden im Kampf mit dem Teufel bis zu ihrem Endsieg über dessen Versuchungen der menschlichen Seele auftreten. 16 Nonnen übernahmen dabei die Rollen der „virtutes", der göttlichen Kräfte. Die einzige männliche Rolle, die Sprechrolle des Teufels, war vermutlich dem Mönch Volmar vorbehalten. Nach Hildegards Auffassung von der Musik haben nämlich die Worte des Teufels keine Melodie, sondern sind nur „strepitus", das heißt Lärm. Singen und musikalisches Lob Gottes stehen nur den Engeln und den Menschen zu.

Das geistliche Singspiel „Ordo virtutum" ist jedoch nicht die einzige dichterische und musikalische Leistung Hildegards: 77 Gesänge (Antiphone, Responsorien, Hymnen und Sequenzen, davon bezeichnenderweise 13 Lieder auf die heilige Ursula und 15 auf die heilige Maria) sind überliefert. Obwohl Hildegard, wie schon erwähnt, keinen systematischen Musikunterricht erhalten hatte und lediglich schon früh mit Psalmengesang und gregorianischen Gesängen vertraut war, macht das künstlerische Werk einen wesentlichen Bestandteil ihrer geistigen Größe aus. Zu ihrer künstlerischen Begabung bekennt sie sich in ihrer Selbstbiographie: „Auch Lieder mit Melodien zum Lobe Gottes und der Heiligen verfaßte und sang ich ohne die Belehrung durch einen Menschen, obwohl ich nie Neumen noch Gesang erlernt hatte." Wie ein Brief des Magisters Odo von Paris bezeugt, waren Hildegards Liedkompositionen bereits 1148 wohlbekannt. Und Wibert von Gembloux, der nach dem Tode Volmars (1173) und Gottfrieds (1176) ihr Sekretär wurde, schrieb 1175: „Diese Gesänge, die zum Lobe Gottes und zur Ehre der Heiligen komponiert sind, werden öffentlich in der Kirche vorgetragen. Wer hat je ähnliches von einer Frau gehört?"

Der Austritt einiger opferscheuer Nonnen aus ihrem Kloster, vor allem aber der Verlust eines geliebten Menschen machten Hildegard lange Zeit schwer zu schaffen: Richardis von Stade, ihre langjährige Freundin und tatkräftige Helferin bei der Klostergründung auf dem Rupertsberg und bei ihren schriftstellerischen Arbeiten, hatte nämlich, auf Betreiben ihres Bruders, des Erzbischofs Hartwig von Bremen, vom Stift Bassum zur Äbtissin gewählt, diese Würde gegen Hildegards Willen angenommen. Diesen ehrgeizigen Schritt bereute sie bald. Am 29. Oktober 1152 starb sie, bevor sie zu Hildegard zurückkehren konnte.

Harte Selbstvorwürfe und große Trauer ließen Hildegard aber nicht verbittern. Trotz verschiedener, teilweise mehrjähriger Krankheiten setzte sie all ihre Kräfte für neue Aufgaben ein:

In den Jahren 1151 bis 1158 verfaßte sie die beiden Schriften „Physica" und „Causae et curae", die aufgrund ihres natur- und heilkundlichen Inhalts zusammengehören.

Zwischen 1158 und 1171 unternahm sie vier größere Predigtreisen: 1158 bis 1160 an den Main, 1160 nach Trier und Lothringen, 1161 bis 1163 rheinabwärts nach Köln und 1170/1171 nach Schwaben. Ihre Predigten trafen das Herz der Zuhörer und bewegten viele zur inneren Umkehr.

Die zweite große Visionsschrift, „Liber vitae meritorum", wurde in den Jahren 1158 bis 1163 ausgearbeitet. In den dichterischen Wechselgesprächen der Tugenden und Laster werden Gott, Mensch und Kosmos in ihrem wechselseitigen Verhältnis gezeigt.

Im Jahre 1163, in dem sie auf dem Mainzer Hoftag am 18. April von Kaiser Friedrich I. als „abbatissa" die kaiserliche Schutzurkunde für

ihr Kloster auf dem Rupertsberg erhielt, begann sie mit der Arbeit an ihrem dritten visionären Werk, dem „Liber divinorum operum“, das allerdings wohl erst im Jahre 1175 vollendet wurde. In zehn Visionen werden Kosmos und Mensch in ihren Beziehungen zueinander und in ihrem Zusammenhang mit dem Schöpfer dargestellt.
Nach der Erweiterung des Klosters auf dem Disibodenberg und der Planung und dem Bau des Klosters auf dem Rupertsberg gründete Hildegard um 1165 ein Filialkloster in Eibingen, oberhalb von Rüdesheim. Besonders erwähnenswert ist noch der mutige Kampf um ihr Recht während des Interdikts, das Mainzer Prälaten im Jahre 1178 verhängt hatten. Hildegard von Bingen konnte es noch erleben, daß das Revisionsverfahren in Rom ihr recht gab und das Interdikt aufhob, bevor sie am 17. September 1179 starb. Der Reliquienschrein der heiligen Hildegard, die offiziell nie heiliggesprochen wurde, befindet sich in der Pfarrkirche von Eibingen bei Rüdesheim.
Neben ihren vielfältigen schwierigen Aufgaben fand Hildegard von Bingen Zeit und Kraft für ihre naturkundlichen Forschungen und Schriften, so daß sie oft die erste deutsche Naturforscherin und Ärztin genannt wird. Die „Naturlehre“, nach der Erstausgabe im Jahre 1533 auch „Physica“ genannt, und das „Heilwissen“ (verkürzt „Causae et curae“ zitiert), die ihr zugeschrieben werden, sind allerdings keine naturwissenschaftlichen bzw. medizinischen Bücher im heutigen Sinn, sondern sie sind letztlich nur im Zusammenhang mit Hildegards Gesamtwerk und ihrem Welt- und Gottesbild zu verstehen.
Die „Naturlehre“ ist ein Natur-, Pflanzen-, Tier- sowie Arzneibuch. In neun Büchern werden die Pflanzen, die Elemente, die Bäume, die Steine, die Edelsteine, die Fische, die Vögel, die (Säuge-)Tiere, die Reptilien und die Metalle dargestellt. Daß in den insgesamt 513 Kapiteln die Botanik mit 293 Kapiteln und die Fische besonders ausführlich behandelt werden, liegt sicher an der Vertrautheit Hildegards mit dem Klostergarten und ihren besonderen Kenntnissen der Heilkräuter, aber auch der unmittelbaren Umwelt der Verfasserin, nämlich der Lage des Disibodenberges am Zusammenfluß von Glan und Nahe und der Lage des Rupertsberges an der Mündung der Nahe in den Rhein.

Dieses naturkundliche Handbuch, ein Zeugnis der tiefen Liebe Hildegards zur Natur und damit zu Gott als ihrem Schöpfer, ist die sinnvolle und notwendige Ergänzung zum „Heilwissen“, das theologische, naturkundliche, kosmologische, anthropologische, pathologische und therapeutische Inhalte zu einer Einheit verbindet.
Das „Liber compositae medicinae“ („Buch der zusammengesetzten Medizin“) ist in einer Handschrift im Codex 90 b in Kopenhagen überliefert. Der Schreiber des 13. Jahrhunderts formulierte den Titel „Beate Hildegardis Cause et Cure“ durch die Verkürzung der Inhaltsangabe „de causis, signis atque curis aegritudinum“ („über die Ursachen, Anzeichen und Behandlungsmöglichkeiten von Krankheiten“). Von ihm stammt auch die Einteilung in fünf Teile, ferner die Kapitelüberschriften, die allerdings von fragwürdigem Wert sind. Diese stehen oft am Rand, teilweise vor den einzelnen Abschnitten und sind zum Teil auch in sie hineingesetzt. Außerdem sind sie inhaltlich nicht immer passend bzw. genau; teilweise sind sie sogar irreführend. Sie stammen also nicht von Hildegard selbst, sondern sind in der Sprache des 13. Jahrhunderts formuliert. Das Echtheitsproblem betrifft übrigens ganze Abschnitte; aus inhaltlichen und stilistischen Gründen muß beispielsweise der sechste Teil, der den Zusammenhang zwischen dem Mondstand bei der Empfängnis des Menschen und seinem Charakter bzw. seinem späteren Schicksal darstellt, hinsichtlich seiner Authentizität bezweifelt werden. Matthäus von Westminster erwähnt das Werk 1292 mit dem vollständigen Titel „Liber compositae medicinae de aegritudinum causis, signis atque curis“. Der berühmte Humanist und Abt Johannes Trithemius (1462–1516) kennt das Werk, das dann im Jahre 1859 von Carl Jessen in der Kopenhagener Bibliothek wiederentdeckt wird. Nach der Teilveröffentlichung durch Kardinal Pitra im Jahre 1882 folgt erst 1903 die Gesamtedition von Paul Kaiser, die leider zahlreiche Fehler und Versehen aufweist. Eine textkritische Neuausgabe, die den strengen heutigen Erfordernissen gerecht wird und die bisherigen Forschungsergebnisse berücksichtigt, bleibt daher für die wissenschaftliche Auseinandersetzung mit dem Werk Hildegards von Bingen nach wie vor die dringendste Forderung.
Trotz dieser mißlichen Situation des Textes gewinnt der Inhalt des „Heilwissens“ nach dem Interesse an den Visionsschriften Hilde-

gards zusehends an Bedeutung. Mögen auch die Quellen im einzelnen noch unzureichend erforscht sein, so kann man doch feststellen: Das „Heilwissen" als Krankheits- bzw. Gesundheitslehre steht in der Tradition der mittelalterlichen Kloster- und Volksmedizin auf der Basis antiken medizinischen Wissens. Hinzu kommen mündliche Überlieferungen und Hildegards eigene Erfahrung in der Heilkunde und Krankenpflege, getragen von ihrem Glauben und christlichem Bildungsgut.

Gesichert ist, daß Hildegard von Bingen selbst Kranke gepflegt, behandelt und geheilt hat. Sie trug, wie Wibert von Gembloux schreibt, während ihres ganzen Lebens selbst das Kreuz der Krankheit. Indem sie sich mit allen ihren Kräften den Kranken und Schwachen widmete, unablässig an der Heilung von Leib und Seele aller Hilfsbedürftigen arbeitete, erbetenen Rat erteilte, Briefe und Bücher zum Thema Krankheit schrieb und schreibend aus eigener lebenslanger Erfahrung wußte, wovon sie sprach und schrieb, versuchte sie, den Geist der Benediktus-Regel in die Tat umzusetzen, wenn es da im 36. Kapitel über die kranken Brüder heißt: „Die Sorge für die Kranken steht vor und über allen anderen Pflichten. Man soll ihnen wirklich wie Christus dienen ... Es soll also die oberste Sorge des Abtes sein, daß sie nicht vernachlässigt werden." Hildegard von Bingen nahm als Äbtissin die Krankenpflege sehr ernst, kümmerte sich nicht nur vorbildlich um die Kranken in ihrem Konvent, sondern nahm beispielsweise auch männliche Kranke in ihrem Kloster auf, um sie zu pflegen.

Die zahlreichen Kriege und Seuchen im Mittelalter hatten dazu beigetragen, daß die Klöster mehr und mehr zu Zentren der Heilkunde wurden. Ein Hindernis für das aufstrebende Heilkundewesen der sogenannten „Mönchsmedizin" der Geistlichen war allerdings die Krankheitstheorie der Kirche, wonach die Krankheit allgemein als Strafe für Sünden oder als Heimsuchung durch den Teufel verstanden wurde. Daher lautete die allgemeine Therapie: Reue, Askese, Gebet und Bitte um Beistand der Heiligen und Märtyrer. Dagegen sah Hildegard von Bingen die Krankheit und ihre eigenen Krankheiten als Prüfung Gottes, nicht als Sündenstrafe an. Entsprechend ihrer Überzeugung – „Es ist wichtig, einen kranken Körper zu stärken, damit er dem Teufel und seinen Gehilfen Widerstand leisten

kann“ – gehören daher getreu dem benediktinischen Leitspruch „ora et labora“ – „Gebet und bewußtes Handeln“ zusammen. Hildegards Vorbild ist dabei Christus als Arzt („medicus“) und Heiland der Welt („salvator mundi“), also in seiner medizinischen und priesterlichen Doppelfunktion als Arzt an Leib und Seele.
Hildegard von Bingen, die in einer schwierigen politischen, kirchlichen, gesellschaftlichen und geistigen Umbruchzeit lebte – man denke beispielsweise nur an die erbitterten Auseinandersetzungen zwischen Kaiser und Papst, den flammenden Aufruf zum zweiten Kreuzzug durch Bernhard von Clairvaux, die Verherrlichung der weltlichen Liebe und der ritterlichen Lebensform in der Dichtung –, erlebte auch einen einschneidenden Wandel in der mittelalterlichen Medizin: Das Konzil von Clermont verbot im Jahre 1130 allen Ordensgeistlichen, in der Heilkunde tätig zu sein, mit der Begründung, eine solche Betätigung widerspreche dem Sinn des weltabgewandten mönchischen Lebens. Dieses Verbot war der Anfang der Entwicklung von der sogenannten Mönchsmedizin zur Heilkunde als Fach, das auf den neuen Universitäten gelehrt wurde, womit die scholastische, die „Schulmedizin“ begann. So vollzog sich im 12. Jahrhundert der Wandel von der Klosterbildung zur Universitätsbildung, und so setzte allmählich die Entmythologisierung und Säkularisierung der Wissenschaft ein.
Das „Heilwissen“ der heiligen Hildegard von Bingen ist ein umfassendes Buch des Glaubens und des naturkundlichen Wissens. Es behandelt die Schöpfung der Welt und den Bau des Kosmos, den gesunden und den kranken Körper des Menschen sowie seine Entstehung, sein Geschlechtsleben, die wichtigsten Krankheiten von Kopf bis Fuß, Ernährung, Verdauung und Stoffwechselstörungen, die Gemütsbewegungen, die Art der Heilmittel und ihre Anwendung und Weisungen für eine gesunde Lebensweise. Trotz mancher Ungereimtheiten und Schwächen darf man dieses Buch nicht mit den Augen des 19. Jahrhunderts als eine naive Sammlung von Absurditäten betrachten und pauschal verurteilen, sondern man muß versuchen, es von der kosmologischen Perspektive seiner Entstehungszeit und seiner Verfasserin zu begreifen. Wie das mittelalterliche Denken Gott und Mensch, Engel und Teufel, das Gute und das Böse, Gesunde und Kranke, Leben und Tod vereinigt, so hat auch

Hildegard von Bingen die Vision einer einheitlichen Schöpfung, einer kosmischen Ordnung, in deren Mittelpunkt der Mensch steht. Als das Geschöpf und das Werk Gottes („opus dei") ist er aufgerufen, die Schöpfung Gottes fortzuführen. Bei seinem Versuch, diesen schöpferischen Auftrag in der Welt zu erfüllen, kann der Mensch freilich Gott nicht direkt, sondern nur indirekt in der Schöpfung erkennen und erfahren: „Alle himmlische Harmonie ist ein Spiegel der Göttlichkeit, und der Mensch ist ein Spiegel aller Wunder Gottes." Gott hat die Welt als gut geschaffen, aber der Mensch erlag der Versuchung und brachte durch seinen Sündenfall die Welt in Unordnung. Der Mensch, in seiner ursprünglichen Lebenskraft („viriditas") geschwächt, wurde somit selbst krank und erlösungsbedürftig, bedarf also sowohl der göttlichen Gnade als auch der Mittel der Heilkunst. Die Frage nach den Ursachen der Krankheiten führt somit zur Frage nach dem Grund und dem Wesen des Bösen, des Leids, der Sünde, führt also zurück zum Urfall Luzifers und zum Sündenfall Adams. Daher muß Hildegards „Heilwissen" mit der Schöpfungsgeschichte und der Begründung der göttlichen Ordnung („Kosmos") beginnen.

Wie die Miniatur auf der vorderen Umschlagseite der vorliegenden Ausgabe zeigt, steht der Mensch als ein Vernunftwesen von Körper und Seele, mit ausgebreiteten Händen bis an das Rund („rota") seiner Welt reichend, als Mikrokosmos im Zentrum des Makrokosmos unter dem Einfluß der Elemente. Es ist Gott, der die gesamte Schöpfung in seinen Händen hält. Somit steht der Mensch in einem fortgesetzten Dialog mit der Schöpfung und seinem Schöpfer, und sein Leib und seine Seele bilden eine Einheit wie Mann und Frau, wie Himmel und Erde. Sein Leib ist nicht mehr der antike Kerker der Seele, sondern ihre Hülle als „imago dei", als Geschöpf nach dem Bild und Gleichnis Gottes. Entsprechend diesem mittelalterlichen Menschenbild als einem Mikrokosmos, das heißt als einem Abbild der sichtbaren Welt in verkleinertem Maßstab, beschrieb schon Isidor von Sevilla (ca. 560–636 n. Chr.) das Verhältnis von Welt und Mensch folgendermaßen: „Im übernatürlichen Sinne wird aber die Welt in passender Weise als Mensch bezeichnet: Denn wie sie aus vier Elementen zusammengesetzt ist, so besteht er aus vier Säften (Temperamenten), und zwar in einem bestimmten gemischten Verhältnis. Deshalb haben die Alten den Menschen in einen Zusammenhang mit dem Bau der Welt gestellt, da auf griechisch die Welt ‚Kosmos', der Mensch aber ‚Mikrokosmos', das heißt kleine Welt, genannt wird ..."

Bezüglich der Frage nach der Beziehung der vier Elemente zu den Temperamenten bzw. Konstitutionstypen muß man allerdings noch weiter zurückgehen: Die Antike teilte die Menschen nach ihrer Konstitution in verschiedene Typen ein, wobei man den Menschen in Verbindung mit dem Kosmos als Mikrokosmos, der vom Makrokosmos seine Impulse empfängt, betrachtete. Claudius Galenus, neben Hippokrates der berühmteste Arzt der Antike (129–199 n. Chr.), unterschied vier Reaktionstypen, nämlich den Phlegmatiker, den Sanguiniker, den Melancholiker und den Choleriker. Entsprechend der Humorallehre (Säftelehre) glaubte man allgemein, daß die Gesundheit des Menschen von der richtigen Zusammensetzung und Mischung seiner Körpersäfte abhinge. So brachte Galenus seine Typen mit einer entsprechenden Säftemischung in Verbindung, woraus das jeweilige Temperament abgeleitet wurde: Der Phlegmatiker wird gekennzeichnet und geprägt durch die Trägheit des Schleims (zu griech. „phlegma" = Schleim), der Sanguiniker durch die Lebhaftigkeit des fließenden Blutes (zu lat. „sanguis" = Blut), der Melancholiker durch die depressive Verstimmung der schwarzen Galle (zu griech. „melanos" = schwarz) und der Choleriker durch die Reizbarkeit der Galle (zu griech. „chole" = Galle). Erst zu Beginn des 20. Jahrhunderts wurde übrigens die Klassifizierung nach Reaktionstypen zugunsten der nach Konstitutionstypen, die von äußerlich sichtbaren Körperformen ausgeht, aufgegeben. So unterschied man ab etwa 1920 zwischen dem Astheniker, dem Pykniker, dem Athletiker und dem Dysplastiker. Diese immer noch einseitige und vereinfachende Typeneinteilung wurde durch Ernst Kretschmer überwunden, der davon ausging, daß es anlagebedingte Reaktionsbereitschaften und -abläufe gebe (so käme Schizophrenie überwiegend bei Asthenikern, manisch-depressive Veranlagung fast ausschließlich bei Pyknikern vor), ferner durch Julius Baucher, der die Reaktions- und Konstitutionstheorien miteinander kombinierte. Die Homöopathie ergänzte schließlich die menschliche Typenlehre durch die Einteilung in vier Arzneimitteltypen, wobei Menschentyp und Arzneimitteltyp reaktionsmäßig zusammengehören. Von der Antike bis ins 20. Jahrhundert war also die Einteilung nach den vier Temperamenten vorherrschend, wobei die vier Elemente bereits in der Antike mit den vier Temperamenten in ihrer Wechselbeziehung gesehen wurden: Das phlegmatische Temperament verkörperte das Wasser, das sanguinische die Luft, das melancholische die Erde und das cholerische das Feuer. Dabei ist natürlich anzumerken, daß Menschentypen keine starren Einordnungsbilder, sondern lediglich Orientierungsnormen sein dürfen, welche unendlich viele Übergangs- und Mischformen zulassen!

Hildegard von Bingen sieht jedenfalls den Menschen allen irdischen und kosmischen Einflüssen und Kräften ausgesetzt. Die vier Elemente betrachtet sie als die vier Grundprinzipien, die das Weltgefüge zusammenhalten und über die Körpersäfte auf den Menschen einwirken: Vom Feuer erhält der Mensch die Wärme sowie das Sehvermögen, von der Luft den Atem und das Hörvermögen, vom Wasser das Blut und die Beweglichkeit, von der Erde das Gewebe, das Knochensystem und den aufrechten Gang. Die Wärme des Feuers erzeugt ein trockenes („siccum") Phlegma, die luftartige Feuchtigkeit ein feuchtes („humidum"), das wäßrige Blut ein schaumiges („spumaticum") und das erdhafte Gewebe des Menschen ein lauwarmes („tepidum"). Aus dem harmonischen Mischungsverhältnis der Säfte resultiert die Gesundheit, das Übermaß („abundantia") einer Komponente des menschlichen Säftehaushalts stört dagegen das ganze Gleichgewicht und bewirkt ein Gerinnen der Säfte („coagulatio"), was sich in körperlichen oder geistigen oder Krankheiten des Gemüts äußert. Insofern unterscheidet sich Hildegards Krankheitstheorie nicht wesentlich von der antiken Viersäftelehre, nur sind an die Stelle der alten Termini neue Bezeichnungen getreten.

Zusammenfassend und vereinfachend kann man also sagen: Der Zusammenhang und Austausch von Weltstoffen bzw. Energien ermöglicht und beeinflußt das Leben auf der Erde, insbesondere des Menschen; über die Winde als Medien gelangen kosmische Kräfte in das Säftesystem des Menschen und bedingen Gesundheit als auch Krankheit sowie sein sittliches Verhalten. Der Mensch ist als Lebewesen in die Natur, ihre Kräfte und Elemente gestellt; er wirkt mit

ihnen, wird aber auch von ihnen beeinflußt. Insofern ist Schöpfung ein Prozeß, ein permanenter Dialog.
Der Schlüsselbegriff, die Symbolfarbe, ist für Hildegard von Bingen die „viriditas“, die lebensbestimmende Kraft, die alles grünen und wachsen läßt. Sie ist der Grund des Lebens und des Heils. Das Grün als Symbolfarbe des Lebens, des Guten und des Gesunden hat also im Gegensatz zum späteren Mittelalter zur Zeit der Hexenverfolgungen eine ausschließlich positive Bedeutung.
Die Krankheiten, die unter dem Einfluß der Elemente primär als eine Störung der richtigen Säfteordnung im menschlichen Organismus verstanden werden müssen, werden in der traditionellen Reihenfolge buchstäblich von Kopf bis Fuß dargestellt, wobei dem Herzen als dem Sitz der menschlichen Seele die Rolle des Zentrums des ganzen Organismus zukommt. Da eine prägnante medizinische Terminologie nicht verwendet wird und die Krankheitsbilder nicht selten lückenhaft sind, ist es allerdings vielfach schwierig, präzise Bestimmungen vorzunehmen.
Dem heutigen Leser mag es vor allem auffallen, wie offen sich eine mittelalterliche Klosterfrau über die männliche und weibliche Anatomie und das Geschlechtsleben des Menschen äußert. Die Geschlechtlichkeit ist jedoch für Hildegard von Bingen ganz natürlich und gottgewollt, denn die Sexualität gehört für den Menschen als einem Geschöpf Gottes wesentlich zu seiner Bestimmung. Freilich bedarf das Geschlechtsleben einer langen Reife von Körper und Seele (was die Vergleiche mit dem Feld- und Obstbau zum Ausdruck bringen sollen), denn der Mensch ist auch hierin schwach und erlösungsbedürftig. Mann und Frau sind füreinander zur gegenseitigen Selbstverwirklichung geschaffen, ergänzen sich und bilden eine Einheit, die von Vernunft und Verantwortung getragen wird. Der weibliche Körper wird dabei in einem besonders innigen Verhältnis zur Natur gesehen. Die Behandlung der Menstruation entspricht allerdings der seit der Antike traditionellen Vorstellung von einer Reinigung. In Anbetracht der hohen Sterblichkeitsrate im Mittelalter, vor allem im Zusammenhang mit Geburten, wird die Geburt ausführlicher berücksichtigt. Eine medizinisch-chirurgische Geburtshilfe wird hierbei allerdings nicht geboten; es werden vielmehr praktische Erfahrungen und Reflexionen vermittelt. Während also Zeu-

gung und Geburt, Geburtskomplikationen und Frauenkrankheiten, Menstruation und Klimakterium ausführlich dargestellt werden, werden Kopfschmerzen, Ohrenleiden, Zahnkrankheiten (der Zahnwurm wird übrigens schon in babylonischer, ägyptischer und klassisch-antiker Zeit als Erreger von Zahn[fleisch]erkrankungen betrachtet), Augenleiden, Nasenkatarrh, Brusterkrankungen, vor allem Lungenleiden, und Herzkrankheiten weniger ausführlich behandelt und diagnostiziert. Auch die erwähnten Bauchkrankheiten, Leber-, Nieren- und Blasenerkrankungen, Steinleiden, Fieber- und Hautkrankheiten sind nur schwer faßbar. Bei den Stoffwechselkrankheiten und -störungen wird die Rolle des Blutes als Verteiler besonders herausgestellt. Hauterkrankungen werden als Aussatz, Ausschlag und Eiterbeulen differenziert. Verständlicherweise wird die mittelalterliche Volkskrankheit Gicht deutlicher beschrieben. Bei der Darstellung krankheitserregender Kleinstlebewesen sollte allerdings die heutige Nomenklatur nicht herangezogen werden. Knochenbrüche und Verletzungen durch Gewalteinwirkung, also zum Beispiel Hieb- und Stichverletzungen, die einen chirurgischen Eingriff erfordern, werden deshalb nicht berücksichtigt, weil, wie gesagt, den Geistlichen die praktische Ausübung der Chirurgie seit 1130 untersagt war. Nerven- und Geisteskrankheiten werden aufgrund von Symptomen unterschieden. Störungen des Gemüts, das instabil wie der Mensch und sein Säftehaushalt ist, werden letztlich dem Sündenfall zugeschrieben. Ein Modellfall für den Ausbruch von Krankheiten ist für Hildegard von Bingen bezeichnenderweise die Melancholie, der Adam als erster Mensch nach seinem Sündenfall verfiel; sie wird daher besonders ausführlich behandelt. Die regulierende Wirkung von Lachen und Weinen wird am Beispiel Maria Magdalenas verdeutlicht. Wie die Reue die Sehnsucht nach dem Heil weckt, so bedeutet die Abkehr von der Sünde einen Ansatz zur Heilung. Diese wird, von Hildegard wiederholt betont, letztlich Gott anheimgestellt. Die Epilepsie wird dem Einfluß des Teufels zugeschrieben. Ausführlicher werden Vergiftungen und die toxische Wirkung von Pflanzen behandelt. Die Bestimmung der einzelnen Wurmkrankheiten bereitet wiederum große Schwierigkeiten. Entsprechend der großen Beliebtheit und Bedeutung im Mittelalter wird das Badewesen behandelt. Aderlaß und Schröpfen wurden gemäß Galens Lehre zur Eliminierung schädlicher Säfte im Mittelalter oft praktiziert. Auffällig ist die kritische Einstellung Hildegards, die vor Übertreibung und Mißbrauch warnt. Nicht vergessen sei auch die erwähnte Heilkraft von Edelsteinen, die Kosmetik als partnerbezogene Verschönerung der Frau, um ihrem Mann zu gefallen, die Musiktherapie, die Anleitungen zu Hygiene und Diät, die deutlich von der Benedikt-Regel beeinflußt sind, und die Diagnostik sowie Prognostik, zum Beispiel anhand der Hautfarbe, des Klangs der Stimme, der Klarheit oder Trübheit der Augen, des Pulsschlags, der Atmung, der Art des Fiebers, dem Grad des Bewußtseins oder der Beschaffenheit des Harns. Eine nicht geringe Rolle spielt dabei der Schmerz: Er ist ein Signal, das, richtig erkannt und beurteilt, Heilung ermöglicht.

Die Rezepte, Heilmittel und Therapievorschläge, welche Hildegard von Bingen beschreibt, entstammen im allgemeinen der traditionellen Klostermedizin bzw. dem gesunden Menschenverstand und sind vielfach erprobt und bewährt. Nur ausnahmsweise muten sie grotesk und abergläubisch an. Die Arzneimittel haben zumeist das Ziel, die schädlichen Säfte bzw. die Fäulnis dem Körper zu entziehen und das gestörte Gleichgewicht wiederherzustellen. Entsprechend der Qualitätenlehre Galens unterscheidet auch Hildegard von Bingen zwischen meist heißen, trockenen, feuchten bzw. kalten Qualitäten als Krankheitsursachen und entsprechenden Qualitäten der Heilmittel. Wie die „viriditas" die Lebens- und Zeugungskraft des Menschen symbolisiert, so kennzeichnet sie die Wachstums- und Heilkraft der Pflanzen. Für das Sammeln, Verarbeiten, Aufbewahren und Anwenden von Heilkräutern gibt Hildegard von Bingen konkrete, genaue Anweisungen. Sie betreffen den richtigen Ort, die Tages- und Jahreszeit beim Sammeln, die Zubereitung als Suppen, Getränke, Abführmittel („luterdranck"), Küchlein („tortelli"), Pulver und Salben, ihre Verwendung bei Umschlägen, Kompressen, Pflastern, Auflagen und Räucherungen (Inhalationen). Dabei sind mitunter magische, aber auch homöopathische Vorstellungen erkennbar. Die hergestellten Arzneimittel sind zwar meistens zum sofortigen oder alsbaldigen Gebrauch bestimmt; es werden aber auch Hinweise zur sachgerechten Lagerung gegeben, damit die volle Wirkung möglichst lange (zum Beispiel in neuen irdenen Gefäßen) erhalten bleibt. Die Angabe der Maße und Gewichte ist zwar praktisch, aber nicht sehr präzis. Meistens werden Münzen oder einfache bzw. vielfache Mengen oder Teilmengen angegeben. Mögen auch die Therapiemöglichkeiten unter dem Aspekt der Heilkost und der bewußten Ernährung modern und aktuell wirken: bei Ursache und Heilverfahren wird grundsätzlich die Einheit des Menschen aus Leib und Seele vorausgesetzt. Und bei Gott liegt letztlich die Entscheidung über Gesundheit und Krankheit, über Leben und Tod. Nach dieser Überzeugung hat Hildegard gelebt und gehandelt, wie sie an Wibert von Gembloux schreibt: „Durch Krankheiten werde ich stark gehemmt und oft derart in schwere Schmerzen verstrickt, daß sie mich ums Leben zu bringen drohen. Gott hat mich jedoch bis jetzt immer wieder belebt. In beidem, in Leib und Seele, kenne ich mich selbst nicht und erachte mich gleich dem Nichts. Ich strecke mich aus nach dem lebendigen Gott und überlasse dies alles ihm, damit er, der weder Anfang noch Ende hat, mich in all diesem vor dem Bösen bewahre. Deshalb bete auch du für mich, damit ich im Dienst Gottes ausharre!"

Das „Heilwissen" der heiligen Hildegard von Bingen ist trotz aller Systematisierung wohl nicht abgeschlossen. Strukturell, sprachlich und stilistisch fehlt dem Werk die letzte Feile. Die einfache Sprache ist vielfach trocken. Unnötige Wiederholungen und umständliche Umschreibungen, holprige Formulierungen und der Mangel an rhetorischen Kunstmitteln zeigen, daß es sich um keine ausgeprägte Kunstsprache handelt. Eine medizinische Fachsprache wird nicht verwendet oder neu entwickelt. Die Syntax neigt zu Periodisierungen, die das inhaltliche Verständnis erschweren. Viele Vergleiche sollen anschaulich und faßlich sein, wirken aber nicht selten schief und unangemessen. Sprachfehler betreffen die Rechtschreibung und die Grammatik, vor allem die Regeln der Kasuslehre und der Kongruenz. Wenn Hildegard von Bingen sich selbst demütig als „humilis forma" und „simplex homo" bezeichnete, ist dies sicherlich nicht nur als Bescheidenheitstopos aus dem Munde christlicher Demut aufzufassen. Die sprachlichen Schwächen sind lediglich darauf zurückzuführen, daß ihr eine gründliche systematische Ausbildung in der Fachsprache nicht vergönnt war, die Ärzte aus aller Welt für medizinische Werke über 1300 Jahre lang verwendeten, nachdem das

Griechische um 500 nach Christus vom Lateinischen verdrängt worden war. So schreibt sie einmal an einen Pariser Magister: „Somit bin ich nicht durchtränkt von einer menschlichen Wissenschaft, auch nicht von besonderen Geisteskräften, strotze auch keineswegs von körperlicher Gesundheit, sondern fuße allein auf der Hilfe Gottes." Manche Textstelle bleibt dunkel. Ihre Mitarbeiter feilten wohl am einfachen Latein, wollten aber die Substanz der Aussage nicht verändern. Dennoch kann man, um mit Hildegards eigenen Worten zu sprechen, die geistige Größe ihres Werkes „quasi per speculum" (wie in einem Spiegel) bzw. „fenestraliter" (wie durch ein Fenster) erkennen.
Die vorliegende Übersetzung ist philologisch genau, richtet sich als deutsche Gesamtausgabe an den interessierten Laien und verzichtet daher auf die Zitierung der in den Text eingestreuten Zitate im lateinischen und mittelhochdeutschen Wortlaut. Diese sind in die Anmerkungen aufgenommen.

Eching, den 17 September 1989, am 810. Todestag der heiligen Hildegard von Bingen.

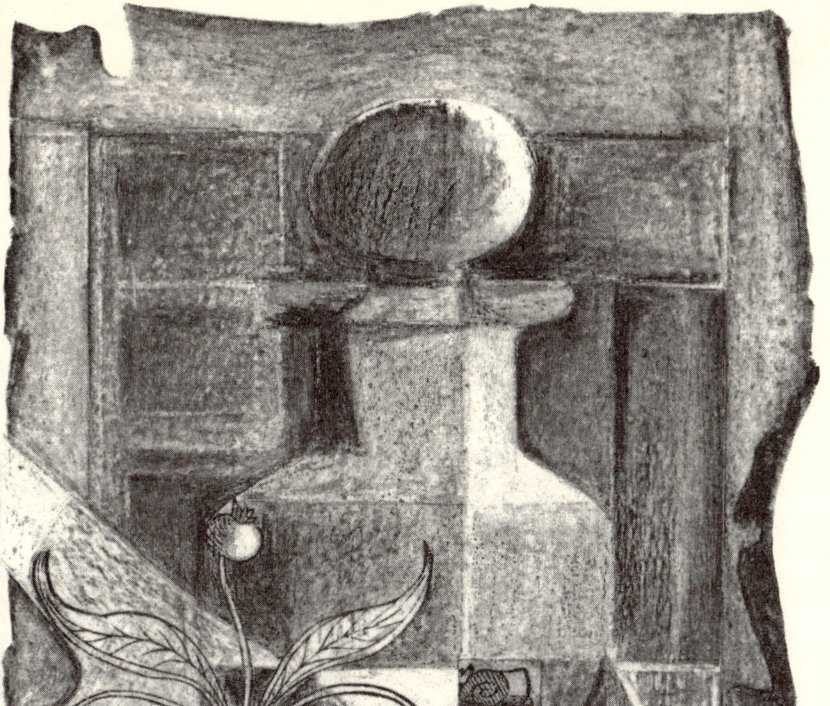
Mādragora
Capitulum

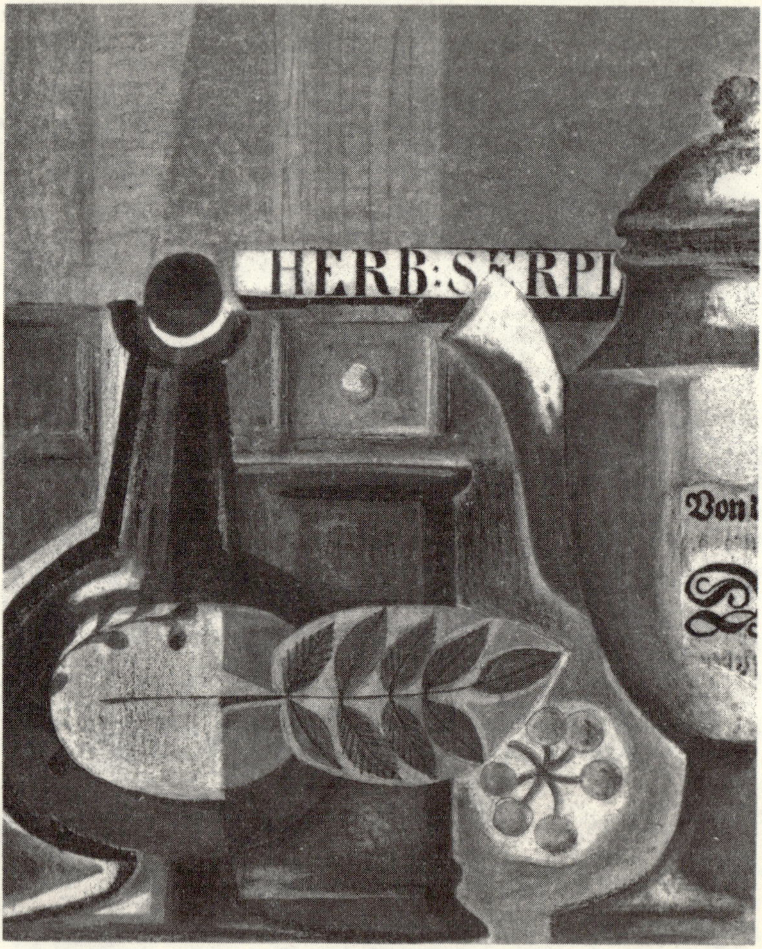
HERB:SERPI
Von

I.

Die Erschaffung der Welt. Gott war und ist ohne Anfang schon vor der Erschaffung der Welt. Er war und ist das helle Licht, und er war das Leben. Als Gott die Welt erschaffen wollte, schuf er sie aus dem Nichts, aber in seinem Willen lag die Materie der Welt.

Die Materie. Denn als sich Gottes Willen offenbarte, um das Werk zu vollbringen, ging alsbald aus seinem Willen, wie Gott es wollte, die Materie als ein dunkler, noch ungeformter Klumpen hervor.

Die Erschaffung der Engel. Und es erscholl das Wort des Vaters: *Es werde Licht!* Und es entstanden das Licht und die leuchtenden Engel. Denn da er sagte: *Es werde Licht!*[1] wurde außer den Lichtern am Himmel auch das Licht geschaffen, das die Engel sind. Als er aber sagte: *Es werden die Lichter!* ist damit das Licht am Himmel gemeint, das wir sehen.

Der Sturz Luzifer. Luzifer sah im Norden einen leeren Raum, der noch nicht in das Schöpfungswerk einbezogen war. Dort wollte er seinen Wohnsitz aufschlagen, um da noch mehr und größere Werke als Gott zu vollbringen. Er kannte dessen Absicht nicht, noch andere Geschöpfe zu erschaffen. Denn er schaute nicht das Antlitz des Vaters, wußte nichts von seiner Macht und lernte auch nicht seine Güte kennen, weil er sich gegen Gott aufzulehnen suchte, bevor er dies erfahren konnte. Gott hatte nämlich dies noch nicht geoffenbart, sondern es verborgen gehalten, wie es ein mächtiger, starker Mann tut, der seine Stärke manchmal vor den anderen

Menschen verbirgt, so daß sie diese nicht kennen, bis er sehen kann, was sie über ihn denken und was sie beginnen und tun möchten. Als Luzifer sich in seinem verkehrten Willen zum Nichts – da es ein Nichts war, was er tun wollte – erheben wollte, stürzte er in das Nichts und konnte keinen Halt finden, weil er keinen Grund unter sich hatte. Denn er hatte keine Höhe über sich und keine Tiefe unter sich, die ihn vor einem Sturz hätte bewahren können. Als er sich nach dem Nichts ausstreckte, brachte das Beginnen dieses Strebens das Böse hervor, und alsbald entbrannte infolge der Eifersucht auf Gott das Böse, welches das helle Licht nicht kennt, in sich selbst – wie ein Rad, das sich dreht und in seinem Inneren eine glühende Finsternis sehen läßt. So hat sich das Böse vom Guten getrennt. Das Gute berührte das Böse nicht, und das Böse nicht das Gute. Aber Gott, der Vater, in seiner Güte blieb vollkommen wie ein Rad, weil seine Vaterschaft voller Güte ist; und so ist diese Vaterschaft sehr gerecht, gütig, fest, stark und, so besehen, mit einem Rad vergleichbar. Nun ist ein Rad irgendwo selber mit irgend etwas ausgefüllt. Denn wenn ein Rad nur seinen äußeren Umfang hätte, wäre es leer. Und wenn ein zweiter dazukäme und da Hand anlegen wollte, wäre dies nicht möglich, denn an einem Rad können nicht zwei Handwerker ihre Arbeit tun. O Mensch, schau den Menschen an! Der Mensch hat nämlich Himmel und Erde und die übrige Schöpfung in sich. Er ist eine Gestalt, und doch ist in ihm alles verborgen.

Die Vaterschaft. So ist die Vaterschaft wie der Umfang eines Rades, die Vaterschaft ist das vollständige Rad. Die Göttlichkeit ist in ihr, alles stammt von ihr, und ohne sie gibt es keinen Schöpfer. Luzifer aber ist nicht etwas Vollkommenes, Ganzes, sondern etwas Gespaltenes, Geteiltes, da er etwas sein wollte, was er nicht sein sollte. Als Gott die Welt erschuf, plante er seit jeher die Menschwerdung.

Die Erschaffung der Seele. Als Gott das Licht schuf, das geflügelt war und überall hinfliegen konnte, beschloß er gleichzeitig, dem geistigen Leben, das der Atem des Lebens ist, eine körperliche Masse zu geben, nämlich eine aufrechte, aus dem Lehm der Erde geformte Gestalt, die weder fliegen noch schweben und nicht imstande sein könnte, sich in die Luft zu erheben. Daher sollte sie so erdgebunden sein, um noch schärfer zu Gott aufsehen zu können. Die alte Schlange haßte diese Bindung aus dem Grunde, weil sich der Mensch trotz seiner körperlichen Schwere vermöge seiner Einsicht zu Gott erheben konnte.

Die Elemente und das Firmament. Gott erschuf auch die Elemente der Welt. Diese sind auch im Menschen, und der Mensch wirkt mit ihnen. Sie sind das Feuer, die Luft, das Wasser und die Erde. Diese vier Elemente sind so eng miteinander verbunden, daß keines von einem anderen getrennt werden kann. Sie halten sich so fest zusammen, daß man sie das Firmament nennt.

Die Sonne und die Sterne. Die Sonne ist unter ihnen so gut wie das Höchste und sendet über dies alles ihr Licht und ihre Feuersglut. Um sie herum stehen einige Sterne von solcher Größe und Helligkeit, daß sie wie Berge vom Firmament zur Erde reichen. Deshalb scheinen sie um so heller zu sein, je näher sie der Erde sind. Rings um die Sonne stehen auch noch andere Sterne von geringerer Größe und Helligkeit, so daß sie im Vergleich mit den vorher erwähnten Sternen wie Täler sind. Deshalb sind sie auch weniger deutlich sichtbar.

Das Wetter. Wenn in der Atmosphäre eine zu große Wärme und glühende Hitze vorherrschen, dann löst diese Glut manchmal einen plötzlichen Wasserguß und eine gefährliche Wasserflut aus und sendet sie zur Erde. Davon kommen die Unwetter und Wolkenbrüche. Das ist so, wie wenn ein Topf, der auf ein kräftiges Feuer gestellt wurde, übersprudelt und überschäumt. Diese Unwetter ereignen sich nach Gottes Richterspruch wegen früherer Sünden oder wegen bereits begangener böser Taten der Menschen oder auch, um so hinzuweisen auf künftige Gefahren, zum Beispiel Kriege, Hungersnot oder einen plötzlichen Tod. Denn alle unsere Werke berühren die Elemente und werden von ihnen beeinflußt, weil sie auch mit den Elementen in Beziehung stehen. Wenn eine geringere Wärme und Gluthitze in der Atmosphäre herrschen, lösen sie einen geringeren Wasserguß und eine geringere Wasserflut aus. Das ist so, wie wenn ein Topf, der auf ein schwächeres Feuer gestellt wurde, infolgedessen nur wenig übersprudelt und überschäumt. Wenn aber die Luft mit dem Feuer und dem Wasser im richtigen Mischungsverhältnis steht, bringt das ein angenehmes Wetter mit sich, und es ist angenehm warm. Das ist dann so, wie wenn ein Topf auf ein gemäßigtes Feuer gestellt wurde. Wenn aber die Sonne emporsteigt, so daß ihr Feuer hoch am Himmel heftig brennt, dann ist manchmal auch die Luft ganz trocken von der Sonnenglut, und das Feuer der Sonne rührt manchmal an das Feuer des Donners.

Der Donner. Im Donner ist das Feuer des Gerichts, Abkühlung und Gestank. Wenn einmal das Feuer des Donners vom Feuer der Sonne berührt wird, dann sendet es, dadurch veranlaßt, einige Blitze von mäßiger Stärke aus.

Der Blitz. Es donnert ein wenig und hört dann auf – wie ein Mensch, der manchmal in Zorn gerät, ihn aber nicht ausbrechen läßt, sondern ihn unterdrückt und beherrscht. Manchmal wird aber das Feuer des Donners durch die allzu große Hitze der Sonne erregt und in großen Aufruhr versetzt, so daß es heftige und gefährliche Blitze aussendet und seine Stimme lautstark erhebt – wie ein Mensch, der in heftigen Zorn geraten ist und ihn in einer gefährlichen Tat auslebt. Dann wird auch manchmal das obere Feuer des Donners vom Feuer der Sonne berührt und läßt die Kälte, die im Donner steckt, sich an einer Stelle sammeln, so wie das Wasser das Eis an einer Stelle sammelt. Diese Kälte führt den Wolken den Hagel zu, und die Wolken nehmen ihn auf, verteilen ihn und senden ihn zur Erde.

Der Hagel. Der Hagel ist gleichsam das Auge des Donners. Aber wenn die Sonne am Absteigen ist, sendet sie ihre Feuersglut nicht mehr bis zur Höhe des Himmels. Sie brennt dann mehr unter als über der Erde und glüht dann nicht mehr in der Höhe des Himmels.

Der Schnee. Infolgedessen werden die Wasser, die sich in den höheren Luftschichten befinden, durch die Kälte wie mit Staub überzogen und lassen den Schnee herabfallen.

Der Regen. Wenn die Wasser dann in der Wärme angenehm temperiert sind, senden sie den Regen herab. Wenn die Sonne jedoch einmal weder zuviel Wärme noch zuviel Kälte bringt, dann löst sie manchmal einen sanften Regen aus, vergleichbar mit einem Menschen, der vor Freude viele Tränen vergießt, wenn er einmal glücklich ist.

Die Winde. Die vier Hauptwinde leisten unter und über der Sonne dem Firmament Beistand, halten es zusammen und umgeben den ganzen Kreis, nämlich vom unteren Teil bis zum oberen Teil des Firmaments, wie mit einem Mantel.
Der Ostwind umschließt die untere Luft und sendet sehr milden Tau auf das Trockene. Der Westwind mischt sich unter die ziehenden Wolken, um die Wasser zu halten, damit sie nicht hervorstürzen. Der Südwind hat das Feuer in seiner Gewalt und hindert es daran, alles zu verbrennen. Der Nordwind hält die Finsternis weiter draußen zurück, damit sie nicht ihre Grenze überschreitet.
Diese vier Winde sind die Flügel der Macht Gottes. Wenn sie gleichzeitig entfesselt werden, bringen sie alle Elemente durcheinander, trennen sich, wühlen das Meer auf und lassen alle Gewässer austrocknen.

Der Tag des Gerichts. Jetzt sind sie mit dem Schlüssel der Majestät Gottes eingeschlossen, so daß die Elemente bisher in gelenkter Harmonie blieben, und sie werden keinem Menschen irgendeine Gefahr bringen außer am Ende der Welt, weil dann alles gereinigt werden wird. Dann werden sie einen Gesang in harmonischem Einklang erheben. Es gibt kein Geschöpf, das nur auf einer einzigen Eigenschaft beruht und nicht mehrere hat.

Das Nichts. Aber das Nichts hat keine Eigenschaft, auf der es beruhen könnte, und es ist deshalb nichts. Daher verlieren auch andere Geschöpfe, die sich aus eigenem Willen mit dem Nichts verbinden, ihre Eigenschaften und werden zu nichts.

Das Firmament und die Sterne. Das Firmament umfaßt das Feuer, die Sonne, die Sterne und die Winde. Durch sie alle hat es seinen Bestand und durch ihre Eigenschaften seine Festigkeit, daß es nicht auseinanderbrechen kann. Denn wie die Seele den ganzen Leib des Menschen hält, so halten auch die Winde das ganze Firmament, damit es nicht zerbricht. Sie sind unsichtbar, wie auch die Seele, die aus dem Geheimnis Gottes stammt, unsichtbar ist. Wie ein Haus ohne steinerne Eckpfeiler nicht fest steht, so würden weder das Firmament noch die Erde, weder der Abgrund noch die ganze Welt mit all ihren Bestandteilen ohne diese Winde auskommen, weil dies alles mit ihnen in Ordnung gehalten wird. Die ganze Erde würde nämlich bersten und auseinanderbrechen, wenn es diese Winde nicht gäbe. So würde auch der Mensch vollständig auseinanderfallen, wenn er keine Knochen hätte. Der Hauptostwind hält das ganze Gebiet im Osten zusammen, der Hauptwestwind das ganze Gebiet im Westen, der Hauptsüdwind das ganze Gebiet im Süden und der Hauptnordwind das ganze Gebiet im Norden.

Die Nebenwinde. Jeder einzelne dieser Hauptwinde hat zwei andere schwächere wie zwei Arme zur Seite. In sie bläst er manchmal einen Teil seiner Kräfte. Diese schwächeren Winde haben dasselbe Wesen, das auch ihre Hauptwinde haben, so daß jeder einzelne der schwächeren Winde seinem Hauptwind sozusagen als seinem Haupt gleicht, nur daß sie viel weniger Kraft haben und daß sie ein und denselben Weg mit ihrem Hauptwind nehmen, so wie zwei Ohren einen Gehörgang im Haupt haben. Da sie auf göttlichen Strafbefehl in Bewegung gesetzt werden, erhalten sie ihr kräftiges Wehen von ihren Hauptwinden. Dann befinden sie sich in einer solchen Unruhe und machen ein so lautes Getöse und gefährliche Zusammenstöße, wie auch schlechte Säfte bei den Menschen, wenn sie sie in eine Krankheit fallen lassen, gefährliche Störungen verursachen. Die Hauptwinde sind seit dem Beginn der Welt noch nie in ihrer vollen Kraft in Bewegung gesetzt worden und werden es auch nicht bis zum Jüngsten Tag. Wenn sie dann ihre Stärke zeigen und aus voller Kraft wehen werden, werden wegen ihres heftigen Zusammenpralls die Wolken zerrissen und das obere Himmelsgewölbe zusammengedrückt und zerbrochen werden, so wie der Leib des Menschen verfällt und alle seine Glieder absterben, wenn sich seine Seele im Tode vom Körper löst. Der Ostwind hat zwei Flügel, mit denen er seine Anziehungskraft auf die ganze Sonnenbahn ausübt, und zwar so, daß der eine Flügel die Bahn der Sonne von oben nach unten reguliert und der andere der Sonne entgegenläuft und sie so daran hindert, ihre Bahn weiter zu ziehen, als sie soll. Dieser Wind bewirkt, daß alle Feuchtigkeit feucht ist, und er läßt die Keime keimen. Der Westwind hat gleichsam einen Mund, um damit alle Wasser zu verteilen und zu verzweigen, so daß er alle Wasser für den jeweils richtigen Lauf einteilt und verzweigt, damit kein Wasser sich über ein anderes erheben kann, sondern den richtigen Weg einschlägt. Dieser Wind läßt alles Grüne und das, was in seiner Nähe ist, vertrocknen. Der Südwind hat gleichsam einen eisernen Stab, der oben drei Verzweigungen hat und unten spitzig ist. Er besitzt eine gleichsam stählerne Kraft, die das Firmament und den Abgrund zusammenhält. Wie nämlich der Stahl alle Metalle übertrifft und bezwingt und wie das Herz den Menschen stark macht, so hält die Kraft dieses Windes das Firmament und den Abgrund in seinem Bereich zusammen, damit dieser nicht auseinanderfällt. Oben trägt er drei Kräfte wie drei Zweige. Eine davon temperiert die Wärme der Sonne bei ihrem Aufgang im Osten, eine ihre Hitze am Mittag im Süden, und eine läßt ihre Wärme bei ihrem Untergang im Westen abkühlen, damit sie in diesen Bereichen ihr Maß nicht überschreitet. Unten ist er spitzig, weil seine Kraft auch in der Tiefe gefestigt ist, damit die Feuchtigkeit und die Kälte aus der Tiefe nicht übermäßig nach oben steigen können. Derselbe Wind macht alles reif, und zwar so, daß er alle Blätter in den Wäldern, die Gräser, die Saaten, das Obst, den Wein und alle übrigen Früchte der Erde zur Reife bringt. Der Nordwind hat vier Säulen, mit denen er das ganze Firmament und den ganzen Abgrund zusammenhält. Wenn er sie aber nach oben zieht, dann wird das Firmament in die Tiefe gerissen. Diese vier Säulen halten die vier Elemente, die dort im nördlichen Bereich zugleich zusammengefügt und abgegrenzt sind und auch wie auf Säulen ruhen, damit sie nicht fallen. Wenn aber derselbe Wind mit seiner Stärke seine vier Säulen am Jüngsten Tag erschüttern wird, dann wird auch das Firmament zusammenklappen, wie man eine Schreibtafel zusammenzuklappen pflegt. Dieser Wind ist kalt, bringt Kälte, läßt alles in Kälte erstarren und hält es zugleich fest, damit es nicht zergeht.

Die Sonne. Wie oben erwähnt, steht die Sonne auf dem höchsten Punkt und gleichsam im Zentrum des Firmaments. Sie besteht aus Feuer und Luft und hält mit ihrem Feuer jede Stütze und das Fundament des Firmaments, die Luft, die Gestirne, die Sterne und die Wolken zusammen, damit sie nicht herabfallen und sich nicht auflösen, so wie die Erde alle Geschöpfe trägt, die sich auf ihr befinden. Der Äther wird auch durch sie festgehalten. Wenn die Sonne hoch am Himmel steht, kommt ihr das Feuer entgegen und steht ihr zu Diensten.

Die Sonne festigt das ganze Firmament und breitet ihren Glanz über die ganze Erde aus, wodurch sie das Grün und die Blüten hervorbringt. Die Tage sind dann lang, weil die Sonne hoch am Firmament läuft, und es ist Sommer. Wenn aber die Sonne sich zur Erde neigt, kommt ihr die vom Wasser stammende Kälte der Erde entgegen und läßt alles Grüne verdorren. Weil sich die Sonne dann der Erde zugeneigt hat, sind die Tage kurz, und es ist Winter. Die Wärme der Sonne ist im Winter unter der Erde größer als auf der Erde. Wäre dann die Kälte unter der Erde ebenso groß wie auf der Erde oder wäre im Sommer die Wärme unter der Erde so groß wie auf der Erde, würde infolge dieser Unausgeglichenheit die Erde zerspringen. Wenn der Winter bevorsteht, steigt das Schlechtwetter vom Wasser auf und verdunkelt das Licht der Sonne. Deshalb sind dann auch die Tage dunkel. Wenn der Sommer bevorsteht, verziehen sich die Unwetter unter die Erde. Deshalb sind dann die Tage oft schön und heiter, weil der Sommer da ist; und der Lauf der Sonne ist nicht verkürzt, sondern sie ist stark und ungeschwächt, und sie sendet ihr Licht zum Mond, wenn sie sich ihm naht, vergleichbar mit einem Mann, der seinen Samen in ein Weib ergießt.

Der Mond. Der Mond besteht aus Feuer und aus einer dünnen Luft; er steht in der Luft, hat seinen Standort in ihr, und sie wird durch ihn gefestigt. Wenn er ganz abnimmt, verschwindet er unter die Sonne. Von ihr breitet sich eine Sphäre aus, die ihn zur Sonne zieht, wie der Achat[2] Eisen an sich zieht. Sie zündet den Mond an, aber auch die übrigen Planeten und Sterne, die Luft und die übrigen Gestirne rings um den Mond strahlen ihn an und helfen mit, ihn anzuzünden. Wenn er angezündet ist, nimmt er allmählich zu, bis er wieder voll ist, so wie auch ein Holzstoß oder ein Haus, in Brand gesetzt, erst allmählich zu brennen beginnt, bis es schließlich ganz in Flammen steht. Während der Mond zunimmt und voll wird, stärkt inzwischen die Sonne die oberen Bereiche des Firmaments und hört nie damit auf. Die Sonne bringt den Tag mit sich und hat ihn bei sich, weil das Firmament oben hell ist. Der Mond führt die Nacht herauf, weil die Erde dunkel ist. Wenn der Mond voll wird wie eine schwangere Frau, strahlt er sein Licht ab und gibt es an die Sterne weiter. So werden die Sterne heller.

Der Tau. Dann erwärmen die Sterne mit derselben Wärme kräftig die Luft, und die erwärmte Luft sendet ihren Schweiß, nämlich den Tau, auf die Erde und macht sie fruchtbar. Deshalb bringt die betaute Erde Früchte hervor. Während inzwischen der Mond abnimmt, weil er sein Licht den Sternen gibt, und während er, von der Sonne angezündet, zunimmt, bis er wieder voll ist, strahlen die Sterne das Licht und die Wärme, die sie vom Mond erhalten haben, in die Luft ab, um sie kräftig zu erwärmen, und die Luft läßt ihren Schweiß von oben herab auf die Erde fließen, um sie fruchtbar zu machen. Deshalb sind auch die Sterne manchmal ohne Licht, wenn der Mond wieder voll geworden ist, und sie müssen wieder von neuem Licht und Wärme aufnehmen. Wenn der Mond geschwunden ist, sind die Sterne wieder voll, um die Luft und die Erde zu kräftigen. Und wenn die Sterne geschwunden sind, ist der Mond wieder voll.

Die Reinigung der Luft. Wenn die Sterne in den Nächten leuchten, daß dann manchmal feurige Kugeln wie feurige Wurfgeschosse in der Luft zu fliegen scheinen, kommt dies davon, daß die Sterne ihr Feuer in die Luft senden, um sie zu kräftigen, damit sie ihrerseits mit ihrer Wärme die Erde fruchtbar machen kann. Daher sieht und bemerkt man auch oft, daß die Luft sich vom heißen Feuer der Sterne reinigt, so daß von ihr eine Art Schmutz wie Abfall herunterfällt.

Die Luftfäden. Ähnlich fliegt in der Luft, wenn der Sommer oder der Winter zu Ende gehen, so daß der Sommer geht und der

Winter kommt oder der Winter geht und der Sommer kommt, eine Verbindung wie von weißen Fäden, wo die Luft sich reinigt. Sie sinkt beim Zusammentreffen der beiden Jahreszeiten, wenn also Winter und Sommer zusammentreffen, zur Erde hernieder.

Die Mondfinsternis. Daß man manchmal eine Mondfinsternis beobachten kann, kommt daher, daß die Elemente und die Unwetter manchmal zusammenstoßen, als ob sie miteinander Streit hätten. Der Mond erlischt und schwindet dann nicht, sondern die Unwetter verdunkeln ihn nur eine Zeitlang. Aber die Kraft des Mondes ist so groß, daß er die Unwetter überwindet und daß er wieder seinen Glanz ausstrahlt, weil die Kraft des Mondes größer ist als die Kraft jener Unwetter.

Die fünf Planeten. Es gibt auch noch die fünf Planeten. Sie haben ihr Licht vom Feuer und vom Äther und sind die eigentliche Stärke des Firmaments. Sie haben ihre Umlaufbahnen sowohl durch die Höhe als auch durch die Tiefe des Firmaments, damit sie dort leuchten, wo die Sonne nicht strahlt und wo sie ihren Glanz kaum sehen läßt. Wo sie sich befinden und laufen, dienen sie auch dem Umlauf der Sonne, bremsen die Geschwindigkeit der Sonne und lassen ihr Feuer schwinden, so daß sie unter ihrem Einfluß keine so große Feuersglut ausstrahlen kann, wie sie es täte, wenn die Planeten sie nicht daran hinderten. Wie die fünf Sinne den Körper zusammenhalten und seine Zierde sind, so halten auch diese fünf Planeten die Sonne zusammen und sind ihre Zierde.

Die Hemmung des Firmaments. Das Firmament dreht sich mit hoher Geschwindigkeit. Die Sonne läuft ihm mit den übrigen Planeten langsam entgegen und hemmt so seine Geschwindigkeit. Wenn nämlich die Sonne es durch sein Hemmen nicht aufhielte oder wenn sie mit den übrigen Planeten dem Firmament mit einer so hohen Geschwindigkeit entgegenliefe, mit der es sich selber dreht, würde alles durcheinandergeraten, und das ganze Firmament würde auseinanderbrechen. Wäre nämlich das Firmament unbeweglich, so daß es sich nicht drehte, dann stünde die Sonne fast den ganzen Sommer hindurch über der Erde, ohne daß es die Nacht gäbe, und fast den ganzen Winter hindurch unter der Erde, ohne daß es den Tag gäbe. Nun aber dreht es sich so: Während es der Sonne entgegenläuft und sie ihm, wird es durch ihre Wärme, also während die Sonne das Firmament durchläuft und es mit ihrer Feuersglut durchdringt und durchströmt, gefestigt und gestärkt. Vor dem Sündenfall Adams war das Firmament unbeweglich und drehte sich nicht, aber nach seinem Fall kam es allmählich in eine Umlaufbewegung. Nach dem Jüngsten Tag wird es wieder unbeweglich dastehen, wie es am Beginn der Schöpfung vor Adams Fall war. Jetzt aber dreht es sich so, daß es von der Sonne, dem Mond und den Sternen seine starke Festigkeit erhält, weil es sonst rasch verflüssigt und aufgeweicht zerfließen würde, wenn es unbeweglich dastünde. Weil es sich nur mit mäßiger Geschwindigkeit dreht, reinigt es daher auch die Elemente. Diese Reinigung äußert sich manchmal in Form dunkler Regenwolken, die wir sehen. Das ist so, wie wenn Wasser, in einem Topf auf das Feuer gestellt, in der Siedehitze Schaum aufwirft und so gereinigt wird.

Die Harmonien des Firmaments. Bei seiner Umdrehung bringt das Firmament wunderbare Töne hervor, die wir jedoch wegen seiner zu großen Höhe und Weite nicht hören können. So hat vergleichsweise auch ein Mühlen- oder Wagenrad seine eigenen Töne, wenn es sich dreht. Aber das Firmament reicht in einem so großen Abstand an Höhe und Weite um die Erde herum, daß die Menschen und Tiere auf der Erde nicht den Tod finden. Es ist daher weit von ihnen entfernt. Denn die Menschen würden ebenso wie die Tiere durch die Einwirkung des Feuers, der Winde, des Wassers und der Wolken den Tod finden, wenn das Firmament in ihrer Nähe wäre. Wie Leib und Seele eins sind und sich gegenseitig stärken, so ist es auch mit dem Firmament und den Planeten: Sie wärmen und stärken sich gegenseitig. Wie die Seele den Leib belebt und stärkt, so wärmen und stärken auch die Sonne, der Mond und die übrigen Planeten das Firmament mit ihrem Feuer. Denn das Firmament ist zu vergleichen mit dem Haupt des Menschen, die Sonne, der Mond und die Sterne mit den Augen, die Luft mit dem Gehörsinn, die Winde mit dem Geruchssinn, der Tau mit dem Geschmackssinn, die Seiten der Welt mit den Armen und mit dem Tastsinn. Die anderen

Geschöpfe, die es auf der Welt gibt, sind zu vergleichen mit dem Bauch, die Erde aber mit dem Herzen. Wie nämlich das Herz die oberen und die unteren Teile des Körpers zusammenhält, so ist auch die Erde für die Wasser, die auf ihr fließen, gleichsam das feste Land; sie hemmt aber die Wasser, die unter der Erde sind, damit sie nicht in verkehrter Weise hervorbrechen.

Der Sturz Luzifers und die Erschaffung des Firmaments. Der Abgrund ist zu vergleichen mit den Füßen und mit dem Gang des Menschen. Als der Teufel aus dem Himmel stürzte, wo er sitzen und herrschen wollte und doch kein einziges Geschöpf erschaffen und machen konnte, schuf Gott sogleich das Firmament, damit der Teufel sähe und begriffe, was für und welch große Dinge Gott machen und erschaffen konnte. Dann setzte er auch die Sonne, den Mond und die Sterne in das Firmament, damit der Teufel an ihnen sehen und erkennen konnte, welch große Pracht und Herrlichkeit er verloren hatte.

Die Sterne. Die Sterne sind nicht gleich an Größe und nicht gleich an Helligkeit, sondern einige sind größer, einige kleiner, einige haben eine größere, einige eine geringere Helligkeit. Das Firmament wird oben von der Sonne gehalten, damit es nicht über eine bestimmte Grenze emporsteigen kann, und unten von der Erdatmosphäre, welche die Erde und die Wolken zusammenhält, damit es seine Grenze nicht unten überschreitet. So wird das Firmament, wie eben gezeigt, oben und unten zusammengehalten, daß es über seine richtigen Grenzen nicht hinausgehen kann.

Die zwölf Sternbilder und die Planeten. Wie das Firmament von den sieben Planeten in seiner Bahn geführt wird, so leisten sie ihm auch bei den zwölf Sternbildern gewissermaßen gute Dienste. Wenn nämlich die Sonne zum Sternbild des Steinbocks gekommen ist, dann geben ihr die zwei Planeten, die sie zum Sternbild des Schützen begleitet hatten, gleichsam einen Wink, wieder nach oben in die frühere Bahn zurückzukehren, und sie regen sie an, wie vorher wieder zu steigen. Dieses Sternbild heißt der Steinbock. Es hat auch die Tendenz, aufwärts zu steigen. Die zwölf Sternbilder besagen mit ihren Namen nichts anderes, als daß die übrigen fünf Planeten entsprechend ihren Aufgaben die Sonne im Sommer zum Steigen veranlassen oder sie im Winter aufnehmen, wenn sie sinkt, und ihr auf diese Weise behilflich sind. Wenn die Sonne zum Sternbild des Steinbocks gekommen ist, laufen die übrigen drei Planeten unter sie und drängen sie allmählich nach oben bis zum Sternbild des Wassermanns. Wenn sie da nunmehr zu steigen beginnt, erwärmt sie die Erde im Bereich des Bodens und die Wasser, die unter der Erde sind. Deshalb sind die Wasser unter der Erde im Winter wärmer als im Sommer. Dort im Sternbild des Wassermanns geht dann jener Planet, der sein Feuer ständig von der Sonne erhält, nämlich der, welcher im Sternbild des Krebses unterhalb der Sonne steht, und die anderen Planeten, die hinzukommen, wieder zurück. Sie begleiten die Sonne bis zum Sternbild der Fische, und wenn sie bei diesem Sternbild angekommen ist, ist sie gleichsam mitten in den Gewässern. Die Fische, die sich vorher wegen der Kälte verborgen gehalten hatten, spüren nunmehr ihre Wärme und wenden sich dem Laichen zu. Der andere Planet, der im Sternbild des Krebses rechts von der Sonne war, läuft ihr entgegen und zieht sie nach oben bis zum Sternbild des Widders. Wenn die Sonne so zum Sternbild des Widders gekommen ist, kommen ihr dort die zwei unteren Planeten entgegen, fangen sie auf, steigen mit ihr allmählich empor und drängen sie wie ein Widder mit den Hörnern nach vorn. Wenn sie ungefähr bis zum Sternbild des Stiers höhersteigt, bleiben die zwei Planeten dort, und zwei andere kommen ihr entgegen, die selten zu sehen sind und sich nur selten zeigen, nämlich nur dann, wenn sie irgendwelche Wunder mit sich bringen. Sie treiben die Sonne mit großer Gewalt vorwärts wie ein Stier, der kräftig mit den Hörnern stößt, und bringen sie in die Höhe, so daß dann, wenn sie zum Sternbild der Zwillinge gekommen ist, der eine von ihnen auf der einen Seite der Sonne, der andere auf der anderen Seite von ihr geht und sie sich somit trennen, bis sie ihren höchsten Stand erreichen. Im Sternbild des Krebses geht dann, wenn die Sonne sich bereits zum Niedergang wenden muß, der Planet, der auf ihrer rechten Seite geht, ihr ein wenig voraus und trifft dabei auf den anderen Planeten, der unterhalb der Sonne steht. Alsbald weicht der Planet, der diesen Planeten fühlt, auf kurze Zeit zurück, und der andere folgt ihm.

Dieser wiederum kehrt um, und der erstere weicht zurück, und jener folgt ihm. So gehen sie eine Zeitlang wie Krebse vorwärts und rückwärts, bis sie die Sonne zum Niedergang veranlassen. Der Planet, der auf der linken Seite der Sonne war, bleibt dort, und die zwei begleiten sie und halten sie bei ihrem Niedergang, damit sie nicht zu schnell niedergeht. So führen sie sie bis zum Sternbild des Löwen. Da kommen die Planeten, die im Sternbild des Widders waren, der Sonne dort leise summend entgegen. Dann strahlt die Sonne eine große Hitze aus, wie wenn sie wegen der Schwierigkeit bei der Wende erzürnt wäre. Daher lassen sich Blitze und Donner vernehmen, weil ihre Wende zum Niedergang schwierig ist. Wenn sie zum Sternbild der Jungfrau gekommen ist, laufen ihr dort die zwei Planeten entgegen, die ihr im Sternbild des Stiers begegnet sind, und dann zieht sie ihre Bahn auf eine angenehmere und mildere Weise, weil ihre stechende Hitze gemildert wird. Nun bringt die Erde keine Frucht mehr hervor, sondern steht fast schon in erfreulicher Reife da. So gehen die Planeten mit der Sonne bis zum Sternbild der Waage, wo das Wachstum und das Verdorren gleichsam auf der Waage liegen. Nun hört das Wachstum auf, und das Verdorren setzt ein. Dann geht der eine Planet von ihnen auf der einen Seite der Sonne und der andere auf der anderen Seite von ihr, und sie trennen sich dabei so, wie sie es im Sternbild der Zwillinge getan haben. So führen sie die Sonne bis zum Sternbild des Skorpions, und dort bleibt der eine Planet von ihnen zurück. Aber dann kommt der Sonne dort ein anderer Planet entgegen, nämlich der, welcher unterhalb des Krebses seine Bahn zog. Auch der Planet, welcher dort bei der Sonne lief und rückwärts und vorwärts ging, bleibt nunmehr bei der Sonne, und somit ziehen nun beide mit ihr. Im Sternbild des Skorpions suchen dann alle Kriechtiere ihre Löcher auf, wo sie sich den Winter hindurch verbergen können. Die zwei oben erwähnten Planeten ziehen mit der Sonne bis zum Sternbild des Schützen und bleiben dort. Im Sternbild des Schützen zieht dann kein Planet mehr so wie vorher mit der Sonne, sondern sie lassen sie nun sachte und langsam allein weiterziehen, weil sie schon ziemlich tief im Niedergehen ist. So läßt man vergleichsweise ein Schiff flußabwärts manchmal von selber ruhig treiben, ohne die Ruder zu gebrauchen, die dann einmal eine Zeitlang außer Betrieb sind. Weil die Sonne am Absteigen ist, ist ihre Wärme besonders unter der Erde und auch in den Gewässern, die von der Erdoberfläche entfernt sind. Die zwei Planeten, welche die Sonne bis zum Sternbild des Schützen begleitet haben, steigen dann zu den Wolken empor und erwärmen mit ihrer eigenen Wärme die Atmosphäre stärker als gewöhnlich. Sonst würde alles, was sich auf der Erde befindet, zugrunde gehen. Auf diese Weise sind sie der Sonne bis zum Sternbild des Steinbocks dienlich, wo dieselben Planeten sie anregen, in ihre frühere Bahn aufzusteigen, und ihr, wie oben erwähnt, behilflich sind. Die Sonne ist gleichsam der Hut des Firmaments. Sie dient dem ganzen Firmament, der Erde und den Gewässern und spendet ihnen Wärme, aber nicht allen in gleichem Maß. Denn in der Mitte der Erde ist sie am stärksten, und da ist auch die Erde wegen der Sonne am stärksten, und alles, Früchte wie Tiere, ist dort stärker entwickelt als anderswo. Da die Sonne auf die verschiedenen Länder verschieden lang scheint, sind dort, wo sich die Länder abwärts neigen, die Erde, die Früchte der Erde und die Tiere, die es dort gibt, schwächer entwickelt als in der Mitte der Erde. Der Wein zum Beispiel braucht große Wärme und wächst durch die Wärme, und in einem Land, wo die Wärme der Sonne groß ist, ist der Wein stark. Das Getreide braucht auch Wärme und Kälte, und wo Sonnenwärme und Kälte sind, da wächst das Getreide im Überfluß.

Die Verschiedenheit der Früchte. Es gibt bestimmte Länder, die warm, solche, die kalt sind, und andere, die lauwarm sind. Dementsprechend sind die Menschen, die Tiere und die Früchte der Erde geprägt, und doch sind alle von einer Art, obwohl sie hier eine größere und dort eine geringere Kraft je nach der Kraft der Sonne besitzen.

Die Festigkeit des Firmaments. Auch das Firmament wird durch die Sterne zusammengehalten, damit es nicht auseinanderfällt, wie beispielsweise der Mensch von den Adern aufrecht gehalten wird, damit er nicht zerfließt und nicht zerfällt. Wie die Adern den ganzen Leib des Menschen vom Fuß bis zum Kopf durchziehen, so auch die Sterne das Firmament. Wie das Blut in den Adern sich bewegt und wie das Blut sie bewegt und den Puls schlagen läßt, so wird auch das Feuer in den Sternen bewegt, und es bewirkt, daß sie sich bewegen und gewisse Funken sozusagen als Pulsschläge von sich geben. Das sind die gewöhnlichen Sterne, die gleichsam irgendwelche Stürme in sich entfesseln je nach den Werken, welche die Menschen dann gerade vollbringen. Die Planeten werden im Unterschied dazu nie in solche Bewegung versetzt, außer wenn sie entsprechend von der Sonne und vom Mond beeinflußt werden und jene größeren Sternbilder es so bestimmen. Jeder Stern durchläuft von seiner Ausgangsposition aus das ganze Firmament in aufsteigender Bahn, so wie auch eine Blutbahn vom Fuß bis zum Kopf des Menschen aufsteigt. Sie spenden dem ganzen Firmament Licht und Wärme, vergleichbar mit den Blutgefäßen, welche die menschliche Leber durchziehen und dieser Leber Blut und Wärme spenden. Sie sind über das ganze Firmament verteilt, und zwar ebenso über das Firmament, das wir am Tag sehen, wie über jenes, das wir in der Nacht erblicken. Die Sterne werden vom überaus hellen Glanz der Sonne, die den Tag bringt, verdeckt, so daß man sie am Tag nicht sehen kann, weil der Glanz der Sonne stärker ist als der Glanz der Sterne. Es ist so, wie wenn das gewöhnliche Volk verstummt, wenn die Fürsten namhaft gemacht werden, und das gewöhnliche Volk hervortritt, wenn die Fürsten sich entfernen. Andernfalls würde man die Sterne ebenso am Tag wie in der Nacht sehen.

Was die Sterne andeuten. Die Sterne lassen manchmal viele Zeichen an sich sehen, je nachdem, was die Menschen gerade tun und wie sie sich dabei verhalten. Aber sie offenbaren weder die Zukunft noch die Gedanken der Menschen, sondern nur das, was der Mensch bereits als seine Absicht kundgetan hat oder in Wort und Tat kundtut, weil dies die Atmosphäre aufnimmt. Sie teilt es den Sternen mit, und sie offenbaren auf diese Weise sogleich die Werke des Menschen. Gott schuf die Sterne zum Dienst am Menschen; sie sollten ihm Licht spenden und zu Diensten sein. Deshalb zeigen sie auch seine Werke an, so wie ein Diener den Willen und das Werk seines Herrn kundtut. Wie nämlich die Seele im Leib des Menschen zunächst leuchtet und dann ans Werk geht, so leuchten auch die Sterne am Firmament und zeigen die Werke des Menschen an, wenn der Mensch bereits zu Werke geht.

Was die Planeten andeuten. Die Sonne, der Mond und die übrigen Planeten zeigen nicht immer die Werke des Menschen an, sondern nur selten. Wenn sie etwas andeuten, dann ist es etwas Bedeutendes und betrifft eine öffentliche Angelegenheit. Der höchste Planet, der „das Auge" genannt wird, und der, welcher der nächste oberhalb des Mondes ist und „der Arme" genannt wird, sind in der Tiefe des Firmaments wie zwei Pflöcke befestigt und für die Menschen nicht sichtbar, nur daß manchmal, wenn die Wolken verdunkelt sind, ein Blitz von ihnen ausgeht und in den Wolken sichtbar wird, wenn sie irgendein künftiges Ereignis andeuten. Daß sich manchmal an der Sonne irgendwelche Zeichen zeigen, kommt daher, daß diese zwei Planeten auf die Sonne losgehen, so daß auf diese Weise an der Sonne Zeichen sichtbar werden, wenn irgendein wunderbares Ereignis bevorsteht. Die Planeten selbst werden aber nicht sichtbar; vollständig kann man sie nicht vor dem Tag des Gerichts sehen. Dann senden sie ihren Glanz überraschend aus der Höhe zur Erde herab, und daran erkennen verständige Menschen, daß der Tag des Gerichts naht.
Der Planet, welcher „der Augenstern" heißt und der nach dem höchsten kommt, bringt eine Überschwemmung und zeigt sie an. Er sieht nicht wie ein Stern aus, sondern verschießt sozusagen Wurfgeschosse. Manchmal besitzt er einen blassen Glanz, und dann kündigt er irgend etwas an. Der Planet, der nach dem zweiten kommt und „der Reiche" genannt wird, hat angezeigt, daß Christus gegen den Teufel kämpfen werde. Aber jetzt sieht er nicht mehr aus wie ein Stern, sondern wie ein Wetterleuchten am Himmel, und dann zeigt er seltsame künftige Ereignisse an. Wenn sich an der Sonne eine Verdunklung oder eine ungewöhnliche Veränderung der Farbe zeigt, dann ist das eine Ankündigung bedeutender künftiger Ereignisse auf der Welt.

Die Morgenröte. Daß die Sonne am Morgen, wenn sie aufgeht, rot ist, kommt von der Kälte und der Feuchtigkeit der Atmosphäre. Die Feuchtigkeit und die Kälte, die dann herrschen, röten ja auch die Augen der Menschen. Ähnlich ist es spät am Tag, wenn die Sonne gegen Abend rot ist. Dies kommt von der Kälte in der Atmosphäre, weil dann die Sonne im Ozean versinkt. Der Abendstern, der auch „der Begleiter" heißt, ist gleichsam der vertraute, geheime Freund der Sonne. Er nimmt Einfluß auf das Getreide und den Wein, einmal mehr, ein andermal weniger. Danach kommt der Planet, der „der Arme" genannt wird; er kommt und läßt seine Zeichen sehen, wie schon oben gesagt wurde; er bewirkt auch eine geringe Ernte der Feldfrüchte.

Was der Mond andeutet. Wenn am Mond irgendwelche Zeichen sichtbar werden, sind sie auch von den Planeten verursacht, die in die Tiefe des Firmaments wie zwei Pflöcke eingeschlagen sind und die Sonne dazu veranlassen, ihre Zeichen sehen zu lassen, und den Mond beeinflussen, indem sie ihn anzünden oder verdunkeln. Der Mond nimmt die widerwärtigen, unbrauchbaren Stoffe aus der Atmosphäre und die Wärme der reinen Luft in sich auf, die Stabilität der nützlichen Luft, die Gefährlichkeit der Unwetter, die kräftige Luft, die alles Grün hervorbringt, die Luft, welche die Früchte an den Obstbäumen wachsen läßt, und die Luft, welche welken läßt und das Wachstum einstellt; und das ist der Winter. Dies alles sammelt der Mond in sich wie ein Mann, der Wein in einen Schlauch gießt, ihn aufhebt und wieder austrinkt. So sammelt auch der Mond dies alles in sich, wenn er zunimmt, und trinkt es aus, wenn er abnimmt. Deshalb sind seine Tage manchmal gut, manchmal schlecht, manchmal nutzbringend, manchmal nicht nutzbringend, manchmal kräftig, manchmal schwach, manchmal widerwärtig, manchmal schön, manchmal trocken, und manchmal beeinträchtigen sie die Früchte nachhaltig. Da der Mond diese Wechselhaftigkeit in sich hat, so zeitigt auch der Wasserhaushalt des Menschen eine ständige Wechselhaftigkeit im Leiden, bei der Arbeit, in der Einstellung zum Leben und im Glück. Man darf nicht meinen, daß der Flüssigkeitshaushalt der Menschen von der Sonne beeinflußt wird, weil sie in ein und demselben Zustand bleibt, so daß sie weder zunimmt noch abnimmt. Er darf auch nicht mit den Sternen in Beziehung gebracht werden, weil die Sterne nicht selbständig, sondern vom Mond abhängig sind. Dasselbe gilt für die Jahreszeiten, da sie vom Mond reguliert werden, dasselbe von der Atmosphäre, das heißt vom Regen oder der Dürre im Winter oder Sommer, weil sie auch vom Mond abhängig sind. Alles wird unter dem Einfluß des Mondes reguliert, da er die Mutter aller Zeitabschnitte ist: Wie die Söhne einer Mutter nach der Mutter gezählt werden, so werden alle Zeitabschnitte nach dem Mond berechnet. Auch die Atmosphäre und die Sterne nehmen manchmal die Werke der Menschen auf, dehnen sich dementsprechend manchmal aufgrund göttlicher Entscheidungen aus, ziehen sich wieder zusammen und senden ihren Hauch aus. Wenn sie sich dazu erheben, kommt als Folge davon der Mond in Bewegung. Dementsprechend werden seine Tage hell und klar oder stürmisch sein. So wird der Mond von vielen gefährlichen Stürmen bedrängt, wie auch eine Mutter viele Gefahren und Schmerzen bei der Geburt ihrer Kinder aushalten muß. Deshalb sind die Zeiten des Mondes gesund und ungesund, reif und unreif. Wenn der Mensch so handelte, wie er eigentlich angelegt ist, dann würden alle Jahreszeiten und die Lüfte in ihren Jahreszeiten gleichbleiben, nämlich in diesem Frühling wie im vergangenen Frühling, in diesem Sommer wie im vergangenen Sommer und so weiter. Da sich aber der Mensch mit seinem Ungehorsam über die Furcht vor und die Liebe zu Gott hinwegsetzt, übertreten auch die Elemente und Jahreszeiten ihre Befugnisse, vergleichsweise auch die Eingeweide des Menschen: Denn wenn der Mensch kein Maß mehr kennt, verhalten sich seine Eingeweide dementsprechend. Und wenn er sich mit bösen Taten über die Gerechtigkeit hinwegsetzt, beschwert und verdunkelt er die Sonne und den Mond, so daß sie nach seinem Beispiel Unwetter, Regengüsse und Dürre bewirken. Der Magen und die Blase des Menschen nehmen alles auf, womit sein Körper ernährt wird. Wenn diese beiden Speise und Trank im Übermaß aufnehmen, bringen sie dem ganzen Körper infolge schlechter Säfte heftige Beschwerden. Auch die Elemente verhalten sich dem Menschen entsprechend. Der Mensch sät den Samen zu der Zeit, wenn Wärme und Kälte richtig temperiert sind, und er wächst dann zur Frucht heran. Wer wäre so töricht, daß er in allzu großer sommerlicher Hitze oder in allzu großer winterlicher Kälte den Samen aussäte? Er würde zugrunde gehen und nicht heranwachsen.

Die Zeit der Zeugung. So ergeht es den Menschen, die weder die Reifezeit ihres Alters noch die Zeit des Mondes beachten, sondern jederzeit nach Lust und Laune zeugen wollen. Deshalb haben ihre Kinder unter ziemlich vielen Schmerzen körperliche Gebrechen. Gott nimmt jedoch seine jungen Knospen bei sich auf, auch wenn sie körperlich gebrechlich sind. Daher soll der Mann seine körperliche Reifezeit beachten und die richtigen Mondzeiten mit einem so großen Eifer ermitteln wie einer, der seine reinen Gebete vorbringt; das heißt, er soll seine Nachkommenschaft zu einer solchen Zeit zeugen, daß seine Kinder nicht an Gebrechen zugrunde gehen müssen. Er soll auch nicht werden wie ein Mensch, der sein Essen in sich hineinstopft wie ein Vielfraß, der nicht auf die richtige Essenszeit achtet, sondern er soll sein wie einer, der die richtige Zeit einhält, um nicht ein Vielfraß zu sein. So soll der Mensch also auf die richtige Zeit der Zeugung achten. Der Mann soll sich dem Weib nicht nähern, wenn es noch ein Mädchen ist, sondern erst dann, wenn es schon eine junge Frau ist, weil es dann reif ist, und er soll auch nicht ein Weib berühren, bevor er einen Bartwuchs hat, sondern erst dann, wenn er einen Bartwuchs hat, weil er erst dann zur Fruchtbarkeit für die Nachkommenschaft reif ist. Ein Mensch, der mit Fressen und Saufen dahinlebt, wird nämlich an seinen Gliedern oft aussätzig und krank, wer sich aber beim Essen und Trinken beherrscht, wird ein gutes Blut und einen gesunden Körper haben. So geht auch der Mensch, der immer in seiner Leidenschaft und körperlichen Maßlosigkeit seine Begierden befriedigt und dann, wenn der Drang zum Zeugen in ihm aufsteigt, seinen Samen verschwenderisch von sich gibt, oft an seinem Samen zugrunde. Wer aber seinen Samen auf die richtige Weise vergießt, zeugt auch gesunde Kinder.

Die Elemente. Die Elemente nehmen jede menschliche Eigenschaft in sich auf, wenn der Mensch die Elemente an sich zieht. Denn der Mensch ist mit ihnen und sie mit dem Menschen, und dementsprechend fließt das Blut des Menschen. Daher steht auch geschrieben: *Himmel und Erde klagen über den Menschen.* Denn das Unruhige, Kriegerische im Handeln der Menschen versetzt die Elemente oft in heftige Bewegung, wie wenn ein Mensch ein Netz in seiner Hand hält und es bewegt. So bringt auch der Mensch die Elemente in Bewegung, so daß sie entsprechend seinen Werken ihren Einfluß ausüben.

Der Einfluß des Mondes. Die Zeit des Mondes beherrscht nicht die menschliche Natur, als wäre er ihr Gott, als erhielte der Mensch irgendeine Naturkraft von ihm oder als ob der Mond etwas zur menschlichen Natur beitrüge oder ihr entzöge oder sie festlegte. Der Mond begegnet aber dem Menschen bei allem, was er in seinem Leben tut, wenn er die Luft einatmet. So werden das Blut und die Säfte, die im Menschen sind, nach der Zeit der Mondbewegung bewegt, und zwar je nachdem der Mond die Luft bei gutem Wetter oder bei einem Unwetter bewegt, und dementsprechend fließen dann das Blut und die Säfte im Menschen, und der Flüssigkeitshaushalt des Menschen konzentriert dann seine Natur auf die menschlichen Verhaltensweisen. Auch wenn die Blutgefäße des Menschen anschwellen, nämlich unter dem Einfluß von Zorn und Jähzorn, Ausgelassenheit, Schlemmereien, Trauer, körperlicher Krankheit und dem ständigen raschen Wechsel menschlicher Verhaltensweisen, nimmt dementsprechend die Feuchtigkeit im Menschen den natürlichen Geschmack auf, so wie eine jede gekochte Speise entsprechend ihrer Art den Geschmack beibehält. Die ganze menschliche Natur durchdringt jedoch, wie oben erwähnt, der Heilige Geist, zum Beispiel bei den Propheten, den Weisen, den Guten und Gerechten.

Da er alles Gute auswählt, zieht er es an sich, durchdringt es wie die Sonne die Unwetter und erleuchtet es, so daß diese Durchdringung mit dem Feuer des Heiligen Geistes die wechselhafte Natur des Menschen besiegt, wie geschrieben steht: *Alles, was aus Gott geboren ist, besiegt die Welt.* Und so sündigt der Mensch nicht. Wie gewöhnliche Speisen durch den Geschmack der Gewürze in besser schmeckende verwandelt werden, so daß sie ihren gewöhnlichen Geschmack verlieren, so wird durch das Feuer des Heiligen Geistes die gewöhnliche Natur des Menschen in eine bessere, als seine Empfängnis erwarten läßt, umgewandelt. So wird der Mensch ein anderer in seinem Wesen, weil das Himmlische das Irdische völlig besiegt. Deshalb freut sich alles in Gott, denn die alte Schlange ist betrogen. Nun aber zeigen, wie schon gesagt, die übrigen kleineren Sterne verschiedene gewöhnliche, unbedeutendere Werke der Menschen an. Wenn nämlich Heiterkeit in den Wolken herrscht, so daß es in der Luft keine Bewegung gibt, keine Winde, keine Stürme und

keine Regenfälle, sondern die Sterne hell leuchten, und wenn dann eine Wolke, obwohl es keine Luftbewegung gibt, alle Sterne verdeckt, so daß man sie nicht sehen kann, und wenn es dann die ganze Nacht oder auch noch eine zweite und dritte Nacht so bleibt, dann bedeutet dies wirklich irgendein Vorzeichen.
Wenn aber die Wolke die Sterne nur an einer Stelle verdeckt, so daß man sie nicht sehen kann, und wenn sich dann die Wolke wieder rasch verzieht, obwohl es keine Luftbewegung gibt, dann hat dies nichts zu bedeuten.

Warum die Planeten aufgrund ihres Wesens nichts anzeigen. Alle diese Vorzeichen kommen nicht von einer speziellen Kraft der Planeten, Sterne oder Wolken, sondern aufgrund der Erlaubnis, des Willens und Beschlusses von Gott, denn Gott wollte den Menschen ihre Werke zeigen, so wie eine Münze das Bild des Herrschers zeigt.

Die Kräfte des Feuers. Als Gott die Welt erschuf, festigte er sie durch die vier Elemente, nämlich Feuer, Luft, Wasser und Erde, wie schon oben erwähnt wurde. Das Feuer, das Höchste am Firmament und unter den Elementen, besitzt fünf Kräfte, nämlich Hitze, Kälte, Feuchtigkeit, Luft und Bewegung, wie auch der Mensch über fünf Sinne verfügt. Das Feuer ist heiß, aber die Kälte widersteht ihm, damit seine Hitze sich nicht übermäßig ausbreiten kann. Das Wasser dient ihm dazu, daß sein Dampf aufsteigen kann. Durch die Luft wird es entfacht und durch die Bewegung dazu gebracht, daß seine Flamme aufleuchtet.

Die Kräfte der Luft. Die Luft hat vier Kräfte, nämlich sie sendet den Tau aus, bringt alles Grün hervor, läßt den Windhauch wehen, wodurch sie die Blumen wachsen läßt, und verbreitet die Wärme, wodurch sie alles reifen läßt. So ist sie auch selber über die vier Erdteile verbreitet. Die Luft ist der Hauch, der im Tau den keimenden Pflanzen die Feuchtigkeit eingibt, so daß alles grünen kann, bringt durch das Wehen die Blumen hervor und bringt alles durch die Wärme zur Reife. Die Luft, die der Position des Mondes und der Sterne am nächsten ist, befeuchtet die Gestirne, so wie die irdische Luft die Erde und die vernunftlosen, je nach ihrer Art mit Sinnen ausgestatteten Tiere belebt und bewegt und dennoch nicht abnimmt. Wenn diese Tiere sterben, kehrt dieselbe Luft zu ihrem früheren Stand zurück, ohne deshalb zuzunehmen, sondern sie bleibt, wie sie vorher war. Die irdische Luft, welche die Erde befeuchtet, läßt die Bäume und Kräuter grünen, wachsen und sich bewegen. Solange sie in ihnen ist, nimmt sie nicht ab. Sie nimmt aber auch nicht zu, wenn die Pflanzen abgeschnitten oder ausgerissen wurden und sie diese verläßt, sondern sie bleibt im selben Stand wie vorher.

Die Kräfte der Seele. Die Seele des Menschen, die vom Himmel herab von Gott in den Menschen kommt, ihn belebt und vernünftig macht, stirbt nicht, wenn sie den Menschen verläßt, sondern geht den Belohnungen für das Leben oder den Qualen ewiger Verdammnis entgegen, um ewig weiterzuleben.

Die Kräfte des Wassers. Das Wasser besitzt fünfzehn Kräfte, nämlich die Wärme, die Luft, die Feuchtigkeit, das Überfluten, die Geschwindigkeit, die Beweglichkeit; den Bäumen gibt es den Saft, den Früchten den Geschmack, den Pflanzen das Grün; alles ist voll von seiner Feuchtigkeit, es trägt Vögel, ernährt die Fische, läßt Tiere in seiner Wärme leben, hält die Reptilien in ihrem Schaum zurück und hält alles am Leben so wie die Zehn Gebote und die fünf Bücher Moses' des Alten Testaments, die Gott alle zur geistigen Erkenntnis bestimmt hat. Denn aus lebendiger Quelle entspringen die Wasser, die allen Schmutz abwaschen. Das Wasser ist in jedem beweglichen Geschöpf leicht beweglich, und es ist auch die zündende Quelle allen Wachstums der unbeweglichen Geschöpfe. Es fließt durch die Wärme der feuchten Luft, und wenn es die Wärme nicht hätte, wäre es wegen der Kälte hart. Es strömt also durch die Wärme herab und fließt durch die Feuchtigkeit der Luft. Wenn es aber die Luft nicht hätte, könnte es nicht fließen. Durch diese drei Kräfte, nämlich die Wärme, die Feuchtigkeit und die Luft, ist es rasch beweglich, so daß nichts widerstehen kann, wenn es die Oberhand gewonnen hat. Es gibt den Bäumen den Saft, macht sie durch seine Luftigkeit beweglich und gibt durch seine warme Feuchtigkeit den Früchten an den Obstbäumen entsprechend ihrer Art den Geschmack. Die Kräuter haben auch von der triefenden Feuchtigkeit des Wassers ihr Wachstum und ihr Grün, sogar die Steine schwitzen infolge seiner Feuchtigkeit. So sammelt die Kraft des Wassers alles, damit nichts schwindet, weil seine Feuchtigkeit in allem schwitzt. Das Wasser hält auch die Wasservögel durch seine Wärme am Leben und ernährt die Fische, weil sie in ihm entstanden sind und weil sie von seinem Hauche leben. Die Tiere, die im Wasser bleiben können, halten durch seine Wärme aus, und die Reptilien haben durch den Wind, der über das Wasser weht, die Luft zum Atmen, so daß sie auf diese Weise leben können. So erhält und trägt das Wasser alles mit seinen Kräften.

Die Materie und die Belebung der Geschöpfe. Als im Anfang das Wort Gottes erscholl, war die Schöpfungsmasse ohne Feuer und daher kalt. Der Geist des Herrn schwebte über den Wassern. Er war das Feuer und das Leben. Da hauchte dieser Geist einer jeden erschaffenen Kreatur je nach ihrer Art das Leben ein und entzündete in ihnen durch Einhauchen das Feuer, auf daß jede Kreatur je nach ihrer Art Feuer und Leben in sich habe. Das Wirken des Wortes ist das Wachstum. Es gäbe kein Wachstum, wenn es nicht durch das Feuer und die Wärme erhalten würde. Jedes Geschöpf wäre ohne Trost und verlassen, es würde zerfallen und verfallen, wenn es nicht durch das Fundament des feurigen Lebensgeistes gestärkt würde.

Die Beweglichkeit des Wassers. Wie der Geist des Herrn das Feuer und das Leben ist und wie er einem jeden Geschöpf das Sein und das Leben gab, so ist das Wasser in sich leicht beweglich, weil es die anderen Geschöpfe sammelt, erhält und stärkt; es ist schlüpfrig und unbeständig und bringt vielen Leben und Tod. Es enthält auch bestimmte Geschöpfe besonderer Art, die sich über die Wasseroberfläche nicht erheben können, weil sie sonst wieder herabfallen würden; diese Lebewesen tötet es manchmal. Und doch ist im Lauf des Wassers, wohin es auch fließt, der Wind und das Feuer.

Die Sonne und ihre Gewässer. Die Gewässer, die sozusagen mitten in der Sonne sind, wenn sich die Sonne mitten am Firmament gleichsam in ihrem Herzen befindet, haben eine große Kraft und einen großen Umfang. Infolge der Sonnenwärme sind sie dicht und durch die Luft kräftig. Von der Kraft der Strömung werden sie nicht verdünnt, weil sie nicht strömen; sie werden jedoch vom Wind bewegt. Die Sonne zieht manchmal das Feuer, das in den Gewässern ist, an sich. Die Sturmwinde vereinigen diese Wasser manchmal zu großen Wogen wie ein Feuer, das etwas in Brand setzt. Dann erhebt sich das Wasser wie ein Feuer, das auflodert, das Wasser folgt dem Feuer, und so erheben sich gleichsam Hügel und Berge. Wenn sie dann nachlassen und sich beruhigen, lassen sie ihren Samen, das heißt das Salz, das aus dem Feuer und aus dem Wasser entstanden ist, herabfallen, so wie die Pflanzen ihre Samen in der Reife abwerfen.

Das Salz. Das Salz ist wegen des Feuers trocken, es hat aber von der Feuchtigkeit des Wassers seinen Geschmack.

Die Verschiedenheit der Gewässer. Die Bäche, die aus diesen großen Gewässern, nämlich vom Meer her fließen, und die Quellen, die aus ihnen entspringen, sind salzig und haben ein größeres Feuer und größere Kräfte in sich als die übrigen Gewässer. So hat auch das Herz größere Kräfte als der übrige Körper. Auch die größeren Flüsse, die aus ihnen fließen, haben größere Kräfte als die übrigen Flüsse, weil sie über den ersten gesunden, schon zu Beginn abgelagerten Sand fließen und nicht über den, den sie bei ihrem Lauf gebildet oder freigelegt haben. Das Wasser ist gleichsam der Wasserkörper der Erde, und die Erde ist gleichsam das Herz des Wassers, weil das Wasser die Erde umgibt und durchtränkt, so wie der Körper das Herz einschließt und birgt. Die Erde hält das Wasser, wie auch das Herz den Körper hält. Das Wasser des großen Meeres, das die Welt umgibt, ist gleichsam eine Seite der Wasser, die sich oberhalb des Firmaments befinden, weil die Wasser der Höhe, die sich oberhalb des Firmaments befinden, und die Wasser der Tiefe, die sich unterhalb des Firmaments befinden, miteinander in Verbindung stehen. Gegenüber diesen Wassern stehen vielfache Schichten des Firmaments, die wie die Blätter einer Schreibtafel zusammengelegt sind, damit sie die verschiedenen Strömungen und Überflutungen der Gewässer unter Kontrolle halten können. Wie die Seele die Vernunft, den Verstand, das Wissen und das Empfindungsvermögen in sich vereint, so enthält und erhält auch das Firmament die vier Elemente je nach ihrer Art in sich. Diese Wasser bleiben immer so, wie sie sind. Sie bewässern ihren Schild, das heißt die Erde, wobei sie ihre Wasser darauf ausgießen, so daß sie sich manchmal auf der Erde ausbreiten und zuweilen ansteigen. Ein anderes Mal ergießen sie sich im Regen, und so stärkt das Wasser seinen Schild durch die Winde und die Luft, damit er nicht zerfließt und nicht zerfällt. Der Sand des Meeres, der von Anbeginn im Osten daliegt, wird oft von der unaufhörlichen Luftbewegung der Erde berührt. Deshalb gibt es Würzstoffe und andere Heilmittel in diesem Sand. Wenn der Mensch sie haben könnte, würde er an keiner Krankheit mehr leiden. Wenn bestimmte Steine von diesem Sand ausgeschwemmt werden könnten und der Mensch sie dadurch haben könnte, würden sie Krankheiten, Seuchen und Fäulnis von ihm vertreiben. Aber das Wasser ist dort so groß und so tief, daß man sie nicht erhalten kann.

Der Ausfluß des Meeres. Weil im Osten der Sand und der Strand sehr tief sind, tritt dort das Meer nicht über das Ufer, wenn es sich erhebt und sich ausdehnt. Im Westen, im Süden und im Norden sind der Sand und der Strand nicht so tief. Daher fließt es dort sehr oft über und verursacht dabei große, weite Überschwemmungen, wenn es vom Feuer der Stürme, wie oben erwähnt, in rasende Wut versetzt wird. Deshalb sammelt es dort viele unbrauchbare und schmutzige Dinge in sich und zieht die Abfälle der Menschen, Tiere, Vögel und Würmer an sich. Daher sind die Quellen und Flüsse, die aus dieser Meeresgegend abfließen, nicht so gesund und so gut wie diejenigen, die aus dem Meer im Osten abfließen.

Die Unterschiedlichkeit der Gewässer. Die salzhaltigen Quellen und die salzhaltigen Bäche, die aus dem Wasser des östlichen Bereichs in den verschiedenen Ländern entspringen, sind rein und entsprechend der Reinheit der Luft ziemlich grün. Sie entspringen tropfenweise im Sand, wo sie fließen, sind gesund und brauchbar, können getrunken werden und sind auch zum Kochen der Nahrung gut geeignet. Wenn ein Mensch, der krank ist, diese Wasser häufig trinkt, erlangt er seine Gesundheit wieder, weil sie den Brodem, den Gestank und die Fäulnis schlechter Säfte wie ein gutes Salböl von ihm nehmen. Wenn er aber körperlich gesund ist, schaden sie ihm ziemlich, wenn er sie trinkt, und bringen ihm innere Geschwüre, weil sie in ihm nichts vorfinden, was sie reinigen könnten. Die Wasser der Flüsse und der lebhaft sprudelnden Quellen, die ohne Salzgeschmack in diesem Gebiet im Osten entspringen und vom Osten her fließen, sind rein und haben angenehme Wärme mit angenehmer Frische gemischt, so daß sie im richtigen Mischungsverhältnis warm und kalt sind sowie brauchbar für die Menschen zum Essen, zum Trinken, zum Baden und zum Waschen. In den Händen sind sie aber ziemlich scharf und hart. Die salzhaltigen Wasser, die vom Westen her kommen, sind ziemlich trüb wie ein Wasserstrudel. Man kann allerdings mit ihnen das Essen kochen, weil sie durch das Feuer beim Kochen ziemlich gereinigt werden. Als Getränk sind sie aber, ungekocht eingenommen, schädlich, weil sie im westlichen Meer allerlei Schmutziges und Verfaultes an sich ziehen und dort alle möglichen Leichen treiben. Wenn man in einem Notfall und aus Mangel an anderem Wasser es nicht vermeiden kann, davon zu trinken, dann soll man dieses Wasser abkochen und dann trinken, wenn es sich abgekühlt hat. Die nicht salzhaltigen Flüsse und die lebhaft sprudelnden, nicht salzhaltigen Quellen, die im Westen entspringen und vom Westen her kommen, wo die Sonne untergeht und verschwindet, haben ein klares, dichtes Wasser. Sie werden da weder durch Hitze noch durch Kälte völlig gut, weil dort Hitze und Kälte beide fehlen. Daher sind auch diese Wasser ziemlich unbrauchbar für die Bedürfnisse der Menschen, nämlich zum Trinken, zum Waschen und zum Baden, weil sie nicht von der Sonne gekocht werden. Wenn aber ein Notfall dazu zwingt, mit ihnen etwas zuzubereiten, dann soll man sie kräftig auf dem Feuer kochen und hierauf ziemlich abkühlen lassen, bis sie die richtige Temperatur haben. Trotzdem taugen sie einigermaßen zum Essen, weil sie mit dem Essen stark gekocht werden. Die Wasser, die salzhaltig sind und aus dem südlichen Bereich des Meeres stammen, seien es Quellen oder Flüsse, sind ziemlich hell, aber doch nicht sehr sauber und taugen daher nicht zum Essen und Trinken, weil sie giftig sind. Denn kleine, sehr giftige

Würmer und kleine Lebewesen, die ziemlich giftig sind, fliehen der Sonne wegen vor der Kälte dorthin, sind dort gerne wegen der Wärme heimisch, baden sich im Wasser und liegen in diesem Wasser, weil sie die Eigenschaft des Salzes haben und daher die Wärme, aber keine Kälte vertragen können. Die Wasser der Flüsse und lebhaft sprudelnden Quellen, die keinen Salzgeschmack haben, im Süden entspringen und infolge der dort herrschenden Glut heiß sind, würden, wenn sie getrennt von den anderen Wassern strömten, leicht von der Feuersglut ausgetrocknet werden, weil sie mit den austrocknenden Feuern in Verbindung stehen und von ihnen ausgehen. Zum Essen und zu einigen anderen Zwecken würden sie wegen ihrer Hitze taugen, weil sie vom Feuer geprüft und gekocht sind. Aber nachdem sie zu den kalten Flüssen gelangt sind und sich mit ihnen vereinigt haben, so daß sie mit ihnen fließen, schlagen sie leicht Wellen und werfen leicht Schaum auf. Sie haben eine silberähnliche Färbung. Zum Essen, zum Trinken, zum Baden und zum Waschen sind sie zu gebrauchen, weil sie von ihrer Verunreinigung und Bitterkeit gereinigt sind wie Wasser, das in einem Topf durch die Hitze des Feuers gereinigt wird. Sie machen jedoch das Fleisch des Menschen fett und seine Hautfarbe dunkel. Die salzhaltigen Wasser, die im nordöstlichen Bereich entspringen und von dort weiterfließen, sind schädlich und bringen leicht Seuchen über Mensch und Vieh. Denn die Kraft des Salzes ist dort nicht gesund, weil in diesem Gebiet die Wärme gegen die Kälte vertauscht ist. Daher sind sie auch nicht zum Essen und zum Trinken geeignet, so daß man sie auch kaum für andere Zwecke verwenden kann. Die anderen, nicht salzhaltigen Wasser, die auch vom Nordosten kommen, sind kalt und brauchbar, weil sie ein wenig von der Luft, die vom Osten her weht, berührt werden. Diese Luft ist gesund, weil sie die richtige Temperatur hat, so daß sie weder sehr warm noch sehr kalt ist. Diese Luft weht zwischen den Bergen, die dort von Anfang an stehen, und sie ist für die Lebenden wie ein Fittich über der Erde und daher auch heilsamer und gesünder als eine andere Luft. Aus den Gewässern, die hier entspringen, stammen einige Bäche und Quellen, die sozusagen rein, aber doch ziemlich trüb sind. Diese Wasser haben einen Beigeschmack, so daß sie nach Wein oder etwas anderem schmecken. Diese Wasser unterdrücken manchmal die Wassersucht und halten die Gicht unter Kontrolle, wenn sie die Menschen trinken, die von diesen Leiden geplagt werden. Denn die Eigenart dieser Wasser widersteht der Natur eines anderen Wassers und auch der Natur des gewöhnlichen Wassers. Sie beschränken die anderen Wasser, in deren Nähe sie fließen, und sind ihnen wegen der Wirksamkeit ihrer Eigenart überlegen. Zum Essen und Trinken, zum Baden und zum Waschen sind sie nicht zu gebrauchen, weil sie die anderen Wasser unterdrücken. Die salzhaltigen Wasser, die ungefähr in der Mitte des nördlichen Bereichs entspringen und von dort weiterfließen, sind gut und brauchbar für Vieh und Mensch, das heißt zum Essen, zum Trinken und für die übrigen Bedürfnisse des Menschen, weil sie sich in mäßig erwärmter Luft befinden, die weder zu heiß noch zu kalt ist. Sie reinigen auch, wenn sie getrunken werden, den Menschen innerlich von schlechten Säften. Die Flüsse und die lebhaft sprudelnden, nicht salzhaltigen Quellen, die auch ungefähr in der Mitte dieses nördlichen Gebiets entspringen und von dort weiterfließen, sind sauber und haben die Farbe eines Kristalls, gemischt mit Eisenfarbe. Sie sind sehr kalt und sehr brauchbar, da ja diese Wasser nicht verunreinigt, nicht stinkend und nicht giftig sind, weil der wechselnde Stand der Sonne nicht auf sie einwirkt. Diese Wasser haben auch den richtigen Geschmack; sie sind für die Menschen und für die übrigen Lebewesen nützlich, und sie sind gut geeignet zum Essen, zum Trinken, zum Baden und zum Waschen; sie sind auch für bestimmte Arzneien zu gebrauchen. Die salzhaltigen Quell- und Flußwasser, die aus der nördlichen Ecke des westlichen Gebiets kommen, sind etwas dunkel, das heißt bräunlich. Sie sind nicht sehr sauber und auch nicht zum Essen und zum Trinken geeignet, weil sie tödlich wirken. Denn im nordöstlichen Gebiet liegen große, sehr schlimme Würmer herum, die vom Menschen nicht gesehen und berührt werden können, ohne daß er daran sterben müßte. Sie nehmen da aus diesen Gewässern ihre Nahrung in sich auf und scheiden sie dann wieder aus. Diese Gewässer sind auch deshalb gefährlich, weil sie dort Wärme und Kälte zugleich besitzen. Die Würmer hausen deshalb dort, weil sie kalt sind und die Kälte, aber keine Wärme vertragen können. Die Wasser, die nicht salzhaltig sind und ebenfalls aus dem Nordwesten kommen, sind sauber und von weißlicher bzw. grauer Farbe. Sie sind unbrauchbar für das Vieh und die Menschen, das heißt zum Essen, zum Trinken und für ihre sonstigen Bedürfnisse, weil man sie nur schwer verdauen kann und weil die Menschen durch sie leicht anschwellen. Denn sie sind giftig und greifen die Eingeweide des Menschen durch Geschwüre an. Kranke Menschen werden durch sie sehr geschwächt, gesunde aber können sie nur schwer verdauen. In diesem nördlichen Gebiet ist die Natur der Wasser unterschiedlicher und vielfältiger als die Natur der Wasser im östlichen, südlichen oder westlichen Bereich, weil die Wasser in diesen Gebieten von der Wärme der Sonne durchdrungen und temperiert werden, was im nördlichen Gebiet nicht der Fall ist, weil die Sonne nicht in jenes Gebiet hinkommt. Sumpfwasser sind, in welchen Erdteilen sie auch sein mögen, sozusagen reines Gift, weil sie wertlose und schädliche Flüssigkeiten aus der Erde und den giftigen Schaum der Würmer in sich tragen. Sie sind zum Trinken sehr schlecht geeignet und auch für die sonstigen Bedürfnisse der Menschen schlecht geeignet außer zum Waschen, wenn sie dazu benötigt werden. Wer sie aber im Notfall mangels anderer Wasser trinken will, soll sie zuerst kochen, abkühlen lassen und dann so trinken. Das Brot, das Essen und das Bier, damit gekocht, können in Maßen genossen werden, weil sie durch das Feuer gereinigt werden. Die Brunnen und die sprudelnden Quellen, die aus den Sümpfen stammen, sind erheblich besser als die anderen Wasser aus den Sümpfen, weil sie von gewissen unreinen Stoffen gereinigt werden. Sie sind recht gut verträglich, aber doch nicht sehr gut und sehr brauchbar. Alle Wasser, die an ihrem Ursprungsort schädlich sind, werden um so gesünder, je weiter sie von ihrem Ursprung fließen, weil sie durch ihren schnellen und langen Lauf das verlieren, was in ihnen schädlich und giftig ist, und dies von ihnen durch das lange Fließen ausgefiltert und gereinigt wird. Das Wasser aus den Brunnen, die ziemlich tief in die Erde gegraben sind, so daß es steht und keinen Abfluß hat, ist besser und angenehmer zum Essen, zum Trinken und für die übrigen Bedürfnisse der Menschen als das Wasser aus sprudelnden Quellen, die abfließen. Es ist im Vergleich mit sprudelndem und fließendem Quellwasser wie ein mildes Salböl, weil es ja nicht fließt und öfters durch die milde Lufttemperatur temperiert wird. Das Wasser aus sprudelnden Quellen ist hart und widersetzt sich wegen seiner Härte den Speisen, so daß man sie auf dem Feuer kaum weichkochen kann. Weil das Brunnenwasser gereinigt und sauber ist, hat es nur wenig Schaum, und deshalb reinigt es auch die Speisen um so weniger, und die Speisen werden um so weniger durch es gereinigt, wie Speisen durch andere Wasser gewöhnlich gereinigt werden, die auch durch Kochen mit diesen Wassern gereinigt werden. Denn das Wasser, das aus sprudelnden Quellen fließt, ist dünner und reiner als Flußwasser, weil es dort, wo es entspringt und hervorfließt, durch Erde, Sand oder Steine gereinigt wird und sauber wird. Zum Trinken ist es für den Menschen gut geeignet, weil es vollständig gereinigt ist. Es ist auch hart und kommt dem Wein in seinen Eigenschaften ziemlich nahe, aber es ist zum Essen und zum Waschen der Augen wegen seiner Härte ungeeignet. Die Flußwasser, die auf der Erde fließen, sind dicht, weil sie von der Sonne und der Luft durchdrungen werden, und sie sind ziemlich schaumig und nicht gesund zum Trinken, weil sich die unterschiedliche Beschaffenheit der Luft und der Elemente mit ihnen vermischt und weil sie auch durch den Dunst, das heißt „doume", und die Nebel, die von bestimmten ungesunden Bergen herabsteigen, bisweilen auch durch die Luft, die manchmal von gewissen Schadstoffen betroffen ist, verseucht sind. Deshalb sind sie zum Trinken schlecht geeignet und schaden den Menschen, wenn sie nicht zuerst gekocht werden, damit man sie von dem schlimmen Schaum reinigt, so daß sie dann im Notfall getrunken werden können. Sie sind auch im Notfall zum Kochen des Essens ziemlich gut geeignet, weil sie durch das Kochen gereinigt und dann schmackhafter werden und besser schmecken. Denn manchmal kommt es vor, daß schlimmer Dunst und gefährlicher Nebel von bestimmten ungesunden Bergen herabsteigen und daß auch die Luft manchmal von gewissen Schadstoffen betroffen ist. Dadurch werden die Elemente verseucht und mit den Wassern der Flüsse, Brunnen und Quellen vermischt. Deshalb ist dann ein sehr schlimmes Gift wie eine tödliche Krankheit in ihnen. Wenn die Menschen und die übrigen Lebewesen dann diese Wasser trinken, bringen sie ihnen den Tod; sie rufen bei ihnen eine Mißbildung der äußeren Gliedmaßen oder eine Krankheit hervor. Deshalb ist es nötig, daß sie nur dann getrunken werden, wenn sie gekocht worden sind, weil sie beim Kochen mit dem Schaum das Gift aus sich heraustreiben. Wenn die Not einen Menschen dazu zwingen sollte, sie zu trinken, weil er keine anderen Wasser zum Trinken hat, soll er sie zuerst kochen und dann abkühlen lassen und so trinken, weil es selten ist, daß dann noch in ihnen gefährliche Stoffe aus der Luft oder von den Vögeln, die in ihnen baden, oder von dem tödlichen Stoff sind, der in Leichen enthalten ist. Daher dürfen sie nicht für die Bedürfnisse der Menschen verwendet werden, wenn sie nicht vorher gekocht werden. Wo aber kleine klare, saubere Bäche sind, die von anderen Gewässern wie Adern ausgehen, werden sie dadurch, daß sie herausfließen, gereinigt. Sie sind gut und für alle beliebigen Bedürfnisse von Mensch und Vieh geeignet. Regenwasser ist bitter und nimmt von kranken Menschen Gestank, schlechte Säfte und Fäulnis, schadet aber den gesunden ziemlich, weil es in ihnen nichts vorfindet, das es reinigen könnte. Wenn es in Zisternen gestanden hat, wird es milder, und dann ist es für gesunde und kranke Menschen gut bekömmlich. Aber das Wasser von sprudelnden, fließenden Quellen ist doch viel besser. Wenn aber die Sonne ihre Wärme an sich zieht, haben die Gewässer ihre größte Kälte und senden ihren Schaum, das heißt den Schnee, aus, der die Erde bedeckt, der Erde das Wachstum verleiht, sie erhält und den Früchten der Erde nicht schadet. Sein Wasser ist für den menschlichen Gebrauch ungeeignet, dünn und schmutzig; wenn einer davon trinkt, dann bilden sich bei ihm sehr oft Geschwüre und Ausschlag, und seine Eingeweide füllen sich mit Schleim.[3] Regenwasser beseitigt, wenn es getrunken wird, durch seine Schärfe den Magenschleim, verursacht jedoch Darmgeschwüre. Schneewasser löscht, wenn es getrunken wird, den Durst nicht genügend, weil es dünn ist und rasch verdaut wird. Das Wasser, das ein plötzlicher Wolkenbruch überreichlich ausschüttet, und der Hagel sind so gefährlich wie kochendes Wasser, worin Schweineborsten und Haare von anderen Tieren zerkocht werden, falls es jemand beim Essen oder Trinken zu sich nähme. Wenn nämlich jemand das Wasser von einem Wolkenbruch und das Wasser von einem Hagel trinken würde, würde er lange krank werden, und sein Fleisch würde einreißen und aufbrechen, so daß auch viele daran sterben würden.

Die Kräfte der Erde. Die Erde ist von Natur aus kalt. Sie hat sieben Kräfte; teilweise ist sie im Sommer kalt, im Winter warm, hat die Kraft, wachsen und welken zu lassen, in sich, bringt die Keime hervor, erhält die Lebewesen am Leben und trägt alles. So hat auch Gott an sechs Tagen gearbeitet und am siebenten geruht, als er alles, was er geschaffen hatte, dem Nutzen für den Menschen unterstellte. Die Erde ist im Sommer weiter unten kalt, weil dann die Sonne durch die Kraft ihrer Strahlen wachsen läßt, im Winter ist sie aber weiter unten warm, denn andernfalls würde sie infolge der starren Kälte zerreißen. So läßt sie in der Wärme das Wachstum und in der Kälte die Erstarrung sichtbar werden. Im Winter ist die Sonne über der Erde unfruchtbar und lenkt ihre Wärme unter die Erde, damit die Erde die verschiedenen Keime bewahren kann, und so bringt sie mit Wärme und Kälte alle Keime hervor. Sie bewahrt aber auch die Tiere, die gehen und laufen, davor, in die Erde zu versinken, weil sie infolge der Wärme und Kälte hart geworden ist und so alles mit Erfolg tragen kann. Gott hat die Erde so angelegt, daß sie zur passenden Zeit keimen läßt und zur passenden Zeit mit dem Keimen aufhört, so wie auch der Mond zunimmt und abnimmt.

Das Wachstum der Bäume, des Getreides und des Weinstocks. Auch die Bäume, die im östlichen Gebiet sind und von den östlichen Wassern bewässert werden, wachsen gut und bringen einen guten Ertrag an verschiedenen Obstfrüchten, die einen guten Geschmack haben, aber nicht lange haltbar sind. Das Getreide ist dort nur dürftig und gerät nicht gut, weil die Erde dort ziemlich feucht ist. Denn der Erdboden, der reichlich Getreide hervorbringt, muß ziemlich trocken sein, weil große Kälte dem Getreide mehr schadet als Wärme. Das Getreide ist nämlich ziemlich trocken. Die Weinberge bringen dort im Osten einen reichen Ertrag an Wein und liefern sehr guten Wein. Die Kräuter in den Gärten und die anderen Kräuter, die in diesem östlichen Bereich von den Wassern und in der Nähe der Wasser, die aus dem Osten kommen, bewässert werden und wachsen, sind vorzüglich, duften gut, taugen zur Arznei und sind auch gut zum Essen. Würmer wachsen nur selten in ihnen und fressen sie selten, weil sie von einer guten Mischung aus Wärme und Kälte beeinflußt werden, was die Würmer meiden, weil sie selber nichts als stinkender Schleim sind, wie zum Beispiel die Kohlraupe und ähnliche Tiere, die aus luftigem Schaum entstehen. Die Bäume, die im westlichen Bereich stehen und von den Wassern aus dem Westen bewässert werden, wachsen gut. Aber die Früchte der verschiedenen Obstbäume, die in Bodennähe wachsen und von der Feuchtigkeit des Erdbodens betroffen sind, sind ziemlich schädlich. Dagegen sind die Früchte, die hoch auf den Bäumen sind, nicht so schädlich, weil sie in der Höhe von der Luft berührt werden. Sie haben einen guten Geschmack, und es schadet nicht, wenn man sich daran satt ißt; sie sind lange haltbar. Das Getreide im westlichen Bereich ist kräftig, aber nicht üppig, und der Wein ist stark, aber nicht köstlich; er ist haltbar, weil die Erde dort Wärme und Kälte besitzt. Die Garten- und Feldkräuter, die in diesem westlichen Gebiet von den Wassern aus dem Westen berührt und bewässert werden, reizen die Sinnlichkeit und erregen alle Fleischeslust, das heißt die Lust, den Jähzorn, lockeren Lebenswandel und häufiges Sichherumtreiben. So sind die Menschen, die sie gegessen haben, manchmal fröhlich, manchmal traurig und manchmal voreilig. Der Saft dieser Kräuter und sie selber wachsen und gedeihen, weil die zunehmende Wärme und die abnehmende Kälte dort nicht so bald fehlen. Daher sind sie kräftig in ihrem Wachstum, aber schädlich im Hinblick auf ihre oben erwähnte Unbrauchbarkeit. Für die Zauberei und andere Sinnestäuschungen sind sie gut geeignet, aber dem menschlichen Körper bringen sie nur wenig Gesundheit, weil dort, wo sie wachsen, sich der Tag neigt und die Nacht heraufkommt. Denn schon immer äußerte sich das Böse, wenn ein König in seinem Ansehen dastand, und wollte den größten König verdunkeln. Die Bäume, die im südlichen Bereich von den Wassern, die dort fließen, bewässert werden, gedeihen gut und bringen sehr viel Obst, das auch haltbar ist, weil es von der Wärme durchdrungen ist. Getreide gibt es dort im Überfluß; es ist ergiebig und schmackhaft. Wein gibt es dort im Überfluß; er ist köstlich und sehr stark und verdirbt nicht leicht, sondern ist haltbar, weil er durch die viele Wärme in jenem Gebiet richtig temperiert ist. Denn der Wein gedeiht bei Wärme besser als bei Kälte, und Kälte schadet dem Wein mehr als Hitze. Die Garten- und Feldkräuter, die in diesem Gebiet von den Wassern aus dem Süden bewässert werden, sind schwach, ohne Kraft und von blasser Farbe; sie gehen leicht zugrunde, weil ihnen die richtige Luftfeuchtigkeit entzogen ist. Sie sind auch nicht sehr brauchbar für Speise und Trank. Als Heilmittel sind sie nicht gut genug, weil sie leicht vertrocknen. Auch für das Vieh sind sie nicht sehr gut geeignet: Mensch und Vieh haben also zuwenig Nutzen davon. Die Bäume, die im nördlichen Bereich von den dort entspringenden Wassern bewässert werden, gehen leicht zugrunde. Ihre Früchte, sei es Obst oder ähnliches, gedeihen nicht gut, weil die Kälte ihnen schadet. Das Getreide wird dort nur mit viel Mühe gewonnen; es ist von Lolch und Unkraut durchwachsen, aber doch ziemlich kräftig. Wein wächst dort auch nur wenig; er ist scharf, herb und gar nicht süß, weil die Sonne ihn dort nicht richtig erwärmt. Auch die Garten- und Feldkräuter, die von den nördlichen Gewässern bewässert werden, sind nicht üppig und taugen nicht sehr zur Medizin. Gesunden schaden sie nicht, Kranken aber schaden sie, weil sie nicht bei der richtigen Wärme und auch nicht bei der richtigen Feuchtigkeit wachsen, sondern bei Kälte, und deshalb gedeihen sie nicht sehr und sind nicht sehr fruchtbar.

Der Regen. Der Regen, der plötzlich und in heftigem Guß auf die Erde fällt, ist schädlich und schädigt den Erdboden und die Früchte der Erde, weil er gewisse Schadstoffe enthält. Mäßiger Regen ist nützlich, bewässert die Erde und bewirkt, daß sie Früchte hervorbringt, weil er sanft und im Hinblick auf den Nutzen und die Fruchtbarkeit rein und sauber ist.

II.

Adams Sündenfall. Gott schuf den Menschen so, daß alle Tiere ihm unterworfen sind, um ihm zu dienen. Als aber der Mensch Gottes Gebot übertrat, wandelte er sich sowohl in körperlicher als auch in geistiger Hinsicht. Denn die Reinheit seines Blutes veränderte sich in etwas anderes, so daß er anstelle der Reinheit den Schaum seines Samens ausstößt. Wäre der Mensch im Paradies geblieben, wäre er im unveränderlichen Zustand der Vollkommenheit verblieben. Aber das änderte sich alles nach seinem Vergehen, und zwar auf eine bittere Weise.

Der Samen. Das Blut des Menschen gibt, wenn es in der Glut und Hitze der Leidenschaft kocht, einen Schaum von sich, den wir den Samen nennen, so wie ein Topf, der, auf das Feuer gestellt, infolge der Hitze des Feuers Schaum aus dem Wasser aufwirft.

Die Empfängnis. Wenn ein Mensch aus dem Samen eines kranken Menschen oder aus dem Samen, der dünn und sozusagen ungekocht ist, aber mit einem Krankheits- und Fäulniskeim gemischt ist, empfangen wird, dann wird er sehr oft in seinem Leben auch krank und gleichsam voller Fäulnis sein wie ein Stück Holz, das von den Würmern zerfressen ist und vermodert. Daher ist dieser Mensch oft voller Geschwüre und Fäulnis und zieht sich ziemlich leicht vom Essen eine Krankheit oder Fäulnis zu der Fäulnis, die er schon hat, zu. Ein Mensch, der davon frei ist, ist gesünder. Wenn aber davon ein Überschuß im Samen ist, dann wird der Mensch, der aus ihm empfangen wird, unmäßig, unbeherrscht, gebrechlich und verschwenderisch sein.

Warum der Mensch nicht behaart ist. Daß der Mensch nicht behaart ist, kommt von seiner Vernunft. Denn anstelle der Haare und der Federn hat er die Vernunft, mit der er sich bedeckt und fliegt, wohin er will. Daß aber der Mann einen Bart und an seinem Körper mehr Haare als das Weib hat, kommt davon, daß der Mann aus der Erde gebildet ist, daß er eine größere Kraft und Wärme hat und überall mehr als das Weib tätig ist. So bringt die Erde, die vom Regen und von der Sonnenwärme durchströmt ist, Kräuter und Gräser hervor und ernährt auf sich behaarte und gefiederte Tiere. Das Weib ist aber ohne Bart, weil es aus dem Fleisch des Mannes gebildet ist, dem Mann untergeordnet ist und in größerer Ruhe lebt. So haben auch die Kriechtiere, die aus der Erde entstehen, keine Haare, sondern liegen in der Erde und spüren den Regen und die Sonne weniger als die übrigen Tiere, die auf der Erde leben.

Die Kriechtiere. Wie die Tiere zum Dienst am Menschen erschaffen sind, helfen und dienen ihm die Kriechtiere, indem sie die Erde durchlöchern, so daß das Regenwasser sie tränken kann. Deshalb liegen sie auch immer an feuchten Stellen in der Erde, erwärmen sie mit ihrem Atem und befeuchten sie mit ihrem Schaum und Schweiß, so daß sie durch solche Ausscheidungen und Ausdünstungen ein wenig gefestigt und zusammengehalten wird. Daß aber giftige Würmer dabei sind, kommt von der widerwärtigen Fäulnis der Erde. Denn der Regen und der Tau waschen die Erde an ihrer Oberfläche, und die Sonne erwärmt sie. Daher ist sie oben sauber und bringt reine Früchte hervor. Der Schmutz und die Fäulnis fließen in ihr Inneres, und daraus entstehen in ihr die giftigen Würmer, so wie auch Würmer aus dem Eiter des Menschen in ihm wachsen und ihm schaden.

So entstehen auch die Würmer in der Erde und werden von ihr ernährt. Diese Würmer haben aber so gut wie keine Knochen, sondern ein Gift, sozusagen anstelle der Knochen und des Blutes, und es gibt ihnen ihre Stärke. Einige von ihnen haben keine Haare, weil sie aus der Feuchtigkeit der Erde entstehen, in der Erde sind und die oberen Erdschichten meiden, so daß sie weder von der Luft noch vom Tau des Himmels noch von der Wärme der Sonne durchströmt werden, wovon die übrigen Tiere durchströmt werden und dadurch ihre Haare haben. Da sie eine Natur haben, die dem Menschen und den höher entwickelten Tieren entgegengesetzt ist, sind sie ihnen auch feind, töten sie mit ihrem Gift, und sie schaden den Menschen sowie den Tieren, die höher als sie entwickelt sind. Obwohl sie Gift in sich haben, sind doch einige als Heilmittel für Menschen und Tiere geeignet, wenn schon nicht ganz, so doch ein Körperteil von ihnen, weil sie etwas von dem guten Saft der Erde haben. Denn der gute Saft der Erde bringt gute Kräuter hervor. So verjüngt sich ein Hirsch durch eine Schlange, die er verschlingt.

Die Vögel. Die geflügelten Lebewesen und Tiere, die für die Menschen nützlich werden können beziehungsweise sind, leben nach Gottes Anordnung von der Luft und halten sich daher über der Erde auf. Aber die Würmer und Kriechtiere leben von dem Saft der Erde und sind daher gerne in der Erde und unter der Erde.

Die Fische. Die Fische leben von der Wasserluft der Flüsse. Deshalb leben sie auch in den Gewässern, und sie können Trockenheit nicht ertragen. Wenn sie sterben, dann vergeht bei ihnen allen ihr Leben mit ihrem Fleisch wie der Schnee in der Wärme, und was übrigbleibt, geht entweder in die Luft oder in den Saft der Erde oder in die Wasserluft der Flüsse über, woher es gekommen ist. Was so verschwunden ist, bringt kein Lebewesen, das schon verdorrt ist, mehr zum Leben. Wie das saftige Grün der Bäume und Kräuter, wenn sie abgeschnitten wurden, in ihnen verdorrt und austrocknet und, weil es ausgetrocknet ist, keine anderen Kräuter mehr zum Grünen bringt, so erfüllt auch das Leben der vernunftlosen Tiere, nachdem es in ihnen vollständig erloschen ist, kein Lebewesen mehr mit Leben, weil es nicht mehr da ist, sondern ganz geschwunden ist.

Die Verschiedenheit der Empfängnis. Wenn der Mann einen starken Samen ergießt und sich in der rechten Liebe, die er zum Weib hat, ihm naht und wenn dann das Weib auch zur selben Stunde die rechte Liebe zum Mann hat, wird ein männliches Kind empfangen, weil es so von Gott bestimmt ist. Und es kann auch nicht anders sein, als daß ein männliches Kind empfangen wird, da ja auch Adam aus Lehm, der ein stärkerer Stoff als das Fleisch ist, gebildet wurde. Dieses männliche Kind wird klug und tugendhaft sein, weil es aus starkem Samen und in der rechten Liebe, die beide zueinander haben, empfangen wurde. Wenn aber diese Liebe zum Mann beim Weib fehlt, so daß nur der Mann in dieser Stunde die rechte Liebe zum Weib hat und das Weib nicht zum Mann, und wenn der Samen des Mannes stark ist, dann wird doch ein männliches Kind empfangen, weil die Liebe des Mannes stärker ist. Aber dieses männliche Kind wird schwach und nicht tugendhaft sein, weil hier beim Weib die Liebe zum Mann fehlte. Wenn der Same des Mannes schwach ist, er jedoch Liebe zum Weib und es dieselbe Liebe zu ihm hat, dann wird ein tugendhaftes Mädchen gezeugt. Wenn aber der Mann Liebe zum Weib, aber das Weib nicht zum Mann hat oder wenn das Weib Liebe zum Mann, aber der Mann nicht zum Weib hat, aber der Samen des Mannes zur selben Stunde schwach ist, dann wird ebenfalls wegen der Schwäche des Samens daraus ein Mädchen entstehen. Wenn aber der Samen des Mannes stark ist, aber doch weder der Mann zum Weib noch das Weib zum Mann Liebe hat, wird daraus ein männliches Kind gezeugt, weil der Samen doch stark war; aber wegen der Herbheit der Eltern wird es herb in seinem Wesen sein. Wenn der Samen des Mannes schwach ist und keiner der beiden zur selben Stunde Liebe zum anderen hat, wird es ein Mädchen mit einem herben Wesen. Die Hitze der Frauen, die von Natur fettleibig sind, überwindet den Samen des Mannes, so daß das Kind ihnen oft im Gesicht ähnlich wird. Aber Frauen, die von Natur mager sind, bringen oft ein Kind zur Welt, das im Gesicht dem Vater ähnlich ist.

Die Krankheiten. Daß manche Menschen an verschiedenen Krankheiten leiden, kommt von dem Phlegma[4], das in ihnen im Überfluß vorhanden ist. Wäre nämlich der Mensch im Paradies geblieben, würde er die Phlegmen, von denen viele Leiden kommen, nicht in seinem Körper haben, sondern sein Fleisch wäre gesund und ohne Schleim.[3] Weil er aber in das Böse einwilligte und von dem Guten abließ, wurde er der Erde ähnlich, die gute und nützliche sowie schlechte und unbrauchbare Kräuter hervorbringt und eine gute und eine schlechte Feuchtigkeit und Saft in sich hat. Durch den

Genuß des Bösen[5] wandelte sich das Blut der Söhne Adams in das Gift des Samens, aus dem die Menschenkinder gezeugt werden. Deshalb ist ihr Fleisch voller Geschwüre und Öffnungen. Diese Geschwüre und Öffnungen verursachen eine Art Sturm und feuchten Brodem in den Menschen. Daraus entstehen und bilden sich die Phlegmen, welche den menschlichen Körpern verschiedene Krankheiten bringen. Das stammt von dem ersten Bösen, das der Mensch zuerst beging. Wenn Adam im Paradies geblieben wäre, würde er die vorzüglichste Gesundheit und den besten Aufenthaltsort haben, so wie der kräftigste Balsam den besten Duft ausströmt. Aber der Mensch hat jetzt im Gegenteil in sich das Gift, das Phlegma und verschiedene Krankheiten.

Die Enthaltsamkeit. Es gibt gewisse Menschen, die enthaltsam sind, wenn sie wollen; wenn sie aber nicht enthaltsam sein wollen, sind sie in ihrem Willen stark. Sie sind gierig und wollen auf fette Speisen nicht verzichten. Daher bildet sich in ihnen das gefährliche, giftige, dicke und trockene Phlegma, das nicht feucht, sondern bitter ist; es läßt dickes, dunkles und krankes Fleisch an den Menschen wachsen. Wenn diese Menschen auf das Essen fetter Speisen nicht verzichten wollen, ziehen sie sich leicht Aussatz zu. Die Bitterkeit dieses Phlegmas verursacht in der Umgebung von Leber und Lunge eine Ausdünstung wie die Ausdünstung bei Schwarzgalligkeit. Daher sind sie jähzornig und hartherzig, und die Feuchtigkeit ihres Schweißes ist nicht sauber, sondern schmutzig. Sie sind nicht sehr krank, sondern tüchtig und mutig, und sie sind aufgrund dieser Veranlagung im Zorn tyrannisch und gierig. Das Phlegma von dieser Veranlagung schwächt und tötet einige von ihnen in kurzer Zeit, weil seine Kraft groß ist. Einige aber läßt sie noch einige Zeit am Leben.

Die Unenthaltsamkeit. Es gibt andere Menschen, die von Natur überschwenglich und nicht enthaltsam sind, so daß sie sich kaum zurückhalten können und daß sie daher auch ziemlich oft erkranken. Sie haben zuviel feuchtes Phlegma, weil sich in ihnen eine schlimme Feuchtigkeit bildet und weil dieses schädliche Phlegma in ihnen entsteht, das eine böse Ausdünstung in ihre Brust und in ihr

Hirn aussendet. Die Feuchtigkeit dieses Phlegmas, das in der Brust die Ausdünstung verursacht, bildet eine kalte Feuchtigkeit im Magen, und die Feuchtigkeit desselben Phlegmas im Hirn verringert das Hörvermögen in den Ohren. So ist im Magen und in den Ohren gleichsam ein schädlicher Nebel, der die guten Kräuter und die guten Früchte schädigt. Dieses Phlegma schädigt die Lunge nicht, weil die Lunge auch feucht ist, aber es schädigt die Milz, weil sie fett ist und die Feuchtigkeit abweist. Sie würde nämlich sofort zerlaufen und sich verflüssigen, wenn sie Feuchtigkeit enthielte. Es schwächt auch das Herz, weil das Herz immer seine volle Kraft haben soll und immer eine überschüssige Flüssigkeit abweist. Die Menschen mit dieser Veranlagung sind sanft und frohgemut, aber schwerfällig. Einige von ihnen leben ziemlich lange, weil dieses Phlegma sie nicht umbringt, aber es gibt ihnen nicht die vollständige Gesundheit. Es gibt auch andere Menschen, die jähzornig sind, aber den Zorn rasch wieder aufgeben, gutmütig und freundlich, aber kühl sind. Sie haben wechselnde Ansichten und begnügen sich mit wenig Essen. Sie ziehen sich von den drei Phlegmen, nämlich dem trockenen, dem feuchten und dem lauwarmen Phlegma, gleichsam einen wässerigen Schaum zu, der sich aus diesen Phlegmen bildet und der gleichsam gefährliche Pfeile in ihre Adern, ihr Mark und ihr Fleisch verschießt, vergleichbar mit kochendem Wasser, das kochenden Schaum aufwirft.

Die Phlegmatiker. Wenn in diesen Menschen die verschiedenen feuchten Phlegmen erregt werden, so daß diese Phlegmen durch unmäßiges Essen und Trinken, unangebrachtes Vergnügen, Trauer, Zorn und ungezügelte Leidenschaft in diesen Menschen geschüttelt werden, dann sprudeln sie auf wie Wasser, das im Warmbad auf das Feuer gestellt wurde, und versenden gleichsam feurige Tropfen und schießen sie wie Pfeile in ihr Fleisch, in ihr Blut und in ihre Adern, und sie bohren sich so heftig in die Menschen wie beißender Rauch, der in die Augen dringt. Wer diese Veranlagung hat, braust öfters im Zorn auf, vergißt ihn aber rasch wieder, weil er die Gutmütigkeit liebt. So scheint auch, wenn ein Unwetter ausbricht, hierauf die Sonne wieder. Bei ihrer derartigen phlegmatischen Veranlagung neigen solche Menschen leicht zum Zorn und leicht zur Heiterkeit.

Die Melancholiker. Es gibt andere Menschen, die schwermütig, ängstlich und in ihren Stimmungen schwankend sind, so daß es bei ihnen keine richtige beständige Verfassung gibt. Sie sind wie ein starker Wind, der für alle Pflanzen und Früchte schädlich ist. Daher wächst in ihnen ein Phlegma, das weder feucht noch dick, sondern lauwarm ist.
Es ist wie ein Schleim, der zäh ist und sich wie Gummi in die Länge zieht. Er verursacht die Schwarzgalle, die zu Anbeginn aus Adams Samen durch den Atem der Schlange entstand, da Adam ihren Rat beim Essen befolgte.

Die Melancholie als Krankheit. Die Schwarzgalle ist schwarz, bitter, löst alles Übel aus, manchmal sogar eine Gehirnerkrankung, läßt am Herzen sozusagen die Adern überschäumen und verursacht Schwermut und Zweifel an allem Trost, so daß der Mensch keine Freude über das himmlische Leben und keinen Trost am irdischen Leben haben kann. Diese Melancholie gehört infolge der ersten Versuchung durch den Teufel zum Wesen eines jeden Menschen, da der Mensch beim Essen des Apfels Gottes Gebot übertrat.
Aus dieser Speise hat sich diese Melancholie in Adam und in seinem ganzen Geschlecht entwickelt, und sie ist die Ursache jeder ernsten Erkrankung bei den Menschen. Weil das oben erwähnte Phlegma lauwarm ist, unterdrückt es nicht die Kraft der Melancholie wie die anderen beiden oben erwähnten Phlegmen. Von diesen beiden hat das eine aufgrund seiner Feuchtigkeit und das andere aufgrund seiner Dichte und Bitterkeit eine so große Kraft, daß sie der Melancholie widerstehen wie ein Kochtopf, der über dem Feuer hängt und das Feuer niederhält, daß es nicht auflodert. Die Menschen mit einer solchen Veranlagung sind häufig zornig und haben, was sehr von Vorteil ist, Ehrfurcht vor Gott und vor den Menschen. Einige von ihnen leben ziemlich lange, weil der starke Einfluß ihres oben erwähnten Phlegmas ein solcher ist, daß es den Menschen weder völlig umbringt noch völlig belebt, wie es gewöhnlich einem eingekerkerten Menschen ergeht, der weder getötet noch freigelassen wird. So lebt der Mensch, wie oben erwähnt, von den vier Säften, wie auch die Welt aus den vier Elementen besteht.

Die Vermischung der Elemente. Gott hat die Welt aus den vier Elementen so zusammengefügt, daß keines von einem anderen getrennt werden kann. Denn die Welt könnte nicht bestehen, wenn eines vom anderen getrennt werden könnte. Sie sind unauflöslich miteinander verkettet. Das Feuer beherrscht, bezwingt und entzündet die Luft, und es ist stärker als sie. Die Luft ist dem Feuer am nächsten, läßt es wie ein Blasebalg auflodern und beherrscht es. Denn das Feuer ist vergleichsweise der Körper der Luft und die Luft vergleichsweise die Eingeweide und gleichsam die Flügel und die Federn des Feuers. Wie der Körper nicht ohne die Eingeweide ist, so auch das Feuer nicht ohne die Luft, weil die Luft die Bewegung des Feuers ermöglicht. Das Feuer würde nicht brennen und auch nicht entzündet werden können, wenn es die Luft nicht hätte. Das Feuer macht auch die Hitze und Wärme des Wassers aus und läßt es strömen, denn das Wasser würde nicht flüssig sein und nicht fließen, sondern es wäre stärker und unauflöslicher als Eisen und Stahl, wenn es nicht die Wärme des Feuers in sich verborgen hätte. Das kann man auch am Eis beobachten.

Das Wasser macht die Kälte des Feuers aus, und es ist stärker als das Feuer, da es das Feuer auslöscht. Zu Beginn der Schöpfung war das Wasser kalt, und es floß nicht, da die Erde noch wüst und leer war. Aber der Geist des Herrn schwebte über den Wassern und erwärmte sie, so daß sie Feuer in sich hatten und daß sie flüssig wurden und strömten. Dieselbe Kälte des Wassers treibt natürlich das Feuer aus ihm heraus, und daher siedet es. Denn das Wasser enthält das Feuer und das Feuer natürlich die Kälte des Wassers, weil das Wasser nicht flösse, wenn es das Feuer nicht enthielte, und das Feuer niemals verlöschen, sondern immer brennen würde, wenn die Kälte des Wassers nicht in ihm wäre. Das Feuer ist auch der Mischregler für die Erde, indem es ihre Früchte kräftigt, trocknet und zur Reife bringt. Die Erde aber ist ein Widerstand für das Feuer, damit es nicht sein Maß und sein Ausmaß überschreitet. Die Luft ist aber auch der Wind und eine Hilfe für das Wasser, wie sie auch eine Hilfe und eine Bremse für das Feuer ist, so daß sie sein Strömen im richtigen Maß beibehält. Wenn sie das Wasser nicht im richtigen Maß und auf dem richtigen Weg hielte, würde es maßlos dahinströmen und alles, wohin es gelangte, überschwemmen. Das Wasser macht die Luft beweglich und schnell beim Wehen und fruchtbar beim Schwitzen, so daß sie der Erde die Fruchtbarkeit gibt, indem sie den Tau aus sich über sie aussendet. Die Luft ist auch gleichsam der Mantel der Erde, weil sie die Hitze und die Kälte von ihr abhält, indem sie sie mäßig erwärmt und indem sie der Erde den Tau sendet und sie damit tränkt. Die Erde ist wie ein Schwamm und ein Stoff, der aus der Luft die Fruchtbarkeit anzieht und aufnimmt. Gäbe es die Erde nicht, hätte die Luft nicht ihre Aufgabe, die Erde fruchtbar zu machen. Das Wasser ist aber auch ein Bindemittel für die Erde, und es hält sie zusammen und bändigt sie, daß sie nicht auseinanderfließt. Die Erde trägt das Wasser und hält es zusammen, schafft ihm die richtigen Wege und reguliert es auf ihrer Oberfläche, daß es den richtigen Weg nimmt, und unterirdisch, daß es nicht ungebührlich ansteigt. Unterirdisch hält sie das Wasser im Dunkeln und reguliert es auf ihrer Oberfläche. Der Tau, der, wie oben erwähnt, die Erde fruchtbar macht, kommt von der richtigen Mischung von Feuer und Luft.

Der Tau. Wenn das Feuer und die Luft zur Sommerszeit wechselseitig ihre Aufgabe in einem angemessenen Mischungsverhältnis erfüllen, schwitzen sie in milder, klarer Luft, wenn es keine heftigen Unwetter infolge der Hitze gibt, die sie dann abwechselnd haben, den Tau aus, der segensreich und zum Nutzen für die Früchte der Erde Fruchtbarkeit und Ergiebigkeit wie einen Samen verströmt.

Der Reif. Wenn sich die Luft im Winter zur Kälte der Erde hinneigt, dann bringen die Luft und die Kälte infolge dieser Verbindung und dieses Zusammentreffens den Reif hervor, der die Pflanzen und aufbrechenden Blüten schädigt und die Erde gefrieren und verdorren läßt. Nun aber sind, wie oben erwähnt, die Elemente, aus denen die Welt besteht, so miteinander verbunden und verkettet, daß sie niemals voneinander getrennt werden können. Denn das Feuer gibt es nicht ohne die Luft und die Luft nicht ohne das Wasser und das Wasser nicht ohne die Erde, obwohl das Feuer größere Kräfte besitzt als die Luft und das Wasser größere als das Feuer und die Erde fruchtbarer und ertragreicher ist als diese drei. Die Rauheit des einen Elements fördert die Milde des anderen, und die Milde des einen mildert die Rauheit des anderen, so daß sie bei einer solchen Harmonie und Ausgewogenheit natürlich miteinander harmonieren, daß keines das andere stört, nur daß manchmal wegen eines göttlichen Strafgerichts die Elemente aufgeboten werden und Feuersbrünste, Unwetter, Überschwemmungen oder Unfruchtbarkeit hervorrufen.

Der Nebel. Auf manchen Bergen, in manchen Tälern und an manchen anderen Orten steigt manchmal aufgrund göttlicher Entscheidung eine Art Nebel auf. Er ist zunächst dunkel, dann wird er, wenn er sich ausbreitet, stürmisch bewegt und hat einen etwas üblen, gefährlichen Geruch. Wenn er sich weiter über die Welt ausbreitet, bringt er den Menschen und dem Vieh Krankheiten, Seuche und Tod. Manchmal steigt eine Art Nebel aus der Feuchtigkeit der Gewässer auf, berührt das, was auf Erden ist, ein wenig und breitet sich so auf der Welt aus. Er bringt den Menschen und dem Vieh in nur geringem Ausmaß Krankheiten und Seuche, tötet sie aber nicht. Er vernichtet die ersten aufbrechenden Blüten der Obstbäume und schädigt die Früchte, so daß die Bäume und Kräuter ihre Blätter zusammenziehen und daß sie verdorren, wie wenn sie mit heißem Wasser übergossen worden wären. Eine andere Art von Nebel steigt auf infolge übergroßer Hitze, Überfülle an Luft und Wolken und infolge ihrer Feuchtigkeit, aber er ist nicht gefährlich. Es erhebt sich auch ein Nebel aus der Kälte und der Feuchtigkeit der Erde und ein Nebel aus den verschiedenen Gewässern. Sie bringen jedoch den Menschen, dem Vieh und den Früchten der Erde keine Gefahren, weil es in ihrer Natur liegt, so zur rechten Zeit aufzusteigen. Daß die Sonne in der Frühe, wenn sie aufgeht, rot aussieht, kommt von der Kälte und Feuchtigkeit der Luft, denn die Feuchtigkeit und die Kälte, die dann herrschen, röten auch die Augen der Menschen. Ähnlich ist es spät am Abend, wenn die Sonne rot aussieht: Das kommt von der Kälte der Luft, weil sich dann die Sonne zum Untergehen neigt.

Warum es nur vier Elemente gibt. Mehr oder weniger als vier kann es nicht geben. Sie bestehen aus zwei Arten, den oberen und den unteren. Die oberen sind die himmlischen, die unteren die irdischen. Was in den oberen existiert, ist nicht greifbar und besteht aus Feuer und Luft; was aber in den unteren existiert, ist greifbar und hat geformte Körper, und es besteht aus Wasser und Erde.

Die Seele und die Geister. Die Geister bestehen aus Feuer und Luft, der Mensch aber aus Wasser und Erde.

Die Erschaffung Adams. Als Gott den Menschen erschuf, wurde die Erde, aus der der Mensch geformt wurde, durch das Wasser zusammengeleimt, und Gott sandte in diese Gestalt den Lebenshauch aus Feuer und Luft. Weil die menschliche Gestalt aus Erde und Wasser war, wurde durch das Feuer dieses Lebenshauches die Erde zu Fleisch und durch seine Luft das Wasser, durch das die Erde zusammengeleimt wurde, zu Blut. Als Gott Adam erschuf, umstrahlte der Glanz der Göttlichkeit die Erdmasse, aus der er erschaffen wurde, und so zeigte sich diese Erde nach ihrer Formgebung äußerlich in den Konturen der Gliedmaßen, war aber im Innern hohl. Da schuf Gott auch im Inneren aus derselben Erdmasse das Herz, die Leber, die Lunge, den Magen, die Eingeweide, das Gehirn, die Augen, die Zunge und seine übrigen inneren Organe. Als Gott den Lebenshauch hineinblies, wurde der Stoff, bestehend aus Knochen, Mark und Blutgefäßen, durch diesen Hauch gefestigt; er verteilte sich in dieser Masse so, wie ein Wurm in seine Behausung hineinkriecht, und wie das Grün an einem Baum. Die Glieder wurden so gefestigt, wie sich auch das Silber ändert, wenn es der Schmied ins Feuer wirft. Und so hat der Lebenshauch seinen Sitz im Herzen. Dann wurden auch in derselben Masse das Fleisch und das Blut aus dem Feuer der Seele geschaffen.

Die Haare. Die wachstumsfördernde Kraft der Seele sandte Schaum und Feuchtigkeit zum Kopf, das heißt in das Gehirn. Daher ist das Gehirn feucht, und infolge dieser Feuchtigkeit läßt der Kopf die Haare wachsen.

Die inneren Organe des Menschen. Die Seele ist feurig, luftartig und feucht, und sie besitzt das ganze Herz des Menschen. Die Leber erwärmt das Herz, die Lunge bedeckt es, und der Magen ist im Körper des Menschen ein innerer Raum für die Aufnahme der Speisen. Das Herz ist der Sitz des Wissens, die Leber der Sitz des Gefühls, die Lunge ist wie eine Blattader der Vernunft, und der Mund ist das Sprachrohr für das, was der Mensch äußert, und der Empfänger dessen, was den Körper erquickt; er bringt die Stimme hervor, nimmt aber die Stimme nicht auf. Aber das Ohr nimmt die Stimme auf, bringt aber die Stimme nicht hervor.

Die Ohren. Die zwei Ohren sind wie zwei Flügel, die alle Töne und Stimmen hinein- und hinausführen, so wie die Flügel die Vögel in der Luft tragen.

Die Augen und die Nase. Die Augen sind die Wege des Menschen, und die Nase ist sein Geschmackssinn. Und so ist der Mensch auch an seinen übrigen Gliedern gestaltet.

Die Elemente sind im Menschen. Die Elemente sind, wie oben erwähnt, im Menschen, nämlich das Feuer, die Luft, die Erde und das Wasser, und sie wirken mit ihren Kräften in ihm und umkreisen ihn bei allem, was er tut, geschwind wie ein Rad mit seinen Rundungen. Das Feuer ist mit seinen fünf oben erwähnten Kräften im Hirn und im Mark des Menschen. Als der erste Mensch aus der Erde umgestaltet wurde, brannte ein rötliches Feuer durch die Macht Gottes in seinem Blut. So ist auch das Blut rot. Das Feuer äußert sich als Hitze beim Sehen, als Kälte beim Riechen, als Feuchtigkeit beim Schmecken, als Luft beim Hören und als Bewegung beim Tasten.

Die Luft ist, wie oben erwähnt, mit ihren vier Kräften im Atem und in der Vernunft des Menschen. Sie leistet durch ihren lebendigen Hauch, der nichts anderes als die Seele ist, im Menschen ihren Dienst, weil sie ihn trägt, und sie ist der Flügel seines Fluges, wenn der Mensch den Atem in sich zieht und ausstößt, daß er leben kann. Die Seele ist das Feuer, das den ganzen Körper durchdringt und den Menschen belebt. Auch zündet die Luft das Feuer an, und das Feuer brennt durch die Luft in allem. Die Luft äußert sich, wenn sie den Tau aussendet, das Wachstum anregt, den Wind bewegt und der Mensch sich durch Wärmeeinwirkung ausdehnt. Das Wasser mit seinen fünfzehn oben erwähnten Kräften ist in der Feuchtigkeit und im Blut des Menschen enthalten.

Das Blut. Das Wasser ist im Menschen enthalten, weil das Blut in ihm nicht fehlt. Dies bewirkt die Feuchtigkeit im Menschen, so daß auch die Lebenskraft in ihm frisch bleibt und daß die Knochen in ihm fest bleiben. Durch die Kälte werden aber auch die Blutgefäße im Menschen gestärkt, weil dadurch das Blut fließt, aus Tropfen besteht und den ganzen Körper bewegt. Das Wasser durchtränkt auch das Fleisch mit Blut, damit es fortbestehen kann, so wie es auch die Erde zusammenleimt. Das Feuer überwindet die Kälte des Wassers, so daß es fließt; das Wasser durchströmt mit dem Feuer und der Kälte die Erde so, daß sie dadurch fest wird. Der Frost, der die Gewässer mit einer harten Eisdecke überzieht, sitzt in den Steinen. Daher können sie nicht erweicht werden, wie ja auch die Knochen im Fleisch des Menschen hart sind. So manifestiert das Wasser im Blut des Menschen seine Wärme, in dessen Atem die Luft, in seinem vollständigen Körperbau die Feuchtigkeit, in der Ausscheidung, die den Körper reinigt, die Fähigkeit, eine Überschwemmung auszulösen, im Wachstum die Schnelligkeit, in der Kräftigung den Saft, in der Fruchtbarkeit den Genuß, in der Erektion die Manneskraft, in der Stärke die Nässe und in allen menschlichen Gelenken die Feuchtigkeit. Auch die Erde ist mit ihren sieben Kräften, die oben erwähnt wurden, im Fleisch und in den Knochen des Menschen enthalten. Durch sie ist das Fleisch feucht und wächst.

Das Fleisch. Wie die Erde in Verbindung mit dem Feuer und dem Wasser gefestigt wird, so ist das Fleisch des Menschen aus den Blutgefäßen und der Feuchtigkeit zusammengesetzt. Durch seine Kälte kommt es zur Bildung fester Knochen. Das Feuer überwindet dies alles, so daß es die Kraft im Menschen ist. Das Fleisch des Menschen kommt von der Erde und besitzt eine kalte Feuchtigkeit, aber das Blut erwärmt es. Wenn es von ihm nicht erwärmt würde, würde es wieder zu Lehm werden, der es früher einmal war. Daher wird das Fleisch durch die Wärme des Blutes wie die Erde durch die Wärme der Sonne gefestigt. Es ist aber infolge seiner Weichheit blutig und hat die Kräfte der Erde in sich. Denn es schwitzt infolge der kalten Feuchtigkeit, ist infolge von Hitze erhitzt und kann ohne Kälte wie die Erde nicht bestehen.

Die Zeugung. Der Mensch ist durch die Kälte und die Wärme fruchtbar und hat wie die übrigen Geschöpfe Freude am Leben. Er zeugt aus sich seine Nachkommenschaft. Die Wärme bedingt sein Wachstum und die Kälte sein Absterben. Durch dies alles pflanzt er sich fort. Naht dem Menschen aber das Alter, kehrt alle äußere Wärme in ihn zurück; sonst könnte er nicht leben. So wird sein Fleisch außen kalt und er selber inwendig warm. Deshalb ermüdet ein alter Mensch rasch bei all dem, was er tut. Die Tiere hängen an ihm, da er sich von ihnen ernährt und auch sie ernährt. So trägt der Mensch alles, da die ganze Schöpfung in ihm ist. Die Erde manifestiert am Fleisch des Menschen in seiner Wärme ihre Kälte, in seiner Kälte ihre Wärme, in seinem Wachstum ihre belebende Kraft, in seinem Verfall das Absterben, in seiner Fortpflanzung die Fähigkeit, Leben zu spenden, in der Vermehrung ihre Unterstützung, in der Unterstützung aller seiner Glieder ihre enge Verbundenheit. Der Mensch bezieht vom Feuer sein Gefühlsleben und sein Verlangen, von der Luft die Gedanken und seine Unbeständigkeit und vom Wasser sein Wissen und die Beweglichkeit.

Die Belebung Adams. Als Adam noch Erde war, erregte ihn das Feuer, erweckte ihn die Luft und durchströmte ihn das Wasser, so daß er ganz in Bewegung kam. Da ließ ihn Gott in tiefen Schlaf fallen. Da wurde er in diesen Kräften gekocht, so daß sein Fleisch durch das Feuer heiß war, daß er durch die Luft atmete und daß das Wasser in ihm wie in einer Mühle umlief. Als er aufwachte, war er ein Prophet himmlischer Ereignisse und verstand sich auf jede Kraft der Schöpfung und auf jede Kunst.

Adams Sehergabe. Gott übergab ihm die ganze Schöpfung, damit er sie mit männlicher Kraft durchdringe, da er sie verstand und kannte. Der Mensch ist selbst die ganze Schöpfung, und der Lebenshauch, der kein Lebensende hat, ist in ihm.

Das Einströmen der Seele. Was als Seele in den Körper gesandt wird, ist ein Hauch. Er ist von Gott gesandt und erhält seinen Lohn aufgrund der körperlichen Werke, je nachdem sie gut oder schlecht sind. Diese Werke sind gleichsam das Bindemittel der Verdienste. Wie ein kleines Kind zunächst nichts davon weiß, was es später versteht, weil es mit zunehmender Reife die Einsicht, die alles versteht, erhält, und wie es dann, wenn es seine Werke betrachtet und liebt, sie bejaht und wie es dann infolge des Alters ermüdet, so entwickelt sich die Seele, die durch die Werke Fortschritte macht. Von den guten Werken wird sie wie von einem Königsmantel umhüllt, von den schlechten aber verdunkelt, wie auch die Erde von Wassern durchströmt wird. Wie die Wasser an bestimmten Stellen fließen, so durchströmt die Seele den Körper und ist über ihn erhaben. Auch wenn die äußeren Augen geschlossen sind, sieht sie aufgrund ihrer Sehergabe sehr oft die Zukunft, weil sie sich dessen bewußt ist, daß sie auch ohne Körper lebt.

Adams Schlaf. Nach dem ersten Schlaf Adams war seine Sehergabe wahrhaft, weil er noch nicht gesündigt hatte; aber später wurde sie mit der Lüge vermischt. Da wandelte sich Adam, der aus der Erde geschaffen und mit Hilfe der Elemente zum Leben erweckt wurde, aber Eva, die von der Rippe Adams stammte, wandelte sich nicht.

Evas Schlechtigkeit. Adam war aufgrund der Kraft der Erde männlich und aufgrund der Elemente überaus stark, Eva aber in ihrem Mark weich. Sie hatte einen luftigen, scharfen Sinn und ein vergnügliches Leben, da sie noch nicht die Last der Erde drückte. Wie sie selber aus dem Mann hervorging, so ging das ganze Menschengeschlecht aus ihr hervor. Der Mensch ist zweigeteilt, nämlich in Wachen und Schlafen. Auch der Körper des Menschen wird auf zweierlei Weise genährt, so daß er sich mit Speise füllt und sich durch den Schlaf erholt. Wenn aber die Seele den Körper verlassen hat, dann wird sie mit ihm auf eine andere Weise leben, und das kann sie kaum ertragen, weil sie gut ist. Daher schreit sie zu Gott und sagt: Wann werde ich mein Fleisch anziehen, mit dem ich tagtäglich gelebt habe? Denn als Gott alle Geschöpfe erschuf, war der Tag eins mit dem reinen Licht, das die Nacht noch nicht geteilt hatte.

Adams Verbannung. Als Adam gesündigt hatte, begann die Nacht ihr Dasein. Alle Elemente wurden in eine große Dunkelheit gehüllt, in der Adam in die Verbannung geschickt wurde. Als er das Licht der Welt sah, freute er sich, weil er selber dem Dunkel angehörte, und sagte unter Tränen: „Ich muß nun anders leben, als mir Gott vorher zu leben gewährte.“ So begann er schwitzend zu arbeiten. Bevor Adam und Eva das göttliche Gebot übertreten hatten, leuchteten sie in ihrem Glanz wie die Sonne, und dieser Glanz war für sie gleichsam ihre Bekleidung. Als sie aber das Gebot Gottes übertraten, leuchteten sie nicht mehr wie vorher, sondern wurden dunkel und blieben so auch in dieser Dunkelheit. Als sie sahen, daß sie nicht mehr wie vorher leuchteten, erkannten sie, daß sie nackt waren, und bedeckten sich mit den Blättern eines Baumes, wie es geschrieben steht.[6]
Adam leuchtete vor dem Sündenfall wie die Sonne und brauchte nicht zu arbeiten, weil er auch noch nicht irgendeine Arbeit verrichtet hatte. Aber am Ende der Welt werden die Gerechten wie die Sonne leuchten, wie es geschrieben steht: *Die Gerechten werden im Reich ihres Vaters wie die Sonne leuchten.*[7] Sie werden wegen ihrer heiligen Werke leuchten. Denn in dem Glanz, den die Heiligen dann haben werden, leuchten und liegen die heiligen Werke so, wie kostbare Steine in Gold gefaßt sind.

Warum Eva zuerst fiel. Wenn Adam Gottes Gebot früher als Eva übertreten hätte, dann wäre diese Übertretung so schwer wiedergutzumachen gewesen, daß der Mensch auch in eine so schwer wiedergutzumachende Verhärtung gefallen wäre, daß er weder erlöst hätte werden wollen noch können. Weil Eva zuerst Gottes Gebot übertrat, konnte die Schuld leichter getilgt werden, weil sie schwächer als der Mann war. Das Fleisch und die Haut Adams waren stärker und härter, als es jetzt bei den Menschen der Fall ist, weil Adam aus der Erde gebildet war und Eva aus ihm. Als sie aber Söhne gezeugt hatten, wurde ihr Fleisch immer schwächer und hinfälliger, und so wird es bis zum Jüngsten Tag sein.

Die Sintflut. Als Adam aus dem Paradies vertrieben wurde, floß das Wasser, also vor der Sintflut, noch nicht so schnell, und es war noch nicht so flüssig wie danach. Es hatte an seiner Oberfläche sozusagen eine Haut, welche die Strömung ein wenig verlangsamte, so daß es nur gemächlich floß. Die Erde war damals noch nicht so schlammig, sondern trocken und rissig, weil sie noch nicht vom Wasser durchtränkt war. Aber entsprechend ihrer ersten Bestimmung gab sie überreichlich Frucht. Damals hatten die Menschen Gott vergessen, so daß sie mehr wie Tiere als nach dem Willen Gottes handelten. Daher liebten viele die Tiere mehr als die Menschen, so daß Frauen sowie Männer solchermaßen sogar mit Tieren verkehrten und sich vereinten, daß das Ebenbild Gottes bei ihnen beinahe schon entstellt war. Das ganze Menschengeschlecht verwandelte sich in Ungeheuer, so daß sogar einige Menschen sich nach dem Verhalten und den Stimmen wilder Tiere richteten, wenn sie herumliefen, heulten und dahinlebten. Die wilden Tiere und das Vieh waren vor der Sintflut noch nicht so wild, wie sie es danach wurden. Weder flohen die Menschen vor ihnen noch sie vor den Menschen, und sie erschraken nicht voreinander. Die wilden Tiere und die Haustiere blieben gerne bei den Menschen und die Menschen bei ihnen, weil sie im Anbeginn fast gleichzeitig entstanden waren. Die wilden Tiere und die Haustiere liebkosten die Menschen und die Menschen sie. Daher liebten sie sich gegenseitig immer mehr auf widernatürliche Weise und hingen aneinander. Adam hatte jedoch einige Söhne gezeugt, die so sehr vom Geist Gottes erfüllt waren, daß sie keine schändliche Vereinigung wollten, sondern daß sie in der Heiligkeit verblieben. Daher wurden sie auch die Söhne Gottes genannt.

Warum die Söhne Gottes? Sie sahen sich um und forschten nach, wo es solche Menschen gäbe, die nicht mit dem Vieh verkehrt hatten und sich durch ihren Verkehr mit dem Vieh nicht entweiht hatten, obwohl sie, wie oben erwähnt, Söhne von Übertretern der göttlichen Gebote waren. Sie wurden auch Söhne der Menschen aus dem Grunde genannt, weil sie doch weder in ihrer äußeren Gestalt noch durch den Verkehr mit dem Vieh entstellt waren. Von deren Töchtern nahmen sie sich Frauen und zeugten mit ihnen Söhne, wie es geschrieben steht: *Die Söhne Gottes sahen, daß die Töchter der Menschen schön waren.*[8] Es gibt aber auch heute noch gewisse Tiere und Haustiere, die auf die oben erwähnte Weise von den Menschen sehr viel von der menschlichen Natur übernommen haben. Da erhob sich das Geschrei über dieses Unrecht bis vor die Augen Gottes, weil das Ebenbild Gottes verunstaltet und zerstört war und die vernünftige Ordnung in Unzucht zuschanden wurde. Daher schickte der Geist Gottes, der bei der Schöpfung über den Wassern schwebte, die Wasser aus. Ihre Haut, durch die die Wasser früher ein wenig aufgehalten wurden, daß sie nicht so schnell wie heute flossen, wurde zerrissen, das Wasser bekam eine reißende Strömung und ertränkte die Menschen. Damals hat das Wasser die Erde so durchdrungen, daß sie fest wie Eisen wurde, daß sie in allen Früchten einen neuen, stärkeren Saft als vorher gab und daß sie den Wein wachsen ließ, den es vorher nicht gab. Auch die Steine, die mit der Erde erschaffen wurden und die von der Erde bedeckt waren, kamen nun infolge des Wassers zum Vorschein, und einige von ihnen, die vorher ganz gewesen waren, wurden gespalten.

Die Erschaffung der Steine. Die Steine wuchsen weder vorher noch nachher mit Ausnahme derer, die in den Flüssen als helle Klumpen zum Vorschein kommen, sondern sie wurden zugleich mit der Erde erschaffen und kamen nur durch die Sintflut zum Vorschein.

Der Regenbogen. Dann setzte Gott seinen Bogen an das Firmament, um das Firmament zu stärken und den Wassern Einhalt zu gebieten. Dieser Bogen flammt wie Feuer und hat die Farben der Wasser. Die Farben sind gegenüber den Wassern so kräftig wie gegenüber den Wolken, so daß der Regenbogen mit seinem Feuer und seinen Farben die Wasser aufhält, so wie ein Netz die Fische zurückhält, damit sie nicht herausschwimmen. Nach der Sintflut wurden die Weisheit und die Tugenden bei den Menschen größer, als sie vorher in Erscheinung getreten waren. Vor der Sintflut war die ganze Erde voll von Menschen und Tieren. Sie waren weder durch Gewässer noch Wälder voneinander getrennt, weil es noch nicht große Flüsse oder große Wälder gab, sondern nur Quellen und kleine Bäche, die man leicht durchwaten konnte, und nur wenige Haine, die die Menschen leicht durchqueren konnten. Aber nach der Sintflut wurden einige Quellen und einige Bäche zu großen, gefährlichen Strömen, und es wuchsen große Wälder, durch die Menschen und Tiere getrennt wurden, so daß nachher die Menschen vor den Tieren und die Tiere vor den Menschen scheuten. Es hat auch vor der Sintflut nicht geregnet, sondern es fiel nur Tau auf die Erde. Seitdem aber die Erde durchtränkt und durch die Wasser bei der Sintflut gefestigt ist, verlangt sie natürlich nach dem Regenwasser.

Die Lage der Erde. Die Erde ist von mäßiger Größe und befindet sich in der Nähe des Grundes des Firmaments. Befände sie sich mitten am Firmament, dann müßte sie größer sein, und dann würde sie auch leicht herabfallen und auseinanderbrechen, wenn sie eine so große Luftmasse unter sich hätte, wie sie über sich hat. Nach Süden ist sie wie ein Abhang eines Berges. Daher hat sie dort auch eine größere Wärme von der Sonne, weil die Sonne und das Firmament ihr dort näher sind. Nach Norden ist sie hoch als Schutz vor Strafen, und dort herrscht auch eine größere Kälte, weil dort weder das Firmament noch die Sonne der Erde nahe sind. Dort dehnt sich nämlich das Firmament weiter aus.

Der Mensch besteht aus den Elementen. Wie nun aber die Elemente, wie oben erwähnt, die Welt zusammenhalten, so sorgen die Elemente auch für den Zusammenhalt des menschlichen Körpers. Sie sind im Menschen verbreitet und teilen ihre Aufgaben so auf, daß er zusammengehalten wird. So sind sie auch über die Welt verteilt und wirken da. Feuer, Luft, Wasser und Erde sind im Menschen, und aus ihnen besteht er. Denn vom Feuer hat er die Wärme, von der Luft den Atem, vom Wasser das Blut und von der Erde das Fleisch. So hat er auch vom Feuer die Sehkraft, von der Luft das Gehör, vom Wasser die Beweglichkeit und von der Erde seinen Gang. Die Erde gedeiht, wenn die Elemente ihre Aufgaben gut und ordentlich erfüllen, so daß die Wärme, der Tau und der Regen sich teilen und einzeln und mäßig zur rechten Zeit sich herabsenken, um der Erde und den Früchten die richtigen Wetterbedingungen zu geben, und viel Frucht und Gesundheit bringen. Würden sie gleichzeitig, plötzlich und nicht zur rechten Zeit auf die Erde fallen, würde die Erde bersten, und ihre Früchte und die Gesundheit würden zugrunde gehen. Wenn die Elemente im Menschen geordnet wirken, erhalten sie ihn ebenso und machen ihn gesund. Wenn sie aber in ihm nicht harmonieren, machen sie ihn krank und bringen ihn um. Wenn die Verbindungen der Säfte, die von der Wärme, der Feuchtigkeit, vom Blut und vom Fleisch stammen und im Menschen vorhanden sind, in Ruhe und der richtigen Mischung in ihm wirken, bringen sie die Gesundheit mit sich. Wenn sie ihn aber gleichzeitig und ungeordnet treffen und im Übermaß über ihn herfallen, machen sie ihn schwach und bringen ihn um. Denn die Wärme und die Feuchtigkeit, das Blut und das Fleisch sind wegen Adams Sündenfall beim Menschen in gegensätzliche Phlegmen umgewandelt worden.

Die Unterschiedlichkeit des Phlegmas. Aus der Wärme des Feuers wird ein trockenes, aus der Feuchtigkeit der Luft ein feuchtes, aus dem wässrigen Blut ein schaumiges und aus dem erdhaften Fleisch ein lauwarmes Phlegma angezogen und ausgeschieden. Wenn irgendeines davon im Menschen übermäßig zunimmt, so daß es von einem anderen nicht unterdrückt und gemäßigt wird, richtet es den Menschen zugrunde und macht ihn krank. Wenn aber jedes einzelne sein richtiges Maß beibehält, so daß es von einem anderen so gemäßigt wird, daß es gezwungenermaßen sein Maß beibehält, erhält es den Menschen gesund und macht ihn gesund. Denn wenn eines die Übermacht gewinnt und an der Herrschaft ist, ist ihm ein anderes in Knechtschaft unterworfen, und die übrigen zwei folgen dann mit dem Schleim langsam nach, und so befindet sich der Mensch in körperlicher Ruhe.

Die Säfte. Es gibt vier Säfte. Die zwei dominierenden werden Phlegma genannt, und die zwei, die danach kommen, werden Schleim genannt. Ein jeder dominierender Saft ist dem nächstfolgenden um ein Viertel und die Hälfte eines Drittels überlegen. Der schwächere temperiert die zwei Teile und den restlichen Teil des Drittels, damit er nicht sein Maß übersteigt. Denn der erste Saft beherrscht auf diese Weise den zweiten. Diese beiden heißen Phlegma. Der zweite Saft beherrscht den dritten und der dritte den vierten. Diese zwei, nämlich der dritte und der vierte, heißen Schleim. Die stärkeren übertreffen bei ihrem Überfluß die schwächeren, und die schwächeren wirken aufgrund ihrer Schwäche mäßigend auf deren Überfluß ein. Wenn der Mensch sich so befindet, befindet er sich in Ruhe. Wenn aber irgendein Saft sein Maß übersteigt, ist der Mensch in Gefahr. Wenn aber irgendein vorher erwähnter Schleim sein Maß ungebührlich überschreitet, hat er nicht genügend Kräfte, um der ihm überlegenen Säfte Herr zu werden, es sei denn, er wird als vorrangiger Saft von einem nachrangigen Schleim angeregt oder als nachrangiger von einem vorrangigen unterstützt. Wenn bei einem Menschen sich ein derartiger Schleim in seinem Überfluß übermäßig ausbreitet, können die übrigen Säfte in ihm nicht friedlich bleiben, es sei denn, es handelt sich um Menschen, in die sich die Gnade Gottes ergossen hat entweder als Stärke wie bei Samson, als Weisheit wie bei Salomon, als Gabe der Weissagung wie bei Jeremias oder bei bestimmten Heiden, zum Beispiel bei Plato und seinesgleichen. Wenn andere, vorher erwähnte Menschen nicht gesund sind, so werden diese durch die Gnade Gottes sehr rechtschaffen sein, weil sie die Gnade Gottes manchmal einem Wechsel unterzieht, so daß sie manchmal krank, manchmal gesund, manchmal ängstlich, manchmal stark, manchmal traurig und manchmal froh sind. Das macht Gott bei ihnen wieder gut, so daß er sie gesund macht, wenn sie krank sind, sie stark macht, wenn sie ängstlich sind, und sie froh macht, wenn sie traurig sind. Wenn bei einem Menschen das trockene Phlegma stärker ist als das feuchte und das feuchte stärker als das schaumige und das lauwarme, dann ist das trockene Phlegma wie eine Herrin und das feuchte wie eine Dienerin, und das schaumige und das lauwarme wie geringere, im Hintergrund stehende, schleimige Diener. Dann sind diese beiden letzteren entsprechend ihren Kräften der Schleim der beiden ersteren. Ein solcher Mensch ist auf natürliche Weise klug, jähzornig und ungestüm bei allem, was er tut. Dabei ist er nicht ausdauernd, weil die Trockenheit diese Säfte aufbraucht und sich dann wieder leicht darin erhebt wie eine Flamme, die rasch nach unten fällt und rasch wieder sich erhebt. Er ist gesund und lebt lange, wenn er auch nicht ins hohe Alter gelangt, weil er von dem feuchten Phlegma keine volle Unterstützung bekommt, nachdem sein Fleisch durch das Feuer ausgetrocknet ist.

Die Tobsucht. Wenn einmal der schaumige oder der lauwarme Saft, die dann dort zusammengezogen wurden, als Schleim der vorher genannten Phlegmen, nämlich des trockenen und des feuchten, die eigentlich sich ruhig verhalten sollten, ihr Maß überschritten haben wie eine Welle, die im Wasser übermäßig bewegt wird, verwandeln sie sich in ein Gift, und aus ihnen entsteht ein solcher Sturm, daß kein Saft mehr mit einem anderen harmoniert und daß sie ihre Aufgabe nicht mehr richtig erfüllen. Diese oben erwähnten Säfte wirken dann so sehr gegen die zwei harmonierenden, daß alle vier sich bekämpfen.
Ein Mensch, der diese Widersprüchlichkeit und Gegensätzlichkeit in seinem Körper erleiden muß, wird tobsüchtig werden. Denn wenn die inneren Säfte sich gegeneinander auflehnen, dann wütet der Mensch und richtet sich selbst zugrunde, wenn er nicht mit Stricken gebunden wird. Das dauert so lange, bis das oben erwähnte Schaumige und das Lauwarme sich abgeschwächt haben und zur richtigen Ordnung zurückfinden. Ein solcher Mensch wird nicht lange leben. Wenn aber das Feuchte stärker als das Trockene ist und das Trockene stärker als das Schaumige und das Lauwarme, die dann für sie den nachfolgenden Schleim bilden, dann ist ein solcher Mensch von Natur klug, beständig, bleibt so, ist körperlich gesund und wird lange leben.

Die Gichtkranken. Wenn das Schaumige und das Lauwarme, die dann den Schleim des Feuchten und des Trockenen bilden, ihr Maß übersteigen, so daß das Schaumige aufsteigt und gleichsam einen heißen Wasserdampf bildet und das Lauwarme sich in Tropfen ergießt, dann beugen diese Säfte, indem sie in ihrer Uneinigkeit Verwirrung stiften, den Nacken des Menschen, krümmen seinen Rücken und machen ihn ganz steif, bis er von diesem Leiden erlöst ist; er kann aber so noch lange leben.

Die Blödsinnigen. Bei wem das Trockene das Schaumige und das Schaumige das Feuchte und das Lauwarme übersteigt, der ist in seinem Blödsinn bald jähzornig und bald vergnügt. Er ist nicht schwach, sondern ziemlich kräftig, und er kann lange leben, wenn es der Wille Gottes ist.

Die Lähmung. Wenn das Feuchte und das Lauwarme, die den Schleim des Trockenen und des Schaumigen bilden, wie ein gefährlicher Wind ihr Maß ausgesprüht haben, dann werden sie gleichsam in eine heftige Windbewegung versetzt und verursachen einen gefährlichen Klang wie den Klang des Donners. Dieser Klang klingt bis in die Blutgefäße, in das Mark und in die Schläfen des Menschen. Wer daher darunter leidet, wird gelähmt und seines ganzen Körpers nicht mehr mächtig; dies dauert so lange, bis die erwähnten Schleimmengen abgenommen haben und wieder auf ihre richtige Bahn zurückgefunden haben. Er kann aber lange leben, wenn es Gott erlaubt.

Der gute Charakter. Wenn der Schaum das Trockene und das Trockene das Feuchte und das Lauwarme übersteigt, dann hat der Mensch einen guten Charakter, ist wohlwollend und körperlich zart, lebt aber nicht lange.

Der Wahnsinn. Wenn das Feuchte und das Lauwarme, die dann den Schleim des Schaums und des Trockenen bilden, ihr Maß überschreiten, dann wird das Feuchte bald wie ein Rad umgewälzt, stürzt den Menschen bald ins Wasser und bald ins Feuer, und das Lauwarme versetzt ihn in Wahnsinn. Dieser Mensch ist dann in einem solchen Zustand, daß bei ihm das Verständnis schwindet. Daher wird er wahnsinnig. Er ist weder völlig gesund noch völlig krank.

Der Irrsinn. Wenn bei jemandem das Trockene das Lauwarme und das Lauwarme das Feuchte und das Schaumige, die beide unmittelbar nachfolgen, übersteigt, dann ist dieser Mensch an Geist und Körper krank; er ist für sich selber und seine Mitmenschen schrecklich in seinem Verhalten, zu nichts zu gebrauchen, in allen seinen Angelegenheiten unüberlegt und nur ein wenig gesund; er kann aber lange leben.

Die Verzweiflung. Wenn das Feuchte oder das Schaumige, die dann den Schleim des Trockenen und des Lauwarmen bilden, ihr Maß übersteigen, so daß das Feuchte einen bitteren Dunst in den

Menschen schickt und daß ihn das Schaumige schleimig und schlüpfrig wie eine Kröte macht, dann erzeugen sie auf diese Weise in ihm einen Ton wie den Ton des wehenden Nordwindes und befallen das Herz und die Sinne dieses Menschen, so daß er weder auf Gott noch auf einen Menschen noch auf irgendein Geschöpf Hoffnung oder Vertrauen setzen kann. Das dauert so lange, bis die oben erwähnten Schleime in ihrer schrecklichen Wirkung nachlassen. Daher wäre es für einen solchen Menschen besser, zu sterben als zu leben. Aber er kann dennoch lange leben.

Die Ängstlichen. Wenn das Lauwarme das Trockene und das Trockene das Feuchte und das Schaumige übersteigt, dann bringt es viele Gemütsleiden mit sich, Zorn und Traurigkeit und gelegentlich Fröhlichkeit, aber er erreicht damit nichts, weil er bei alledem ängstlich ist wie eine Welle auf dem Wasser, da er vor all diesem bei sich selber Angst hat. Einige von diesen Menschen leben lange, aber die größere Zahl von ihnen stirbt bald.

Die Stummen. Wenn das Feuchte oder das Schaumige, die in diesem Fall den angezogenen Schleim von den oben erwähnten Phlegmen bilden, nämlich des lauwarmen und des trockenen Phlegmas, und die sich eigentlich ruhig verhalten sollten, ihr Maß übersteigen, dann erzeugt das Feuchte gleichsam einen heißen Wasserdampf, und der Schaum fesselt und würgt die Vernunft im Menschen, so daß er nicht sprechen kann, sondern verstummt. Da er nicht nach außen sprechen kann, ist er inwendig um so weiser in seinem Geist. Weil auch seine Vernunft in ihm nach außen hin gebunden ist, hat er in sich ein klares Verständnis und fühlt das auch. Ein solcher Mensch ist nicht minderwertig, sondern körperlich gesund und hat ein langes Leben.

Die gute Naturanlage. Wenn bei einem Menschen das Feuchte das Schaumige übersteigt und das Schaumige das Trockene und das Lauwarme, die folgen, dann bilden diese zwei nachfolgenden Phlegmen entsprechend ihren Kräften den Schleim der zwei vorhergehenden, nämlich des Trockenen und des Schaumigen. Ein solcher Mensch hat von Natur einen sehr guten Charakter und Frohsinn; sein Fleisch wächst, er kann nicht leicht jähzornig sein, und er ist nicht verbittert. Er ist aber schwach und wird nicht lange leben, weil das Trockene in ihm nur in geringem Ausmaß vorhanden ist.

Die Krebskranken. Wenn das Trockene oder das Lauwarme, die in diesem Fall den Schleim des Feuchten und des Schaumigen bilden, ihr Maß überstiegen haben, bewirken sie beim Menschen lautes Aufstoßen und Schluckauf, verursachen bei ihm Krebs und bewirken, daß ihn die Würmer fressen und daß das Fleisch an seinem Körper zu unförmigen Geschwüren anschwillt, so daß auch infolge der wachsenden Geschwulst ein Arm oder ein Fuß von ihm größer wird als der andere. Das machen sie so lange, bis sie von dieser bösartigen Krankheit abgelassen haben. Deshalb kann er nicht lange leben.

Die Podagra. Wenn das Schaumige das Feuchte übersteigt und das Feuchte das Trockene und das Lauwarme, dann hat ein solcher Mensch ein gutes Wissen, aber er ist voreilig und geht mit seinem Wissen ungestüm um, so daß er sein Wissen in verschiedene Richtungen verstreut wie Spreu, die vom Wind zerstreut wird, und er strebt danach, über andere zu herrschen. Er ist körperlich gesund, nur daß er leicht schwach auf den Beinen ist und daß er sich leicht das Podagra zuzieht. Aber er kann lange leben, wenn es so Gott gefällt.

Die Selbstmörder. Wenn das Trockene oder das Lauwarme, die in diesem Fall den Schleim des Schaumigen und des Feuchten bilden, aus ihrer Bahn gewichen sind, dann übersteigt das Trockene das Schaumige und das Feuchte und bringt diese in Verwirrung. Das Lauwarme bildet im Menschen einen heißen Wasserdampf, so daß ein solcher Mensch sich selber in den Tod stürzt, wenn er nicht von Gott oder von Menschen daran gehindert wird. Ein solcher Mensch ist weder ganz gesund noch ganz krank, sondern so dazwischen. Er kann lange leben, wenn er bewacht wird.

Die Gicht. Bei wem das Feuchte das Trockene übersteigt und das Lauwarme das Trockene und das Schaumige, die hier noch übrig sind, der kann Widerwärtiges bei sich und bei anderen Menschen ertragen. Er ist traurig gesinnt, und kennt keinen heftigen Zorn, sondern ist im Hinblick auf seinen Charakter brauchbar. Er ist nicht sehr kränklich, nur daß er manchmal von der Krankheit, die man Gicht nennt, geplagt wird. Er wird lange leben.

Die Unbeständigkeit. Wenn das Trockene oder das Schaumige, die in diesem Fall den Schleim des Feuchten und des Lauwarmen bilden, ihr Maß übersteigen, dann strebt bei einem solchen Menschen das Trockene nach oben wie jene Pflanze, die „winda"[9] heißt. Der Schaum verursacht bei diesem Menschen ein bitteres Aufstoßen. So verursachen sie in gleicher Weise beim Menschen ein ungeordnetes Gerenne, so daß er überall hinlaufen möchte und sich ganz zerrütten würde, wenn man ihn ließe. Dies dauert bei ihm so lange, bis diese Schleime in ihm geschwunden sind. Aber er kann lange leben, wenn Gott und die Menschen auf ihn achtgeben.

Die Jähzornigen. Wenn das Lauwarme das Feuchte übersteigt und das Feuchte das Trockene und das Schaumige, dann ist ein solcher Mensch listig, meidet den Frieden und liebt Zwietracht und Streitigkeiten. Er ist dürr am Körper, aber ein Schlemmer beim Essen; er ist nicht gesund, liegt aber deshalb doch nicht im Bett, sondern geht so herum; er kann lange leben, kommt aber nicht in ein hohes Alter, weil er stirbt, bevor er ins Greisenalter kommt.

Die Ohnmacht. Wenn das Trockene oder das Schaumige, die in diesem Fall den Schleim des Lauwarmen und des Feuchten bilden, ihr Maß übersteigen, dann flammt das Trockene auf, so daß ein solcher Mensch bei seiner Völlerei ein Schlemmer wird. Der Schaum macht ihn gierig auf das Essen. Daher wird er manchmal wie ein Rad herumgedreht, so daß er manchmal wie ein Toter hinfällt. Diese Krankheit behält seinen Lebensgeist bei sich, daß er nicht sterben muß, bis sie aufhört. Ein solcher Mensch ist krank und wird nicht sehr alt.

Die Unbeständigkeit. Wenn bei jemandem der Schaum das Lauwarme übersteigt und das Lauwarme das Trockene und das

Feuchte, die in diesem Fall wie ein herbeigezogener Schleim folgen, wie es oben auch bei den übrigen beschrieben wurde, dann hat ein solcher Mensch einmal eine unpassende Fröhlichkeit und eine unangebrachte Traurigkeit und manchmal einen ungehörigen Zorn. Er ist aber eigentlich gutmütig. Innerlich leidet er an einem stinkenden, schmutzigen Phlegma und an einem unangenehmen Geruch und Geschmack. Er ist auch nicht verständig, und er wird nur selten alt.

Die Besessenen. Wenn das Trockene oder das Feuchte, die in diesem Fall den herangezogenen Schleim der oben erwähnten Phlegmen, nämlich des Schaumes und des Lauwarmen, bilden und sich eigentlich ruhig verhalten sollten, ihr Maß übersteigen, dann schwindet und vergeht das seelische Bewußtsein des Menschen, ferner sein Geschmackssinn und seine Sinne. Dann kommen die Luftgeister, bedrängen ihn, stiften ihn zur Ketzerei an und umgeben ihn mit einem Wall, da sein seelisches Bewußtsein eingeschlafen ist. So befindet sich ein solcher Mensch in Gefahr, wenn nicht Gott diese Geister vertreibt. Daher verdorrt dieser Mensch in seinem Inneren und kann so nicht lange leben.

Die Unfreundlichkeit. Wenn das Lauwarme den Schaum übersteigt und der Schaum die übrigen zwei Phlegmen, nämlich das Trockene und das Feuchte, die dann als Schleim entsprechend ihren Kräften dem Schaum entgegenstehen, dann ist dieser Mensch hart; er schont niemanden, sucht das Böse und ist in seinem Benehmen unfreundlich, und er ist mit nichts zufrieden. Er ist wohlbeleibt und gesund, kann aber nicht lange leben.

Der Wahnsinn. Wenn zufällig das Trockene oder das Feuchte, die in diesem Fall den angezogenen Schleim der oben erwähnten Phlegmen, nämlich des Lauwarmen und des Schaums, bilden und eigentlich sich ruhig verhalten sollten, ihr Maß übersteigen, dann steigt der trockene Schleim übermäßig auf, dreht sich in den Menschen hinein und vertreibt seinen Geist fast im Augenblick. Und der feuchte Schleim ruft in ihm irre Vorstellungen hervor, so daß er sich zerrüttet und böse sowie unsinnige Worte ausstößt. Er ist auch jähzornig, bösartig, verrückt im Hirn und unruhig. Er erlangt nur selten ein hohes Alter.

Die Gesundheit. Wenn die oben erwähnten Säfte im Menschen, wie oben gesagt, die richtige Ordnung und das rechte Maß einhalten, befindet er sich im Zustand der Ruhe und der Gesundheit. Wenn sie sich aber gegenseitig bekämpfen, machen sie ihn, wie schon oben gesagt, schwach und krank.

Warum es nur vier Säfte gibt. Aus einem Saft oder aus zwei oder aus drei kann der Mensch nicht bestehen, sondern aus vier, damit sie sich gegenseitig regulieren. So besteht die Erde aus vier Elementen, die miteinander harmonieren.

Das göttliche Strafgericht. Wenn diese Elemente einmal durch Gottes Richterspruch ihre Schrecken auf chaotische Weise loslassen, bringen sie der Welt und den Menschen viele Gefahren, weil dann das Feuer wie eine Lanze, die Luft wie ein Schwert, das Wasser wie ein Schild und die Erde wie ein Wurfspieß zum Strafgericht über die Menschen aufgeboten sind. Die Elemente sind nämlich dem Menschen unterworfen, und wie sie selber von den Werken der Menschen berührt werden, so führen sie ihre Aufgaben aus. Denn wenn die Menschen in Schlachten, schrecklichen Aktionen, Haß, Neid und sündhaften Konfrontationen aneinandergeraten, dann wandeln sich die Elemente in eine andere, gegensätzliche Form, nämlich Hitze oder Kälte oder große Ergüsse und Überschwemmungen. Das kommt von der ersten Anordnung Gottes, weil es den Elementen von Gott angeordnet ist, daß sie sich nun einmal je nach den Werken der Menschen auswirken. Denn sie werden von ihren Werken beeinflußt, wenn der Mensch mit ihnen und in ihnen wirkt. Wenn die Menschen auf dem rechten Weg sind und das Gute und das Böse mit Maß tun, dann erfüllen sie ihre Aufgaben durch die Gnade Gottes, wie es für die Menschen notwendig ist.

Die Buße. Wenn die Elemente, wie gesagt, ihre schrecklichen Wirkungen auf die Menschen ausüben, dann sollen die Menschen klagen und unter Seufzern und Tränen schreien, damit die Elemente dies aufnehmen und zum Blut des unbefleckten Lammes hinbringen; und die Gnade Gottes wird ihnen zu Hilfe kommen.

Der Sturz Luzifers. Luzifer wurde mit solcher Macht aus dem Himmel gestürzt, daß er sich nicht mehr aus der Hölle entfernen kann. Könnte er das, würde er alle Elemente durch seine Macht verändern, so daß er sogar das Firmament rückwärts laufen ließe, daß er die Sonne, den Mond und die Sterne verdunkelte, daß er den Lauf der Wasser aufhielte und in der Schöpfung viel Unheil anrichtete. Ihm hängt die ganze Schar der Dämonen an, von denen einige größere, etliche geringere Macht haben. Es gibt aber auch einige, die mit den Menschen öfters verkehren, die heiligen Stätten weniger meiden und auch vor dem Kreuz des Herrn und dem Gottesdienst weniger zurückschrecken. Sie alle arbeiten mit Luzifer gegen die Welt. Im Vergleich mit Luzifers Gewalt hat der Teufel beinahe so große Stärke, Macht und Bosheit, wie er auch gleichsam seine Begierde und sein Wille ist. Weil Luzifer sich nicht bewegen kann, wird er als der Python der Dämonen in die Welt gesandt. Er hat die Macht, durch Täuschung zu betrügen, und viele andere schlimme Eigenschaften. So hat er Adam im Paradies verführt und ihn zum Herrn der Erde erklärt. Er wird den Hauch Luzifers durch dessen Macht zum Antichrist bringen, damit ihn dieser aufnehme. Seine Macht wird bis zu dem Ort aufsteigen, von dem der Teufel herabgestürzt wurde und in die Tiefe fiel. Dort ist der Zorn Gottes zum Feuer geworden in der schwarzen Masse der Stürme mit so erbitterter Gewalt, daß er oft in den Elementen herausbrennt, sie zerreißt und mit seiner Stimme Schrecken verbreitet, daß der Teufel aus Angst vor ihm seine Kräfte nicht offen, sondern wie ein Dieb zu zeigen wagt; daher ist er auch ein Lügner. Dieser Zorn wird auch am Jüngsten Tag die Elemente verbrennen und zerstören. Das ist Gottes Strafgericht. Als Gott dem heiligen Evangelisten Johannes verbot, die Stimmen aufzuschreiben, die aus dem Donner sprachen[10], geschah dies deshalb, weil sie damals alle Schrecken und Ängste offenbarten, die die Menschen vorher und nachher ausgestanden haben und noch ausstehen werden. Denn wüßte sie der Mensch im voraus, könnte er sie wegen der Schwäche des Fleisches und wegen der zu großen Schrecken nicht ertragen. Denn der Mensch erträgt sie leichter, wenn sie im Lauf der Zeit und in zeitlichen Abständen eintreffen, als wenn er sie auf einmal im voraus wüßte. Und es ist auch deshalb so geschehen, weil der Donner so furchtbar, so gewaltig und schrecklich ist und weil der Mensch, wüßte er, was es für eine Bewandtnis mit dem Donner hat, ihn fürchten würde, so daß er den wahren Gott aus Furcht vor dem Donner, da er seine Stimme hört, hintansetzen würde. (Die Winde wehen über und unter der Sonne und um sie herum. Durch ihre Stärke verteilen und verbreiten sie ihr Feuer. Denn wenn sie dies nicht täten, würde die Sonne eine solche Feuersglut ausstrahlen, daß dies weder die Erde noch die übrigen Elemente oder die anderen Geschöpfe ertragen könnten.)

Die Raserei. Wenn im Menschen ein Saft, der die anderen überwältigt, seine rechte Ordnung und sein Maß nicht einhält, wird der Mensch schwach und krank. Wenn aber zwei sich gleichzeitig gegen die Ordnung im Menschen erhoben haben, kann er es nicht aushalten, weil er dann entweder tobt oder körperlich völlig zugrunde geht, da die richtige Mischung fehlt. Wenn sich drei gleichzeitig übermäßig ausgebreitet haben, wird der Mensch krank, und er wird bald sterben. Wenn aber alle vier sich gegen die Ordnung erhoben haben, wird der Mensch schnell, in einem Augenblick und im Nu von ihnen auf der Stelle getötet, weil er es zu keiner Zeit aushalten könnte, sondern einen totalen Zusammenbruch erleiden würde. So wird alles am Jüngsten Tag zerschmettert werden, wenn die vier Elemente sich gegenseitig bekämpfen.

Die Erschaffung Adams. Gott schuf den Menschen aus Lehm. Der Mann wurde aber aus Lehm in Fleisch verwandelt. Daher ist er der eigentliche Grund und der Herr der Schöpfung. Er bearbeitet die Erde, damit sie Früchte hervorbringt. In seinen Knochen, in den Adern und im Fleisch ist Stärke; er hat einen unversehrten Kopf und eine feste Haut. Seine Kraft hat er bei sich und erzeugt den Samen wie die Sonne das Licht. Das Weib aber wurde nicht umgewandelt, weil es, vom Fleisch genommen, Fleisch blieb. Daher ist ihm das kunstreiche Arbeiten mit den Händen gegeben. Das Weib hat ein gleichsam luftiges Wesen. Es trägt das Kind im Mutterleib und bringt es zur Welt. Es hat einen Schädel, der gespalten ist, und eine zarte Haut, damit nämlich das Kind, das es im Leib trägt, Luft bekommen kann.

Die Empfängnis. Die Entstehung und die Empfängnis eines jeden Menschen verlaufen folgendermaßen: Im Menschen gibt es den Willen, die Überlegung, das Vermögen und das Einverständnis. Zuerst kommt der Wille, weil jeder Mensch den Willen hat, dies oder jenes zu tun. Es folgt die Überlegung. Sie prüft, ob die Sache passend oder unpassend, anständig oder unverschämt ist. Dann folgt das Vermögen, das die Aufgabe hat, ein Werk zu vollbringen, und es auch vollbringt. Es folgt das Einverständnis, weil ein Werk nicht vollbracht werden kann, wenn es das Einverständnis nicht billigt und zustimmt. Diese vier Kräfte sind bei der Entstehung des Menschen vorhanden. Dann kommen die vier Elemente, welche die vier Säfte im Menschen erregen, in Überfluß und Ungestüm, so daß das Feuer, nämlich das Trockene, den Willen übermäßig entflammt, daß die Luft, nämlich das Feuchte, die Überlegung übermäßig beeinflußt, daß das Wasser, nämlich der Schaum, die Zeugungskraft übermäßig strömen läßt und daß auch die Erde, nämlich das Lauwarme, im Sinnestaumel übermächtig ihr Einverständnis gibt. Diese alle lösen infolge des übergroßen Überschusses gleichsam einen Sturm aus und sondern aus dem Blut einen giftartigen Schaum aus. Das ist der Samen. Wenn er an die richtige Stelle fällt, vermengt sich das Blut des Weibes mit ihm, und davon wird er blutig. Der Urbeginn des Menschen entspringt der Lust, welche die Schlange mit dem Apfel dem ersten Menschen eingegeben hat, weil dann das Blut des Mannes durch die Lust in Erregung versetzt wird. Daher läßt dieses Blut kalten Schaum in das Weib fließen, der infolge der Wärme des mütterlichen Fleisches gerinnt und sich zu einem blutigen Gebilde entwickelt. Dieser Schaum bleibt so ständig in derselben Wärme und wächst dann durch die Absonderung des Trockenen aus der Nahrung der Mutter zu einer festen kleinen menschlichen Gestalt heran, bis die Handschrift des Schöpfers, die den Menschen formte, diese feste menschliche Gestalt ganz durchdringt, so wie ein Handwerker sein erhabenes Gefäß formt. Denn beim Sündenfall Adams verwandelte sich die Manneskraft im Zeugungsglied in einen giftartigen Schaum, und das Blut des Weibes verwandelte sich in einen unangenehmen Ausfluß. Vom starken, rechten Wesen des Mannes hat sein Blut den Samen, weil das Fleisch aus Erde geschaffen ist. Von dem rechten Wesen des Weibes hat sein Blut keinen Samen, weil es schwach und zart ist, sondern es gibt nur einen dünnen, spärlichen Schaum von sich, weil das Weib nicht wie der Mann aus den zwei Formen, Erde und Fleisch, besteht, sondern nur vom Fleisch des Mannes genommen wurde. Deshalb ist es schwach und gebrechlich und ein Gefäß für den Mann. Durch die Liebesleidenschaft des Mannes wird das Blut des Weibes erregt, und es gibt eine Art Schaum an den Samen des Mannes ab, aber einen eher blutigen als weißlichen. Dieser verbindet sich mit ihm, erwärmt ihn, macht ihn blutig und stärkt ihn. Nachdem der Samen auf die rechte Stelle gefallen ist und daliegt, wird er nämlich kalt. So lange ist er sozusagen nur ein giftartiger Schaum, bis ihn das Feuer, nämlich die Wärme, erwärmt, bis ihn die Luft, nämlich ein Hauch, austrocknet, bis ihm das Wasser, nämlich die Flüssigkeit, eine reine Feuchtigkeit zukommen läßt und bis die Erde, nämlich ein Häutchen, ihn zusammenzieht. Dann wird er blutig, das heißt nicht ganz Blut, sondern nur ein bißchen mit Blut vermischt. Die vier Säfte, die der Mensch von den vier Elementen erhält, bleiben nun in einer ausgewogenen Mischung um diesen Samen, bis er sich zu Fleisch verdichtet und fest wird, so daß eine menschliche Gestalt daraus gebildet werden kann. Dann wird aus ihm die menschliche Gestalt wie ein Bildnis geformt. Das Mark und die Adern fügen sich wie Fäden in die ganze Gestalt fest ein, verteilen sich ganz auf sie und bilden überall darin sozusagen die Verknotungen des Körperbaus. Sie umgeben aber auch das Mark wie mit einem Eihäutchen. Später werden daraus die Knochen. Dann wird das alles so vollständig und so deutlich wie eine Gestalt geformt, die der Maler deutlich zu irgendeiner Gestalt ausformt. Überall dort, wo einmal Glieder sein werden, werden Einschnitte bis zu dem Häutchen, das dies alles noch zusammenhält, gemacht; das ist wie beim Lehm, der in der Glut der Sonne Risse bekommt. Dann wird das trockene Fleisch vom Gift durch Austrocknen befreit, und richtiges Fleisch wird von richtigem Blut durchströmt. Durch die Wärme der Mutter entwickelt sich dies zu einem fettigen Klumpen, der noch nicht lebt, sondern in der oben erwähnten Wärme bleibt. Dieses Werk geschieht in einem

Monat, also in der Zeit, in der der Mond wächst und abnimmt. So wächst auch der erwähnte Klumpen und wird fett, weil er völlig austrocknen würde, wenn er nicht in diesem Fett belebt würde. Durch eine solche Trockenheit würde die Mutter sehr beeinträchtigt und schwer leidend werden.

Das Einströmen der Seele. Dann kommt, wie Gott es will und wie er es anordnete, der Hauch des Lebens und berührt dieses Gebilde, ohne daß es die Mutter weiß, wie ein heftiger warmer Wind, wie ein Wind, der laut gegen eine Wand bläst, und er strömt hinein und heftet sich an alle Gelenke der Glieder dieser Gestalt. Auf diese Weise werden alle einzelnen Glieder dieser Gestalt voneinander sanft gelöst, so wie die Blumen sich in der Wärme der Sonne entfalten. Aber noch ist in dieser Gestalt eine so große Schwäche, daß sie sich nicht bewegen kann, sondern nur daliegt, schläft und nur wenig atmet. Der Lebensgeist durchdringt die ganze Gestalt und erfüllt und stärkt sie im Mark und in den Adern, so daß sie dann mehr als vorher wächst, bis die Knochen über das Mark ausgebreitet sind und die Adern so stark werden, daß sie das Blut halten können. Nun bewegt sich das Kind, und die Mutter fühlt es, wie wenn sie einen plötzlichen Stoß erhielte, und von da an bleibt es immer in Bewegung. Denn der lebendige Wind, der die Seele ist, tritt, wie oben erwähnt, nach dem Willen des allmächtigen Gottes in diese Gestalt ein, stärkt sie, macht sie lebensfähig und wandert überall darin umher wie eine Raupe, die Seide spinnt, von der sie wie in einem Haus bedeckt und eingeschlossen wird. In dieser Gestalt merkt der Lebensgeist, wo die Seele sich teilen, sich biegen und sich hinwenden kann; er achtet auch auf alle Stellen, wo die Adern sind, trocknet sie aus wie die Innenwände eines Schilfrohrs und fügt sie in das Fleisch ein, das er durch die Wärme seines Feuers zur roten Farbe des Blutes verändert, weil die Seele das Feuer ist. Daher durchdringt er mit seinem Hauch die ganze Gestalt, so wie ein ganzes Haus durch das Feuer, das in ihm ausbricht, beleuchtet wird. Alle Adern behalten ihre Lage, wo sie zusammengehalten werden, wie auch die Erde mit den Gewässern zusammengehalten wird. Die Seele läßt das Blut wie lebendige Luft durch alle diese oben erwähnten Körperteile fließen, und sie hält das Fleisch mit einem blutigen

Schleim unter einer ständigen Feuchtigkeit zusammen, so wie das Essen durch das Feuer in einem Topf gekocht wird. Sie stärkt die Knochen und fügt sie in das Fleisch ein, damit das Fleisch dadurch gestützt wird, damit es nicht nachgeben kann. So baut auch ein Mensch sein Haus mit Balken, damit es nicht einstürzt und zerstört wird. Das ist der zweite Monat, in dem die oben erwähnte Gestalt durch die Seele gefestigt wird, während der Mond abnimmt und wieder zunimmt. Weil sich die Seele in den Blutgefäßen befindet, füllt sie das Fleisch und die Knochen mit Blut, was das Zunehmen des Mondes bedeutet. Daß die Gestalt sich aber noch nicht bewegen kann, bedeutet das Abnehmen des Mondes. So bleibt die Seele in dieser Gestalt und besieht sich alle Körperstellen, mit denen sie einmal ihre Werke vollbringen will, weil sie merkt, daß sie diese Gestalt einmal als Ganzes bewegen wird, so wie das Rad die Mühle sich drehen läßt. Entsprechend dem Lauf der Sonne beginnt sie ihre Bahn. Wie die Sonne am Morgen aufgeht und wie sie ihre Bahn vom Morgen bis zur Terz, von der Terz bis zur Sext, von der Sext bis zur Non und von der Non bis zur Vesper[11] ausdehnt, so hat die Seele ihren Sitz in den Augen, um sie dadurch, daß sie durch ihre Fenster das Licht sehen, vorzubereiten, auch in der Brust, um sie mit den Gedanken herumschweifen zu lassen, ferner im Herzen, um zu zeigen, daß das Wissen sie beflügelt. Im Bauch hält sie alle seine Eingeweide wie ein Netz zusammen und stärkt sie in der Form von Hohlräumen zur Aufnahme der Speisen, durch die sich die erwähnte Gestalt ernährt. Diese Speisen zerkauen die Zähne, die kein Mark haben und ohne Wasser durch das feuchte Feuer der Seele eingepflanzt sind. So gelangen die Speisen in den Magen, in dem sie eine gehörige Zeit bleiben. Die Seele verteilt auch den Saft der Nahrung auf das Gehirn, das Herz, die Lungenflügel, die Leber und alle Blutgefäße und kräftigt mit der Kraft ihrer Wärme den Magen und die Eingeweide, welche die Nahrung führen, damit sie sich nicht auflösen, sondern an ihrem Ort bleiben. Dann wendet sie sich auch zu den Lenden hinab, stärkt sie durch ihre feurige Wärme und stützt alle im Bereich der Lenden liegenden Organe, so wie ein Haus durch Säulen verstärkt und gestützt wird. Dann dringt sie auch in die Füße und die einzelnen Glieder der Füße ein, wie Gott sie entworfen und geschaffen hat, da die Füße des Menschen seine Lenden ebenso tragen wie die Füße der Säulen die Säulen selbst. Die Seele selbst festigt die körperliche Gestalt, belebt und erleuchtet sie, weil sie auch im Körper ein flammendes Feuer ist, so wie auch ein Feuer im ganzen Haus und in allen Winkeln leuchtet und so das ganze Haus erhellt. Aus diesem Grund ist der Mensch wie die Sonne und der Mond. Denn wie die erste Stunde des Tages den Tag ankündigt, so sieht und erblickt auch die Seele durch die Fenster der Augen das Licht. Wie die dritte Tagesstunde das Tageslicht verbreitet, so vervielfältigt auch die Seele die Gedanken in der Brust. Wie die Sonne zur sechsten Stunde stark brennt und alles unter ihrem Einfluß hat, so weiß auch die Seele sehr viel im Herzen und läßt viel davon in ihren Werken sichtbar werden. Wie die Sonne sich zur neunten Stunde schon eine gewisse Abkühlung bringt, weil sie ihr Tagwerk schon vollbracht hat, so ist es auch mit der Seele, wenn sie im Bauch mit den Speisen arbeitet, durch die sich der Mensch ernährt, die durch die Sonne Wurzeln schlagen, wachsen und reif werden. Gegen Abend verbirgt sich die Sonne unter der Erde, und die Nacht erscheint. Die Seele bleibt in den Beinen, die den ganzen Menschen tragen. Um diese Zeit schläft der Mensch, müde von der Arbeit und leer von Speisen, bis die Sonne wieder aufgeht. Die Seele verteilt den Saft von den Speisen auf die richtige Weise über den ganzen Körper und scheidet das übrige aus, so wie sich der Wein von der Hefe reinigt. Der Körper ist an keiner Stelle ohne Seele, weil sie mit ihrer eigenen Wärme den ganzen Körper durchströmt. Der Mensch ist aus den vier Elementen geschaffen und hat dadurch seinen Bestand. Von diesen sind zwei geistiger und zwei fleischlicher Art. Das Feuer und die Luft sind geistiger, das Wasser und die Erde fleischlicher Art. Diese vier verbinden sich im Menschen zu einer Einheit, und sie kochen ihn auch so, daß er mit all seinen Anhängseln blutig und fleischlich wird. Aber das Feuer und das Wasser stehen im Gegensatz zueinander und können nicht beieinander sein. Daher ist es nötig, daß jedes der beiden durch einen Meister beherrscht wird. Das Wasser widersteht sogar dem Feuer, damit es nicht weiter, als ihm bestimmt ist, brennt und sich ausbreitet, und das Feuer bändigt das Wasser, damit es nicht weiter, als recht ist, über die heiße Trokkenheit hinausfließt. Diese zwei Kräfte von Feuer und Wasser regeln die ganze Erde mitsamt der Luft der Wolken, damit sie Bestand haben und nicht vergehen. So ist es auch mit dem Blut des Menschen. Von der Wärme des Feuers hat es die rote Farbe, und durch das Wasser ist es wässerig. Denn wenn das Blut bei seiner Wärme nicht wässerig wäre, würde es überhaupt nicht fließen, sondern vertrocknen und wie eine Schuppe niederfallen. Wenn auch die Erde nicht wasserreich wäre, würde sie wie Stroh zerstieben, und kein Geschöpf könnte unversehrt bleiben. Deshalb hängt von diesen zwei Kräften der Rest der Schöpfung ab. Ohne sie würde sich keine Gestalt herausbilden. Wenn diese zwei nicht so zu einer Einheit verschmolzen wären, könnten die übrigen Formen nicht bestehen. Denn Gott hat den Menschen so aus dem Lehm der Erde geschaffen, daß er mit dem Hauch der Seele aus wässeriger, feuriger und luftiger Erde besteht. So bewegt die Seele den Menschen mit den vier Elementen, weil seine aus Erde geformte Gestalt durch den Finger Gottes besteht, durch das Wasser gemischt wird, durch die Luft bewegt wird und durch das Feuer gekocht wird. Der Körper besitzt den Geschmack, der Geschmack den Genuß, die Seele aber das Verlangen, das Verlangen aber den Willen. Die Seele ist wie das Feuer, der Körper wie das Wasser, und sie bilden ein Ganzes. So ist der Mensch das Werk Gottes. Deshalb muß auch die Seele jede Aufgabe, die der Körper verlangt, in ihm erfüllen, und daher ist die Seele das Schaffende und der Körper das Verlangende. Die Seele ist mächtiger als der Körper, weil sie sein Verlangen stillt. Sie würde ohne den menschlichen Körper die Fähigkeit dazu nicht haben, die den Menschen, der das Werk Gottes ist, durchdringt und bewegt. Sie würde selber ohne Körper nicht dasein, und auch der Körper mit seinem Fleisch und Blut würde sich nicht bewegen, wenn es die Seele nicht gäbe. Die Seele aber kann ohne Körper leben, der Körper aber lebt keinesfalls ohne Seele. Sie verlangt nach dem Jüngsten Tag ihre Hülle wieder zurück und beherrscht sie dann nach ihrem eigenen Verlangen. So besteht auch der Mensch aus zwei Naturen, nämlich Körper und Seele, so wie auch das Fleisch nicht ohne Blut und das Blut nicht ohne Fleisch existiert, obwohl sie doch in ihrem Wesen sich unähnlich sind, und wie die Seele ohne Körper sein kann und Gott in keiner Weise ohne Werk. Denn sein Werk war vor der Ewigkeit und in Ewigkeit ewiglich in ihm verborgen, so wie die Seele unsichtbar im Körper verborgen ist. Die Seele lebt aber ohne

Körper und verlangt nach dem Jüngsten Tag ihre Hülle von Gott zurück, um sie sich anzuziehen. So zog auch Gott, der vor der Ewigkeit und in Ewigkeit das Leben ohne Anfang war, zur festgesetzten Zeit seine Hülle, die ewiglich in ihm verborgen war, sich an. So sind Gott und der Mensch eins wie die Seele und der Leib, weil Gott den Menschen nach seinem Bild und Gleichnis schuf. Wie aber jedes Ding einen Schatten wirft, so ist der Mensch der Schatten Gottes und der Schatten das sichtbare Zeichen seiner Erschaffung. Der Mensch ist der deutliche Hinweis auf den allmächtigen Gott in allen seinen Wundern. Er selber ist ein Schatten, weil er einen Anfang hat. Gott aber hat weder Anfang noch Ende. Daher ist alle himmlische Harmonie ein Spiegel der Göttlichkeit, und der Mensch ist ein Spiegel aller Wunder Gottes.

Die Zeugung. Im Menschen wachsen Phlegmen und Säfte je nach der Art seines Samens, denn je nachdem Sommer- oder Winterweizen oder Gerste gesät wird, bringen sie dementsprechend auch die Körner naturgemäß hervor. Wie die überflüssigen Säfte im Menschen so lange zu vielfachem Wahnsinn und zu vielen gefährlichen Krankheiten führen, bis sie sich beruhigen und zurückgehen und bis sie wieder zu ihrem rechten Maß zurückkehren, so wird auch das Kind von der ersten Einpflanzung des Samens in viele Wechselfälle hin und her getrieben, bevor der Lebensgeist sich in ihm rührt und bevor er in ihm auf die rechte Weise wirkt.

Die Nachgeburt. Nachdem der Samen des Mannes an die richtige Stelle gekommen ist, so daß er menschliche Gestalt annehmen soll, wächst nun aus dem Monatsblut des Weibes ein Häutchen um diese Gestalt herum, das sie zusammenhält und umgibt, damit sie sich nicht hin- und herbewegen oder fallen kann; denn das geronnene Blut sammelt sich dort, so daß diese Gestalt in seiner Mitte ruht wie der Mensch im Wohnraum seines Hauses. In ihm hat sie Wärme und Beistand, in ihm wird sie bis zur Geburt von dem dunklen Blut von der Leber der Mutter ernährt.

Die Vernunft. Das Kind bleibt so lange in diesem Gefäß eingeschlossen, bis die Vernunft in ihm voll ausgebildet ist und ausbrechen will. Daher kann und darf es nicht mehr eingeschlossen bleiben und schweigen, weil das Kind im Mutterleib nicht schreien kann.

Die Geburt. Wenn nun die Geburt bevorsteht, zerreißt das Gefäß, in das das Kind eingeschlossen ist, und die ewige Macht, die Eva aus der Seite Adams nahm, kommt dann und ist da, und sie bringt alle Winkel der Behausung des weiblichen Körpers aus ihrer Lage. Alle Verbindungen im weiblichen Körper kommen dieser Kraft entgegen, nehmen sie auf und öffnen sich. So verhalten sie sich, bis das Kind herauskommt, und dann schließen sie sich wieder, wie sie vorher waren. Während das Kind herauskommt, fühlt auch die Seele des Kindes die ewige Macht, die es geschickt hat, und ist dabei fröhlich.

Das Empfinden. Wenn das Kind herausgekommen ist, bricht es alsbald in Weinen aus, weil es die Finsternis der Welt spürt. Denn wenn Gott die Seele in den menschlichen Körper sendet, ist das Bewußtsein in ihr, wie wenn es schliefe. Aber wenn sie in den Körper eingegangen ist, wird das Bewußtsein darin geweckt, wenn sie sich in das Fleisch und in die Blutgefäße einfügt.

Das Wissen. Wenn die Geburt des Menschen bevorsteht, so daß die göttliche Macht den Verschluß der Gebärmutter öffnet, dann spürt das Kind dort die Kraft Gottes, und in seiner Seele erhebt sich dann das Bewußtsein, alles völlig zu lernen und zu begreifen, wenn sie dazu nach eigenem Wunsch und Verlangen angeregt wird. Denn wenn der Mensch irgendein Werk oder irgendeine Kunst nach eigenem Wunsch und Verlangen verstehen will, dann durchströmt der Heilige Geist mit seinem Tau diese Wißbegierde. Daher lernt und erfaßt der Mensch, was er lernen will. Wie nämlich der Vater und die Mutter ihrem Kind antworten, wenn es von ihnen etwas wissen will, so hilft auch der Heilige Geist dem Wissen des Menschen bei jeder beliebigen Wissenschaft, wenn sie der Mensch aus eigenem Wunsch, Verlangen und Bemühen zu lernen sucht. Aber wenn sich ein Mensch dem Bösen und einer bösen Wissenschaft zuwendet und sie erlernen will, dann sieht dies der Teufel und wirkt auf das Wissen des Menschen mit listiger Bosheit ein, damit er das Böse, das er lernen will, schnell lerne. Der Mensch hat nämlich ein Wissen vom Guten und vom Bösen. Wenn aber nun das Kind den Mutterleib verlassen hat, dann ist es beweglich, aktiv und tätig; es schwitzt und hat die verschiedenen Phlegmen und Säfte von Anfang an je nach der Natur seiner Körperkonstitution, und dementsprechend können sie auch infolge der Speisen und Getränke zunehmen und abnehmen.

Die Milch. Wenn das Weib vom Mann den Samen empfängt, so daß dieser in ihm zu wachsen beginnt, dann wird auch durch dieselbe natürliche Kraft das Blut des Weibes nach oben zu den Brüsten gezogen, und das, was aus Speise und Trank zu Blut werden sollte, wird in Milch umgewandelt, damit das Kind, das im Mutterleib wächst, davon ernährt werden kann. Wie das Kind im Leib seiner Mutter wächst, vermehrt sich auch die Milch in ihren Brüsten, damit das Kind davon ernährt werden kann.

Die Unterwürfigkeit des Weibes. Wie das Weib dem Mann dient, bis sie eins werden, so vereinigt das Weib auch den männlichen Samen mit dem weiblichen Blut, so daß sie ein Fleisch werden.

Die Empfängnis. Wenn der Samen des Mannes an die richtige Stelle fällt, dann nimmt ihn das Blut des Weibes mit liebendem Verlangen auf und zieht ihn in sich hinein, so wie der Atem etwas in sich hineinzieht. So mischt sich das Blut des Weibes mit dem Samen des Mannes, und es wird ein Blut, so daß auch das Fleisch des Weibes von dieser Blutmischung erwärmt wird, wächst und zunimmt. Und so ist das Weib durch den Mann ein Fleisch mit dem Mann. Das Fleisch des Mannes aber wird durch die Wärme und den Schweiß des Weibes innerlich und äußerlich gekocht, und so zieht er etwas vom Schaum und vom Schweiß des Weibes in sich hinein. Denn wenn das Verlangen des Mannes am stärksten ist, wird sein Blut dünnflüssig, strömt dahin und zirkuliert wie in einer Mühle; es nimmt etwas vom Schaum und vom Schweiß des Weibes in sich auf, und so wird sein Fleisch mit dem Weiblichen gemischt, so daß er mit dem Weib und durch es ein Fleisch wird. Weil der Mann und das Weib auf diese

Weise ein Fleisch sind, empfängt das Weib leicht vom Mann ein Kind, jedoch vorausgesetzt, daß es fruchtbar ist. Daß aber der Mann und das Weib auf diese Weise ein Fleisch werden und sind, das lag an der Seite des Mannes, wo das Weib, aus der Seite des Mannes genommen, sein Fleisch wurde. Daher fließen der Mann und das Weib um so leichter bei der Empfängnis in ihrem Blut und Schweiß in eins zusammen. Die Macht der Ewigkeit, die das Kind aus dem Leib seiner Mutter herauszieht, macht auf diese Weise aus dem Mann und dem Weib ein Fleisch.

Der Ehebruch. Wenn ein Mann und eine Frau ihre rechtmäßige Verbindung vergessen und sich in brennender Leidenschaft einer anderen Verbindung zuwenden, so daß sie in einer nicht rechtmäßigen Verbindung mit einem anderen Partner verkehren, dann vermischt der Mann sein Blut, das das Blut seiner rechtmäßigen Ehefrau ist, mit einem anderen Weib, und auf ähnliche Weise auch das Weib sein Blut, das das Blut seines rechtmäßigen Ehemanns ist, mit einem fremden Mann. Daher werden die Kinder, die von solchen rechtmäßigen sowie unrechtmäßigen Gatten oder von rechtmäßigen sowie unrechtmäßigen Gattinnen stammen, sehr oft unglücklich sein, weil sie väterlicherseits und mütterlicherseits einer Empfängnis entsprungen sind, wobei die Gesittung und das Blut verschieden waren. Deshalb heißen solche Eltern vor Gott Übertreter der rechten Ordnung, die Gott in Adam und Eva begründet hat. Wie Adam und Eva das Gebot Gottes übertraten und sich und alle ihre Nachkommen dem Tod ausgeliefert haben, so beflecken auch diejenigen, welche auf diese Weise die göttliche Ordnung entweihen, sich selber und diejenigen, welche so von ihnen stammen, und sie stürzen sie ins Unglück, weil die Vernunft in ihnen befleckt ist und weil sie sich in ihrem Verhalten mit dem Vieh gemein gemacht haben.

Der dünne Samen. Wenn ein Weib empfängt und bald darauf, wenn der Samen noch dünnflüssig ist, einen anderen Mann sich ihm nähern läßt, dann verbindet sich sehr oft der Schweiß und die Wärme dieses Mannes ein wenig mit dem Samen, so daß er dadurch wie von einem übelriechenden Wind verunreinigt wird. So wird die

Milch dadurch verunreinigt, wenn ihr jemand beim Gerinnen noch eine andere Flüssigkeit zusetzt.

Die Verschiedenheit des Samens. Ein Mensch, bei dem das Trockene, das heißt das Feuer, vorherrscht, der ist schwerfällig veranlagt, um die Wissenschaften zu erlernen. Wenn er sie aber erlernt hat, behält er sie fest und dauerhaft. Bei wem aber das Feuchte, das heißt die Luft, überwiegt, der hat eine leichte Auffassungsgabe, um die Wissenschaften zu erlernen, aber sein Wissen ist nicht von langer Dauer; denn wenn er etwas gelernt hat, vergißt er es leicht wieder. Bei wem der Schaum, das heißt das Wasser, überwiegt, der hat zwar eine rasche Auffassungsgabe beim Erlernen der Wissenschaften; er glaubt aber, obwohl er nichts versteht, daß er sie versteht, bevor er sie gründlich gelernt hat. Daher versagt er, wenn er sich in den Wissenschaften hervortun will, weil er sie sich noch nicht vollständig angeeignet hat. Bei wem aber das Lauwarme, das heißt die Erde, vorherrscht, ist so veranlagt, daß er die Wissenschaften nur schwerfällig und unter Schwierigkeiten erlernt. Wenn er aber doch etwas von einigen Wissensgebieten unter Schwierigkeiten erfaßt hat, kann er es wegen seiner schwerfälligen Veranlagung nicht behalten. Daher hört er sehr oft dann, wenn er nichts behalten kann, vor Überdruß auf zu lernen und verliert das, was er gelernt hatte. Er ist jedoch sonst auf einigen Gebieten geschickt, die die Erde und die irdischen Angelegenheiten betreffen.

Die Fleischeslust. Die Blutgefäße, die in der Leber und im Bauch des Mannes sind, treffen in seinen Geschlechtsorganen aufeinander. Wenn der Sturm der Lust vom Mark des Mannes ausgeht, fällt er in seine Lenden ein und erregt im Blut einen Vorgeschmack der Lust. Weil die Lendengegend ziemlich eng, stramm und abgeschlossen ist, kann sich dort jener Sturm darin nicht sehr weit ausbreiten. Da entbrennt der Mann in einem so starken Lustgefühl, daß er in der Hitze dieser Leidenschaft seiner vergißt und den Erguß seines schaumigen Samens nicht mehr zurückhalten kann. Wegen der Enge der Lenden entbrennt im Mann das Feuer der Lust heftiger, wenn auch seltener als im Weib. Wie ein Schiff in großen Wellen, die sich infolge heftiger Sturmwinde auf den Flüssen erheben, so gefährdet ist, daß es manchmal kaum standhalten kann, so kann auch die Natur des Mannes im Sturm der Lust nur schwer bezähmt und beherrscht werden. Aber in den Wellen, die sich infolge eines sanften Windes erheben, und in den Wirbeln, die infolge leichter Wirbelwinde entstehen, kann sich ein kleines Schiff, wenn auch nur mit Mühe, halten. Ebenso ist es mit der Natur des Weibes im Zustand der Lust, weil sie leichter bezähmt werden kann als die Natur der Lust des Mannes. Denn die Lust beim Mann gleicht einem Feuer, das bald erlischt und bald wieder aufflammt. Denn ein Feuer, das dauernd brennen würde, würde viel verzehren. So steigt auch die Lust bisweilen im Mann auf und fällt dann wieder ab. Denn wenn sie immer in ihm brennen würde, könnte sie der Mann nicht ertragen.

Die männlichen Choleriker. Es gibt einige Männer mit besonderer Manneskraft. Sie haben ein starkes, festes Hirn. Ihre äußeren feinen Blutgefäße, welche die Haut zusammenhalten, sind etwas rötlich gefärbt. Auch ihre Gesichtsfarbe ist etwas rötlich, wie es auf einigen Bildern aussieht, die mit roter Farbe gemalt sind; sie haben feste und kräftige Adern, die heißes wachsfarbenes Blut führen. Um die Brust sind sie gedrungen, und sie haben starke Arme. Sie sind nicht sehr fett, weil die kräftigen Adern, das kräftige Blut und die starken Glieder es nicht zulassen, daß ihr Fleisch sehr viel Fett ansetzt.

Die Lenden. Der Wind in ihren Lenden ist eher feurig als windig. Er hat zwei Behälter unter sich, in die er wie in einen Blasebalg hineinbläst. Diese Behälter umgeben den Stamm aller männlichen Kräfte und unterstützen ihn wie kleine Anbauten neben einem Turm, die ihn verteidigen. Es sind deswegen zwei, damit sie den erwähnten Stamm um so stärker umgeben, festigen und halten und damit sie den oben erwähnten Wind um so wirkungsvoller und besser aufnehmen, an sich ziehen und gleichmäßig wieder auslassen wie zwei Blasebälge, die gleichmäßig ins Feuer blasen. Wenn sie dann diesen Stamm in seiner Kraft aufrichten, halten sie ihn fest, und auf diese Weise belaubt sich dieser Stamm mit Nachkommen.

Noch einmal die Verbannung Adams. Als Adam bei seiner Übertretung blind und taub wurde, ging diese Kraft in ihm in die Verbannung und in ein fremdes Ding, es floh heimlich in die oben erwähnte Lendengegend des Mannes und blieb dort. Die Männer, von denen wir vorher gesprochen haben, sind klug, sie werden von den anderen gefürchtet, sie haben eine Zuneigung zu Frauen und sind bemüht, den anderen Männern einigermaßen aus dem Weg zu gehen und sie zu meiden, weil sie die Frauen mehr als die Männer lieben. Denn sie lieben die weibliche Gestalt bei der Vereinigung so sehr, daß sie sich nicht beherrschen können. Ihr Blut ist in großer Leidenschaft entbrannt, wenn sie eine Frau gesehen oder gehört oder sich in ihren Gedanken an sie erinnert haben. Denn ihre Augen sind wie Pfeile auf die Liebe der Frau gerichtet, wenn sie sie sehen, ihr Gehör ist wie ein sehr starker Wind, wenn sie sie hören, und ihre Gedanken sind wie ein Sturmwind, den man nicht daran hindern kann, über die Erde herzufallen. Das sind wirklich männliche Männer, und man nennt sie Werkmeister in ihrer Fruchtbarkeit, weil sie in ihrer Leidenschaft immer fruchtbar sind und sehr, sehr viele Nachkommen zeugen können, vergleichbar mit einem Baum, der sich in sehr vielen Zweigen weit ausbreitet. Daher sind sie auch wegen des großen Feuers ihrer Umarmung, das in ihnen ist, wie Pfeile. Wenn sie Verkehr mit Frauen haben, dann sind sie gesund und froh; wenn sie sie aber entbehren müssen, dann vertrocknen sie in sich und gehen wie Sterbende einher, es sei denn, daß sie infolge ausschweifender Träume oder Gedanken oder aufgrund einer anderen Perversität den Schaum ihres Samens verspritzen. Sie befinden sich in so großer Glut der Leidenschaft, daß sie sich manchmal sogar einem gefühllosen, leblosen Objekt zuwenden und sich mit ihm so herumwälzen, daß sie, um sich gegen diese Glut zu wehren und sie zu lindern, in dieser Lust und quälenden Leidenschaft, die in ihnen ist, erschöpft den Schaum ihres Samens verspritzen, weil ihnen die Enthaltsamkeit schwerfällt. Wenn solche Männer aus irgendeiner Notwendigkeit heraus, sei es aus Scham, Furcht oder aus Liebe zu Gott, Frauen meiden wollen, dann sollen sie sie wie Gift meiden und vor ihnen fliehen, denn es fällt ihnen schwer. Irgendein Schamgefühl und das Bemühen um Selbstbeherrschung werden sie kaum daran hindern können, die Frauen zu umarmen, wenn sie sie sehen.

Ihre Nachkommen haben sehr oft ein abstoßendes Wesen; sie sind unbeherrscht in ihrer Leidenschaft und in ihrem Verhalten so grundlegend verschieden vom üblichen menschlichen Verhalten wie ein unförmiger Klotz, der aus einem unförmigen, vom Feuer fast verbrannten Stück Holz geformt wird, im Vergleich mit einer schönen Gestalt, die aus einem schönen Stück Holz entsteht. Denn bei dem Verkehr, bei dem übermäßig viel Samen verschwendet wird, ist die Versuchung durch den Teufel sehr nahe. Wenn diese Menschen aber mit einer Leidenschaft lieben, die auf eine gute und rechte Weise beherrscht ist, dann werden ihre Kinder sehr gescheit, sehr brauchbar und sehr gewandt sein, und sie werden männlich aussehen und sehr schön sein.

Die Sanguiniker. Andere Männer haben ein warmes Gehirn, eine liebliche, aus Weiß und Rot gemischte Gesichtsfarbe, dicke Adern voll Blut und dickes Blut von richtiger roter Farbe. Sie haben in sich einen Saft, der froh macht; er ist nicht unterdrückt von finsterer Traurigkeit und ist völlig unbehelligt vom finsteren Wesen der Melancholie. Weil sie ein warmes Gehirn und das richtige Blut haben und weil ihre Säfte nicht unterdrückt werden, haben sie ein fettes Fleisch an ihrem Leib. Ihre Geschlechtlichkeit, die ihren Sitz in ihren Schenkeln hat, hat mehr vom Wesen des Windes als dem des Feuers. Aus diesem Grund können sie Enthaltsamkeit üben, weil der sehr starke Wind, der in ihren Schenkeln ist, das Feuer darin bändigt und beherrscht. Wenn dieser Wind und dieses Feuer zuweilen in ihre zwei Behälter einfallen, dann erfüllen sie alle ihre Aufgaben anständig und mit vernünftiger Liebe, so daß auch ihr Stamm anständig aufblüht und ausschlägt. Sie heißen das goldene Haus in der rechten Umarmung, weil die Vernünftigkeit in ihnen merkt, woher sie stammt. Deshalb kommt es bei solchen Männern zur Selbstbeherrschung und zu einer menschlichen Verhaltensweise. Für sie ist es nötig, sich nach Männerart zu vermählen, denn die weibliche Natur ist sanfter und milder als die männliche Natur. Mit Frauen können sie in Anstand und Fruchtbarkeit leben. Sie können sich auch ihrer enthalten und schauen sie dann mit schönen, besonnenen Blicken an. Wo die Blicke anderer Männer wie Pfeile auf die Frauen gerichtet sind, da stellen ihre Blicke eine anständige, harmonische Verbindung zu den Frauen her. Wo die Worte anderer Männer wie ein sehr heftiger Wind auf sie wirken, da klingen ihre Worte wie eine Zither. Und wo die Gedanken anderer Männer wie ein Sturmwind sind, da werden diese Männer besonnene Liebhaber in Ehrbarkeit genannt. Oft leiden sie aber viele Qualen, wenn sie sich nach Möglichkeit zu beherrschen suchen; aber in ihnen herrscht eine kluge Beherrschung, eine Kunst, über die die Frau verfügt, und sie führt eine sittsame Enthaltsamkeit herbei. Solche Männer haben auch Einsicht und Verstand. Ihre Nachkommen sind beherrscht, glücklich, nützlich und tüchtig in allen ihren Werken und bleiben frei von Neid, weil der Wind und das Feuer in den Schenkeln ihrer Väter ihnen die richtige Mischung mitgaben. Wer also daraus hervorgeht, wird ein brauchbarer Mensch werden. Wenn aber die oben erwähnten Männer ohne Frauen sind, bleiben sie ruhmlos wie der Tag, der ohne Sonne ist. Wie aber an einem Tag ohne Sonne die Früchte vor dem Vertrocknen bewahrt werden, so verbleiben diese Männer, wenn sie ohne Frauen bleiben, in einer recht mäßigen Stimmung. Aber im Umgang mit Frauen sind sie heiter, so wie der Tag mit Sonne hell ist. Weil sie im Blick, im Wort und in ihren Gedanken liebenswürdig sind, stoßen sie öfter als andere Männer wäßriges, nicht gekochtes Sperma aus, was ihnen im wachen Zustand wie auch im Schlaf widerfährt. Leichter als manche andere Männer werden sie so von selber und mit Hilfe anderer Umstände von der Hitze ihrer Leidenschaft erlöst.

Die Melancholiker. Es gibt andere Männer, deren Hirn fett ist. Ihre Gehirnhaut und ihre Blutgefäße sind wirr. Sie haben eine düstere Gesichtsfarbe. Ihre Augen haben sogar etwas Feuriges und Vipernartiges. Diese Männer haben harte, starke Adern, die dunkles, dickes Blut führen, grobes, festes Fleisch und grobe Knochen, die nur wenig Mark enthalten. Dieses brennt jedoch so heftig, daß sie im Verkehr mit Frauen unbeherrscht wie Tiere und wie Schlangen sind. Der Wind in ihren Lenden tritt in dreierlei Formen auf: Er ist feuriger Art, windartig und gemischt mit dem Rauch der Schwarzgalle. Daher haben sie zu niemandem eine richtige Liebe, sondern sie sind verbittert, habgierig, albern, ausschweifend in ihrer Leidenschaft und ohne Mäßigung im Verkehr mit Frauen wie die Esel.

Wenn sie einmal von der Lust ablassen, werden sie leicht krank im Kopf, so daß sie wahnsinnig werden. Wenn sie ihre Lust im Verkehr mit Frauen befriedigen, leiden sie nicht unter Geisteskrankheit. Ihr Beischlaf, den sie mit Frauen besonnen halten sollten, ist jedoch schmerzhaft, widerwärtig und tödlich wie bei reißenden Wölfen. Einige von ihnen verkehren gern und auf menschliche Weise mit Frauen, weil sie kräftige Blutgefäße und ein Mark haben, das in ihnen heftig brennt; aber dennoch hassen sie die Frauen. Einige können das weibliche Geschlecht meiden, weil sie die Frauen nicht lieben und sie nicht haben wollen, sondern in ihrem Herzen wild wie Löwen sind und sich wie Bären benehmen. In ihrer Hände Arbeit sind sie jedoch brauchbar und geschickt, und sie arbeiten gerne. Der Sturm der Lust, der in die zwei Behälter der erwähnten Männer einfällt, kommt so unbeherrscht und so plötzlich wie der Wind, der das ganze Haus plötzlich heftig erschüttert, und er richtet den Stamm so gewaltig auf, daß der Stamm, der in voller Blüte stehen sollte, sich auf die widerliche Weise von Vipern krümmt und in solcher Bösartigkeit wie eine tod- und verderbenbringende Viper seine Bösartigkeit an seiner Nachkommenschaft ausläßt. Der Einfluß des Teufels wütet so sehr in der Leidenschaft dieser Männer, daß sie eine Frau beim Geschlechtsverkehr töten würden, wenn sie könnten. Denn es findet sich nichts von Liebe und Zärtlichkeit bei ihnen. Daher haben die Söhne oder die Töchter, die sie so zeugen, sehr oft einen teuflischen Wahnsinn in ihren Lastern und in ihrem Charakter, weil sie ohne Liebe gezeugt wurden. Ihre Nachkommen werden oft unglücklich und in ihrem ganzen Verhalten undurchschaubar. Deshalb können sie nicht von den Menschen geliebt werden, und sie bleiben auch selber nicht gerne bei den Menschen, da sie von vielen Halluzinationen heimgesucht werden. Wenn sie aber bei den Menschen bleiben, dann sind sie zu ihnen gehässig, neidisch und böse, und sie haben keine Freude mit ihnen. Einige ihrer Kinder werden jedoch manchmal klug und brauchbar, zeigen jedoch trotz dieser Brauchbarkeit ein so schlimmes und widersprüchliches Verhalten, daß man sie deshalb weder lieben noch ehren kann. Sie sind wie gewöhnliche Steine, die ohne Glanz herumliegen, als wären sie ausgelöscht, und die unter den glänzenden Steinen deshalb nicht geschätzt werden, weil sie keinen schönen Glanz haben.

Die Phlegmatiker. Es gibt auch noch andere Männer, die ein fettes, weißes und trockenes Gehirn haben, denn auch die kleinen Blutgefäße ihres Gehirns sind mehr weiß als rot. Sie haben große Glotzaugen und eine weibliche Gesichtsfarbe. Ihre Hautfarbe ist nicht frisch, sondern gleichsam verblaßt. Ihre Blutgefäße sind weit und weich, enthalten jedoch nicht viel Blut. Ihr Blut ist nicht besonders blutartig, sondern ziemlich schaumig. Sie haben genug Fleisch am Leib; es ist weich wie das Fleisch von Frauen. Ihre Glieder sind kräftig.
Diese Männer haben aber keinen Mut und keine Entschlossenheit. In ihren Gedanken und in ihren Gesprächen sind sie kühn und munter wie das Feuer, dessen Flamme plötzlich auflodert und rasch wieder zusammenfällt. In ihrem Auftreten zeigen sie Mut, aber nicht in ihren Taten. Im Umgang mit ihnen merkt man, daß es ihnen mehr auf Worte als auf Taten ankommt. Der Wind in ihren Lenden hat ein nur schwaches Feuer, so daß er wie lauwarmes Wasser nur wenig warm ist. Ihre beiden Behälter, die wie zwei Blasebälge sein sollten, um das Feuer zu erregen, sind in ihrer Schwäche völlig zurückgeblieben und haben keine Kraft, den Stamm aufzurichten, weil sie kein starkes Feuer in sich haben. Solche Männer können beim Beischlaf geliebt werden, weil sie Männern und Frauen beiwohnen können und weil sie treu sind. Sie haben ihren Mitmenschen gegenüber keinen tödlichen Haß, sondern den maßvollen Genuß der ersten Zeugung, aus der Adam und Eva ohne fleischliche Umarmung hervorgingen, während sie jedoch bei dieser und jener Zeugung versagen. Weil bei diesen Männern der Samen nicht wie sonst bei Männern sein kann, können sie weder durch einen Bart noch durch andere derartige männliche Merkmale männlich sein. Weil sie auch nicht mißgünstig sind, meinen sie es gut und lieben die Frauen in ihrer natürlichen Schwäche, weil sie auch schwach sind, weil die Frau in ihrer Schwäche wie ein Knabe ist. Daher erwärmen sich diese Männer manchmal ein wenig, so daß sie manchmal einen schwachen Bartwuchs bekommen wie beispielsweise die Erde, die ein wenig Graswuchs hervorbringt. Sie haben aber nicht die volle Kraft des Pfluges, die Erde umzupflügen, weil sie mit Frauen nicht so wie fruchtbare Männer verkehren können, sondern unfruchtbar sind. Daher leiden sie auch nicht sehr in ihrem Herzen unter der Be-

gierde; nur manchmal denken sie daran und haben Wünsche. Weil sie diesen körperlichen Mangel haben, sind sie auch langsam im Denken, und die Blutgefäße ihrer Schläfen stehen nicht in voller Kraft, sondern sie haben brüchige Gefäße wie Halme und bestimmte Pflanzen. Man kann sie nicht männlich nennen, weil ihre Gefäße kalt sind und weil auch ihr Samen dünn und ungekocht ist wie Schaum. Und sie können ihn nicht bis zum richtigen Zeitpunkt zurückhalten.

Die weibliche Lust. Die weibliche Lust kann man mit der Sonne vergleichen, welche die Erde mit ihrer Wärme sanft, langsam und fortwährend durchdringt, damit sie Früchte hervorbringe. Würde sie stärker und ständig auf die Erde herabbrennen, würde sie die Früchte eher schädigen als hervorbringen. So hat auch die weibliche Lust eine sanfte, milde, aber dennoch ständige Wärme, um Nachwuchs zu empfangen und zu gebären. Würde die Frau immer in der Hitze ihrer Lust verbleiben, wäre sie nicht fähig zur Empfängnis und zur Zeugung. Wenn die Lust im Weib aufsteigt, ist sie bei ihr geringer als beim Mann, weil dieses Feuer in ihr nicht so stark brennt wie im Mann.

Die männliche Lust. Wenn beim Mann der Sturm der Leidenschaft ausbricht, wirbelt er in ihm wie ein Mühlenrad herum. Denn seine Lenden sind mit einer Schmiede zu vergleichen, in die das Mark sein Feuer entsendet. Diese Schmiede befördert dann dieses Feuer weiter in die männlichen Geschlechtsorgane und läßt es heftig brennen. Wenn der Wind der Lust aber vom Mark des Weibes ausgeht, fällt er in die Gebärmutter ein, die am Nabel hängt, und erregt das Blut des Weibes zur Lust. Und weil die Gebärmutter in der Nabelgegend des Weibes einen großen und sozusagen offenen Raum besitzt, breitet sich dieser Wind im Bauch des Weibes aus. Deshalb entbrennt dort das Feuer der Lust weniger stark, wenn auch häufiger wegen der Feuchtigkeit. Daher kann sich das Weib aus Furcht oder aus Scham leichter als der Mann der Lust enthalten, so daß auch der Schaum des Samens vom Weib seltener als vom Mann ausgeschieden wird und im Vergleich mit dem männlichen Samen in einer so geringen Menge wie ein Stück Brot, verglichen mit einem ganzen Laib. Dennoch kommt es sehr oft vor, daß der erwähnte Schaum vom Weib nach der Lustbefriedigung nicht ausgeschieden wird, weil er sich mit dem Inhalt der Gefäße in der Gebärmutter, der weißlich und dick ist, mischt, um schließlich mit der Monatsblutung abzufließen. Was zurückbleibt, wird von der Gebärmutter ausgeschieden, manchmal auch in ihr verteilt, zerrieben und aufgelöst, wenn es zur Lustlösung ohne Berührung durch einen Mann kommt. Die fruchtbare Natur des Weibes ist kälter und mehr blutiger Art als die Natur des Mannes, und ihre Kräfte sind schwächer als die Kräfte des Mannes. Deshalb brennt das Weib auch nicht so heftig in der Lust wie der Mann, weil das Weib nur ein Gefäß ist, um Nachwuchs zu empfangen und zu gebären. Und deshalb ist auch der Wind bei ihr luftig, ihre Gefäße offen, und ihre Glieder lösen sich leichter als beim Mann. Wenn fruchtbare Männer sich der Frauen enthalten, werden sie leicht krank, aber nicht so sehr wie Frauen, weil sie mehr Samen als die Frauen ergießen. Unfruchtbare Frauen aber sind gesund, wenn sie auf Männer verzichten, wenn sie aber Männer haben, sind sie krank. Wie manchmal auch eine Überschwemmung infolge von Regenfällen und Unwettern entsteht und manchmal ruht, wie der Most beim Gären bald aufschäumt und bald wieder sinkt, so steigen auch manchmal beim Menschen schlimme Säfte auf und schwinden dann wieder, denn wenn sie bei ihrer schlimmen Wirkung immer auf einem hohen Stand wären, könnte es der Mensch nicht aushalten, sondern er würde in kurzer Zeit zugrunde gehen. Denn das Blut nimmt bei jedem Menschen entsprechend der Zunahme und Abnahme des Mondes zu und ab.

Die Veränderung des Mondes und der Säfte. Wenn der Mond zunimmt und voll wird, dann vermehrt sich auch das Blut im Menschen, und wenn der Mond abnimmt, dann nimmt auch das Blut im Menschen ab. So ist es immer sowohl beim Weib als auch beim Mann. Wenn nämlich das Blut im Menschen bis zum vollen Stand zugenommen hat und wenn es dann im Menschen nicht wieder abnehmen würde, würde er ganz und gar zerbersten.

Die Zeit der Zeugung. Wenn bei zunehmendem Mond das Blut im Menschen auf diese Weise zunimmt, dann ist auch der

Mensch, nämlich das Weib ebenso wie der Mann, fruchtbar, das heißt fähig, Nachwuchs zu zeugen. Wenn nämlich bei zunehmendem Mond auch das Blut des Menschen zunimmt, ist der Samen des Mannes stark und kräftig, und wenn bei abnehmendem Mond auch das Blut im Menschen abnimmt, ist der Samen des Mannes schwach und ohne Kraft wie ein Bodensatz, und daher ist er dann weniger gut geeignet, Nachwuchs zu zeugen. Wenn eine Frau zu dieser Zeit empfängt, dann wird der Mensch, gleichgültig, ob es ein Junge oder ein Mädchen wird, krank, schwach und nicht kräftig werden. Also nimmt bei zunehmendem Mond das Blut im Weib ebenso zu wie im Mann und bei abnehmendem Mond im Weib ebenso ab wie im Mann, und zwar bis zum fünfzigsten Lebensjahr.

Die Monatsblutung. Wenn bei abnehmendem Mond das Blut im Mann abnimmt, nimmt das Blut auch im Weib durch die monatliche Blutung ab. Stellt sich die monatliche Regelblutung bei einer Frau bei zunehmendem Mond ein, dann leidet sie zu dieser Zeit mehr darunter, als wenn es ihr bei abnehmendem Mond widerfahren wäre. Denn bei zunehmendem Mond mußte ihr Blut zunehmen, das dann durch die Monatsblutung verringert wird. Nach dem fünfzigsten Lebensjahr wird das Blut im Menschen nicht mehr so stark und schnell unter dem Einfluß der Mondbahn verändert, wie es vorher der Fall war. Bis zum achtzigsten Lebensjahr aber läßt das Blut das Fleisch beim Menschen etwas mehr zunehmen, als es vorher üblich war, weil dasselbe Blut nunmehr beim Menschen aufhört, zuzunehmen und abzunehmen. Nach dem achtzigsten Lebensjahr schwindet beim Mann das Fleisch ebenso wie das Blut, die Haut zieht sich zusammen, und es bilden sich Runzeln, während in der Jugend die Haut glatt und straff war, weil sie mit Fleisch und Blut ausgefüllt war. Weil nach dem achtzigsten Lebensjahr das Fleisch und das Blut beim Mann schwinden, wird er selber schwach. Daher muß er durch Speise und Trank wie ein Kind, das dies auch immer nötig hat, gestärkt werden, damit das, was er dann an Fleisch und Blut weniger hat, durch Speise und Trank ausgeglichen werden kann. Bei den Frauen hört nach dem fünfzigsten Lebensjahr die Monatsblutung auf. Eine Ausnahme bilden die Frauen, welche so gesund und stark sind, daß sich bei ihnen die Monatsblutung bis zum siebzigsten Lebensjahr hinzieht. Weil dann ihr Blut nicht mehr wie vorher ausfließt, nimmt ihr Fleisch bis zum siebzigsten Lebensjahr zu, weil es dann nicht mehr durch die Monatsblutung verringert wird. Aber nach dem siebzigsten Lebensjahr schwinden auch bei ihnen das Fleisch und das Blut, ihre Haut zieht sich zusammen, es bilden sich Runzeln, und sie werden gebrechlich. Daher muß man sie öfter mit Speise und Trank wie ein Kind stärken, weil sie dann Fleisch und Blut verlieren und schwächer als die Männer sind, während sich das Elend des Greisenalters bei den Männern bis zum achtzigsten Lebensjahr hinzieht. Auch bei den vernunftlosen Tieren nimmt das Blut bei zunehmendem Mond zu und bei abnehmendem Mond ab, jedoch in einem geringeren Ausmaß als bei den Menschen. Eine Ausnahme bilden die Tiere, welche aus dem Schweiß und der Feuchtigkeit der Erde entstehen und davon ernährt werden. Sie entstehen eher aus dem Gift und der Fäulnis als aus dem Blut, mit Ausnahme der Fische, die im Wasser leben und aus dem Wasser hervorgehen und nur wenig Blut haben. Auch in den Bäumen, die von ihren Wurzeln aus grün werden und Laub tragen, nimmt der Saft bei zunehmendem Mond zu und bei abnehmendem Mond ab. Daher werden sie, wenn sie bei zunehmendem Mond gefällt werden, wegen des Saftes und der Feuchtigkeit, die in ihnen verblieben ist, dann eher vom Ungeziefer und vom Holzwurm zerfressen, als wenn sie bei abnehmendem Mond gefällt würden. Denn wenn sie bei abnehmendem Mond gefällt werden, dann werden sie ein wenig hart, weil der Saft in ihnen abgenommen hat. Als Folge davon wächst um so weniger Ungeziefer darin, und der Holzwurm kann ihnen um so weniger schaden.

Das Beschneiden der Bäume. Das Pflanzen und Beschneiden der Bäume erfolgt im Hinblick auf ihre Widerstandsfähigkeit besser bei abnehmendem als bei zunehmendem Mond. Wenn dies nämlich bei zunehmendem Mond geschieht, dann kümmern sie wegen des aufsteigenden und überschüssigen Saftes sehr oft dahin, schlagen nicht so gut Wurzeln und wachsen nicht so gut heran, als wenn es bei abnehmendem Mond geschieht. Wenn es nämlich bei abnehmendem Mond erfolgt, dann ist im Inneren der Bäume eine größere und stärkere Kraft verborgen, weil dann der Saft etwas verringert ist. Daher schlagen sie schneller Wurzeln und sind widerstandsfähiger als im Überfluß des Saftes, weil der Saft dann bei zunehmendem Mond an den beschnittenen Stellen austritt.

Das Beschneiden der Weinstöcke. Auch wenn die Weinreben zur Pflege der Weinstöcke beschnitten werden, gelangen sie zu größerer Nutzleistung und Fruchtfülle, wenn sie bei abnehmendem statt bei zunehmendem Mond beschnitten werden. Denn je mehr sie bei zunehmendem Mond beschnitten werden, desto mehr Saft und Tropfen fließen aus ihnen heraus. Auf diese Weise wird der Weinstock etwas trockener, als wenn die Reben bei abnehmendem Mond beschnitten würden, weil dann die Kraft im Inneren zurückbleibt und die Schnittstelle bis zum zunehmenden Mond verwächst und sich verhärtet.

Das Sammeln der Kräuter. Wenn edle, gute Kräuter bei zunehmendem Mond vom Erdboden abgeschnitten oder mit der Wurzel aus der Erde gezogen werden, wenn sie in vollem Saft stehen, eignen sie sich besser zur Zubereitung von Latwergen, Salben und jeder Medizin, als wenn man sie bei abnehmendem Mond sammelt.

Die Obsternte. Aber auch alles Gemüse und Obst, das bei zunehmendem Mond geerntet wird, und das Fleisch vom Vieh, das zu dieser Zeit geschlachtet wird, hat einen größeren Nährwert, weil es dann voll Saft und Blut ist, als wenn man es bei abnehmendem Mond erntet oder schlachtet. Eine Ausnahme macht man dann, wenn es länger halten soll, weil es dann wegen der Zusammenziehung des abnehmenden Mondes, durch die sie auch zusammengezogen werden, besser und vorteilhafter ist, dann das Gemüse und das Obst zu ernten und das Vieh zu schlachten, wenn der Mond abnimmt, damit es sich um so länger halten kann.

Die Getreideernte. Auch das Getreide, das bei zunehmendem Mond von den Schnittern bei der Ernte abgemäht wird, bringt mehr Mehl, als wenn es bei abnehmendem Mond abgemäht würde, weil es bei zunehmendem Mond seine volle Ausgiebigkeit besitzt. Diese ist aber bei abnehmendem Mond etwas beschränkter. Was jedoch bei abnehmendem Mond abgemäht wird, kann seine Kraft länger behalten, als wenn es bei zunehmendem Mond abgemäht wird. Das Getreide, das bei zunehmendem Mond abgemäht wird, aber in die Erde ausgesät wird, schlägt schneller Wurzeln, wächst schneller zu Getreideähren heran und bringt auch rascher und mehr Stroh, jedoch weniger Ertrag, als wenn es bei abnehmendem Mond abgemäht wird.

Die Zeit der Aussaat. Wenn das, was bei abnehmendem Mond geerntet wird, zur Aussaat verwendet wurde, keimt und wächst es zwar langsamer und bringt weniger Halm, liefert jedoch einen größeren Ertrag an Korn, als wenn es bei zunehmendem Mond abgeschnitten worden wäre. Jeder Samen, der bei zunehmendem Mond in die Erde kommt, keimt und wächst schneller und bringt mehr Halm, weil er bei zunehmendem Mond aufgeht, als wenn er bei abnehmendem Mond gesät würde. Wenn er nämlich dann gesät würde, würde er nur allmählich aufgehen, bis er dann, wohl gekräftigt, weiterwachsen würde.

Adams Schlaf. Bevor Adam das Gebot Gottes übertreten hatte, wurde ihm der Schlaf eingeflößt und das Essen nur gezeigt. Aber nach seiner Übertretung wurde sein Fleisch so schwach und hinfällig wie das vergängliche Fleisch eines Toten im Vergleich mit dem Fleisch eines lebenden Menschen. Aber nachher wurde er durch den Schlaf erquickt sowie durch das Essen gestärkt. Und so ist es nunmehr bei allen Menschen. Denn wie das Fleisch des Menschen durch das Essen wächst, so auch sein Mark durch den Schlaf.

Der Schlaf. Wenn der Mensch schläft, dann erholt sich sein Mark und wächst, und wenn er wach ist, dann wird sein Mark ein bißchen verdünnt und geschwächt, wie der Mond beim Zunehmen wächst und beim Abnehmen schwindet und wie die Wurzeln der Pflanzen im Winter ihre Wachstumskraft in sich behalten, die sie dann im Sommer in Gestalt von Blüten entfalten. Daher wird dann der Mensch, wenn sein Mark durch Arbeiten ermüdet oder durch Wachbleiben geschwächt ist, vom Schlaf überwältigt, und er schläft dann leicht ein, ob er nun steht oder sitzt oder liegt, weil seine Seele in ihm dieses körperliche Bedürfnis verspürt. Denn wenn das Mark durch Wachbleiben verdünnt und geschwächt wurde, dann ziehen die Kräfte der Seele einen sehr angenehmen und sehr süßen Hauch aus dem Mark heraus, der die Gefäße des Halses und den ganzen Nacken durchzieht, auf die Schläfen übergeht, die Gefäße des Kopfes erfüllt und so den wehenden Lebenshauch des Menschen herabdrückt. Dann geht es dem Menschen so: Er liegt da, wie wenn er bewußtlos wäre, von nichts wüßte und keine Gewalt über seinen Körper hätte, ohne sich einer Erkenntnis, der Gedanken und des Gefühls bewußt zu sein. Nur die Seele läßt den Lebenshauch ein- und ausgehen, so wie sie es bei einem wachen Menschen auch tut, weil sie ihn, wenn er schläft und wenn er wach ist, zusammenhält und weil sie in ihm ist, während er schläft, und ebenso in ihm, während er wach ist. So schläft der Mensch ein, wie oben beschrieben wurde. Wenn dann die Seele des Menschen ihre Kräfte in sich gesammelt hat, läßt sie sein Mark wachsen und stärkt es. Dadurch stärkt sie die Knochen, sorgt für die Blutbildung, kocht auch das Fleisch, vereinigt die einzelnen Glieder und erweitert die Weisheit und das Wissen im Menschen, während der Mensch unbewußt lebt. So besitzt also die Seele eine größere innere Wärme, wenn der Mensch schläft, als wenn er wach ist. Denn wenn der Mensch wach ist, wird sein Mark dünn, schleimig und trüb, und deshalb schläft er auch. Wenn er aber schläft, brennt sein Mark, weil es dann wächst und fett und klar wird.

Der nächtliche Samenerguß im Schlaf. Das Mark erregt dann auch sehr oft in dieser brennenden Hitze das Blut infolge seines Überflusses zur Lust, leitet den Schaum des Samenergusses, ohne daß es dem Mann bewußt ist, in seine Geschlechtsorgane und läßt ihn dann ausströmen. Das Mark erhitzt sich manchmal auch infolge des übermäßigen Genusses von Speisen und Getränken, weil unmäßige Speisen und Getränke das Feuer des Marks etwas fördern und ihr Saft das Mark und das Blut in ziemliche Erregung versetzt. So löst das sich erhitzende Mark die Fleischeslust im Blut aus und leitet den Schaum des Samenergusses ohne Wissen des Mannes in seine Geschlechtsorgane. Dies kommt jedoch durch die sommerliche Hitze oder die Wärme der männlichen Bekleidung nicht oder nur selten vor. Weil aber der Körper dann ruht und nichts tut, holt die Seele, die im wachen Zustand des Körpers mit ihm in vielen Dingen beschäftigt war, ihr Wissen, mit dem sie im Körper wirkt, in den Träumen hervor, als ob es ihre Augen wären, und schaut sich um, weil sie nun nicht mehr durch die vielseitige Tätigkeit des Körpers behindert wird.

Adam und seine Sehergabe. Als Gott den Schlaf über Adam kommen ließ, sah währenddessen seine Seele vieles in einer wahren prophetischen Vision, weil sie noch keine Sünde hatte. So könnte auch die Seele eines Menschen im Schlaf vieles in einer wahren prophetischen Vision sehen, wenn der Mensch nicht durch Sünden belastet wäre.

Die Träume. Weil die Seele des Menschen von Gott stammt, sieht sie manchmal Wahres und Zukünftiges, wenn der Leib schläft, und sie weiß dann, was dem Menschen bevorsteht und was manchmal auch so eintrifft. Oft kommt es auch vor, daß die Seele, durch teuflisches Blendwerk ermüdet oder durch eine Geistestrübung beschwert, es nicht genau sehen kann und getäuscht wird. Denn sehr oft wird sie durch Gedanken, Vorstellungen und Wünsche, mit denen sich der Mensch im wachen Zustand beschäftigt, auch in den Träumen beschwert und dabei manchmal wie ein Sauerteig aufgebläht, der eine Mehlmasse auftreibt. Dabei ist es gleichgültig, ob diese Gedanken gut oder schlecht sind. Wenn sie gut und heilig sind, zeigt die Gnade Gottes dem Menschen oft die Wahrheit in den Träumen. Wenn sie aber eitel sind, sieht das der Teufel und erschreckt dann sehr oft die Seele dieses Menschen und mischt seine Lügen unter die Gedanken des Menschen. Sogar heiligen Menschen zeigt er oft unter Hohnlachen seine Schändlichkeiten. Denn wenn ein Mensch einschläft, der in seinem Geist mit ungehöriger Freude oder Trauer, Zorn oder Angst, Herrschsucht oder anderen derartigen Dingen beschäftigt ist, führt ihm der Teufel dies sehr oft mit seinem Blendwerk in den Träumen vor, weil er es bei ihm bemerkte, als er wach war. Aber auch wenn der Mensch bisweilen in Fleischeslust einschläft, hält sie ihm auch bisweilen das teuflische Blendwerk vor Augen, so daß es ihm die Leiber lebender Menschen und manchmal auch die Leiber von toten zeigt, mit denen er einmal Verkehr hatte oder die er sogar noch nie mit leiblichen Augen sah, so daß es ihm vorkommt, als ob er sich mit ihnen auf diese Weise unter sündhaften Samenergüssen vergnüge, als ob er wach sei oder als ob auch diese Toten am Leben wären. Daher betrifft die Schändlichkeit auch seinen Samen. Weil der Teufel mit einem wachenden Menschen seine Verführungskünste treibt, setzt er ihm auch in den Träumen zu. Weil aber die Seele fest mit dem Körper verbunden ist, stimmt sie sehr oft, wenn auch widerwillig, mit ihm im Schlafen und im Wachen überein und löst verschiedene Regungen in ihm aus. Wie die Luft im Wasser das Mühlrad herumdreht und es mahlen läßt, so regt auch die Seele den Körper eines schlafenden und wachenden Menschen zu verschiedenen Tätigkeiten an.

Das Wirken der Seele. Wie die Sonne das Licht des Tages ist, so ist auch die Seele das Licht des wachenden Körpers. Und wie der Mond das Licht der Nacht ist, so ist auch die Seele das Licht des schlafenden Körpers. Wenn nämlich der Körper des schlafenden Menschen die richtige Temperatur hat, so daß ihn sein Mark im richtigen Verhältnis und Maß erwärmt und er selber den Sturm der Leidenschaften und den sittlichen Einwand nicht in sich spürt, dann sieht er sehr oft Wahres, weil sich dann das Wissen seiner Seele in Ruhe befindet. Vergleichsweise strahlt der Mond sein Licht hell und voll aus, wenn er in der Nacht frei vom Wirbel der Wolken und der Winde ist. Wenn aber ein Sturm verschiedener widersprüchlicher Gedanken den Geist und den Körper des Wachenden beherrscht, so daß er in diesem Sturm einschläft, dann ist das, was er im Schlaf sieht, sehr oft falsch, weil das Wissen seiner Seele bei solchen Widersprüchen so verdunkelt ist, daß er das Wahre nicht sehen kann. Vergleichsweise kann der Mond bei stürmischen Wolken nicht hell scheinen. Weil die Seele Feuer ist, zieht sie den Atem des schlafenden Menschen ruhig ein und aus, damit der Körper nicht zerrüttet wird. So gibt der Töpfer vergleichsweise auf sein Gefäß acht, wenn er es im Feuer brennt, damit das Feuer nicht übermäßig heiß oder kalt ist. Denn wenn es übermäßig heiß wäre, würde das Gefäß brüchig werden und vollständig zerfallen.

Der Atem. Wenn der Mensch den ein- und ausgehenden Atem nicht hätte, dann würde er auch nicht die körperliche Beweglichkeit haben, und sein Blut wäre nicht flüssig und würde nicht fließen, wie auch das Wasser ohne den Luftzug nicht fließt.

Der Gegensatz zwischen Seele und Fleisch. Die Seele ist ein Hauch, der zum Guten strebt, das Fleisch aber neigt zur Sünde. Die Seele kann den Körper nur selten und nur mit Mühe vor der Sünde bewahren, wie auch die Sonne es den Würmchen nicht verwehren kann, an der Stelle aus der Erde zu kriechen, die sie selber mit ihrem Glanz und ihrer Hitze erwärmt. Die Seele ist aber auch ein Anhauch für den Körper wie der Blasebalg für das Feuer. Denn wo Holzscheite und glühende Kohlen hingelegt werden, da entzündet der Blasebalg das Feuer. So neigt auch die Seele, die mit dem Körper, den Knochen, den Nerven und dem Fleisch fest verbunden ist, zu allen möglichen Werken und kann nicht davon lassen, solange sie im Körper ist. Denn sie ist so fest mit dem Mark, den Knochen, dem Fleisch und allen Gliedern verbunden wie ein Mensch, der so fest an einen Holzstamm geheftet ist, daß er sich nicht davon losreißen kann. Wie jedoch das Wasser manchmal das Feuer auslöscht, damit es nicht übermäßig brennt, so unterdrückt manchmal auch die Seele, unterstützt von der Gnade Gottes und ermahnt von der Vernunft, die sündhaften Laster, damit sie nicht im Übermaß aufkommen und überhandnehmen. Nachdem das Mark des Schlafenden sich vermehrt und erholt hat und nachdem die Seele den ganzen Organismus des schlafenden Körpers geordnet hat, zieht sie den sanften Wind, den sie aus dem Mark zur Erholung des Menschen ausgesandt hat, wieder an sich, und so wacht der Mensch wieder auf.
Wenn er aber unterdessen oft wach ist und wenn er ebensooft wieder einschläft, dann erhält das Mark noch nicht seine volle Kraft zurück, und auch die Glieder haben sich noch nicht völlig erholt. Aber wenn ein Mensch oft aufwacht und dann oft ziemlich rasch wieder einschläft, dann werden sein Mark und seine Glieder um so angenehmer und sanfter erquickt. So sammelt ein kleines Kind, das oft saugt und oft zu saugen wieder aufhört, dazwischen seine Kräfte zu seiner Erquickung.

Die seelische Erregung. Sehr oft kommt es auch vor, daß ein schlafender Mensch auf der Seite oder an einem anderen Körperteil unbequem und hart liegt oder von etwas gedrückt oder von einem körperlichen Leiden geplagt wird. Weil der Mensch empfindsam ist, sammelt die Seele, welche diese Beschwerden und Widerwärtigkeiten spürt und sieht, daß ihr Körper dadurch Schaden leidet, ihre Kräfte und weckt den Menschen somit aus dem Schlaf. Wenn aber einmal Lärm oder ein Geräusch oder eine laute Stimme in der Umgebung des schlafenden Körpers hörbar wird, so daß die Luft davon widerhallt, schlägt die äußere Luft die Luft, die im Menschen vorhanden ist, zurück. Denn auch die Elemente sind im Menschen vorhanden. Wenn die Seele im Menschen diese Luftbewegung spürt, sammelt sie wieder ihre Kräfte und veranlaßt den Menschen dazu aufzuwachen. Oft kommt es aber vor, daß ein Mensch durch einen plötzlichen Lärm oder eine Berührung oder sonstwie plötzlich und unsanft aufwacht. Infolgedessen werden seine Adern und sein Blut auf eine nachteilige Weise in Erregung versetzt, so daß er sehr oft deshalb körperliche Schmerzen leidet oder in ein akutes oder dreitägiges Fieber fällt, weil seine Seele in ihm durch die unvermutete Hektik in Erregung versetzt wurde. Aber wenn der Mensch schließlich auf die rechte Weise erwacht, zeigt er sich sehr oft geistreicher und im Gesichtsausdruck heiterer, weil nun alle seine Glieder wieder in Ruhe zusammengefügt sind.

Zuviel Schlaf. Wenn jemand viel zuviel schläft, wird er leicht davon verschiedene schlimme Fieberanfälle bekommen und zieht sich davon eine Trübung der Augen zu, weil seine Augen im Schlaf zu lange geschlossen waren. Das ist genauso, wie wenn jemand lange in das Sonnenlicht schaute und sich davon eine Trübung der Augen zuzöge. Wenn aber jemand mäßig lang schläft, wird er dadurch gesund bleiben. Wer aber viel zuviel wach bleibt, wird körperlich schwach, büßt infolgedessen ziemlich viele Kräfte ein und verliert auch ziemlich viel Empfindungsvermögen, und das Fleisch in der Umgebung seiner Augen schmerzt, ist gerötet und wölbt sich hervor. Er schadet jedoch seiner Sehschärfe, der Pupille und der Sehstärke nicht sehr. Wer aber mit Maßen wach bleibt, wird körperlich gesund bleiben. Es kommt aber oft vor, daß ein Mensch wach ist und nicht schlafen kann, wenn sein Geist durch verschiedene Gedanken und Umstände und Probleme beschäftigt ist oder in großer Freude gefangen ist. Denn im Zustand von Trauer, Furcht, Angst, Zorn oder bei verschiedenen anderen Sorgen gerät sehr oft das Blut im Menschen in Unruhe, und die Blutgefäße, die den sanften Hauch des Schlafes aufnehmen sollten, ziehen sich etwas zusammen, so daß sie ihn nicht aufnehmen können. Und wenn jemand unterdessen etwas gesehen oder gehört hat oder wenn ihm sonst etwas widerfahren ist, worüber er sich über die Maßen freuen konnte, dann reagieren seine Blutgefäße auf die Freude und können den sanften Hauch des Schlafes nicht festhalten. Daher hat er nicht die richtige Ausgeglichenheit in sich und bleibt somit stets wach, bis er, in seinen Gedanken mit jener Angelegenheit zufrieden, wieder Ruhe findet. Und wenn seine Blutgefäße wieder in den richtigen Zustand zurückkehren, schläft der Mensch ein. Wenn aber ein Mensch einmal an einer schweren Krankheit leidet, dann geraten das Blut und die Säfte in ihm sozusagen in einen Gegensatz und verursachen in ihm beispielsweise heftige Störungen, so daß er wegen dieser Gegensätze keine Ruhe finden kann, sondern zum Nachteil für seine Gesundheit und gegen seinen Willen schlaflos und hellwach bleibt. Wenn der Mensch schläft, sieht er anders, als wenn er wach ist, und daher kann er nicht gleich klar sehen, wenn er nach dem Schlaf erwacht, weil er eben noch schlaftrunken war. Und wenn er im Dunkeln ist, kann er dasselbe Sehvermögen, das er im Dunkeln hatte, nicht gleich wieder dem hellen Tageslicht anpassen. Auf ähnliche Weise kann derjenige, der sich im hellen Tageslicht befindet, seine Augen nicht plötzlich, sondern erst nach einer Weile auf die anderen Lichtverhältnisse im Dunkeln einstellen. So läßt ein Mensch vergleichsweise äußerlich Worte verlauten, aber seine Gedanken sind noch im Inneren verborgen.

Die körperliche Übung. Wenn ein Mann, der körperlich gesund ist, lange umhergeht oder lange aufrecht steht, nimmt er dadurch nicht viel Schaden, daß er sich körperlich bewegt, jedoch nur unter der Bedingung, daß er nicht zu lange geht oder steht. Wer aber gebrechlich ist, soll sitzen, weil er sonst zu Schaden käme, wenn er viel ginge oder stünde. Weil aber das Weib schwächer als der Mann ist und weil es einen anderen Schädelbau hat, soll es nur mäßig gehen oder stehen, aber mehr sitzen als laufen, damit es nicht dadurch Schaden nimmt. Wer dagegen auf dem Pferd reitet, nimmt dadurch kaum Schaden, auch wenn er davon müde wird, weil er sich an der frischen Luft befindet. Er soll sich aber mitunter um seine Füße und Schenkel kümmern und sie durch die Bewegung und durch Ausstrecken immer wieder in Übung halten.

Die Sanguinikerin. Manche Frauen haben eine Anlage zur Fettleibigkeit, und sie haben ein weiches, üppiges Fleisch, zarte Blutgefäße und ein gesundes Blut ohne Fäulnis. Weil ihre Blutgefäße zart sind, deshalb haben sie weniger Blut in sich, und ihr Fleisch wächst um so mehr und ist um so mehr vom Blut durchdrungen. Sie haben eine helle, weiße Gesichtsfarbe, lieben Zärtlichkeiten, sind liebenswürdig, genau bei künstlerischen Arbeiten und sind von sich aus selbstbeherrscht. Zur Zeit der Monatsblutung erleiden sie einen nur geringen Blutverlust, und ihre Gebärmutter ist zum Gebären kräftig entwickelt. Daher sind sie auch fruchtbar und können den männlichen Samen aufnehmen. Dennoch bringen sie aber nicht sehr viele Kinder zur Welt, und wenn sie ohne Gatten leben und daher keine Nachkommen gebären, werden sie leicht körperlich krank. Wenn sie aber einen Gatten haben, sind sie gesund. Wenn bei ihnen zur Zeit der Monatsblutung Blutstropen vor der natürlichen Zeit versperrt sind, so daß sie nicht ausfließen, dann werden sie manchmal melancholisch werden oder Schmerzen in der Seite leiden, oder es wird ein Wurm in ihrem Fleisch wachsen, oder es werden die Lymphdrüsen, welche Skrofeln genannt werden, bei ihnen aufbrechen, oder es wird sich bei ihnen ein jedoch nur mäßiger Aussatz entwickeln.

Die phlegmatischen Frauen. Es gibt bestimmte andere Frauen, bei denen das Fleisch nicht sehr wächst, weil sie dicke Blutgefäße und ein ziemlich gesundes, helles Blut haben, das jedoch ein wenig Gift enthält, wovon es die helle Farbe bekommt. Ihre Miene ist ernst, ihr Teint etwas dunkel; sie sind fleißig und tüchtig und haben einen ziemlich männlichen Sinn. Während der Monatsblutung fließen die Blutbächlein weder zu schwach noch zu stark, sondern mäßig. Weil sie dicke Blutgefäße haben, sind sie sehr fruchtbar an Nachkommenschaft und empfangen leicht, weil ihre Gebärmutter und alle ihre Eingeweide kräftig entwickelt sind. Die Männer ziehen sie an sich und nach sich, und deshalb lieben die Männer sie. Wenn sie sich der Männer enthalten wollen, können sie sich der Verbindung mit ihnen enthalten, und sie werden dadurch nicht sehr, wenn auch ein wenig, mitgenommen. Wenn sie die Verbindung mit Männern meiden, werden sie jedoch in ihrem Wesen empfindlich und schwer erträglich. Wenn sie aber mit Männern zusammen waren und auf die Verbindung mit ihnen nicht verzichten wollten, werden sie in ihrer Leidenschaft unbeherrscht und maßlos wie die Männer. Weil sie ziemlich männlich sind, bilden sie aufgrund ihrer inneren Lebenskraft in der Kinngegend manchmal einen leichten Bartflaum aus. Wenn der Blutfluß während der Monatsblutung bei ihnen unterbrochen wird, dann befällt sie manchmal ein Kopfleiden, nämlich der Wahnsinn, oder sie werden milzkrank oder wassersüchtig, oder das wuchernde Fleisch, das immer bei Geschwüren vorkommt, wächst bei ihnen, oder sie bilden an irgendeinem Glied überwucherndes Fleisch aus, wie es an einem Baum oder an einer Frucht eine Geschwulst gibt.

Die Cholerikerin. Andere Frauen haben ein zartes Fleisch, aber grobe Knochen, mäßig weite Blutgefäße und ein dickes rotes Blut. Ihre Gesichtsfarbe ist blaß. Sie sind klug und gütig, die Menschen bringen ihnen Achtung entgegen, und man fürchtet sie. Bei der Monatsblutung erleiden sie einen sehr hohen Blutverlust. Die Gebärmutter ist bei ihnen stark entwickelt, und sie sind fruchtbar. Die Männer lieben ihr Wesen, meiden sie jedoch ziemlich, weil sie die Männer anlocken, aber nicht an sich binden. Wenn sie aber mit einem Mann ehelich verbunden sind, sind sie keusch und halten ihnen die Treue als Ehefrau, und sie sind mit ihrem Mann körperlich gesund. Wenn sie keinen Mann haben, leiden sie körperlich und sind deshalb krank, weil sie nicht wissen, welchem Mann sie ihre weibliche Treue halten könnten, und ebenso deshalb, weil sie keinen Mann haben. Wenn bei ihnen die Monatsblutung früher, als es recht wäre, aufhört, werden sie leicht lahm und zerfließen in ihren Säften, so daß sie an diesen ihren Säften krank werden, daß sie leberkrank werden, daß sie auch leicht die schwarze Drachengeschwulst bekommen oder daß ihre Brüste vom Krebs anschwellen.

Die Melancholikerin. Andere Frauen haben mageres Fleisch, dicke Blutgefäße, mäßig starke Knochen und ein Blut, das mehr schleimig als blutig ist. Ihr Teint ist wie mit einer dunkelgrauen Farbe gemischt. Diese Frauen sind windig und ausschweifend in ihren Gedanken und übel gelaunt, wenn sie sich bei einem Verdruß abhärmen. Da sie haltlos und nicht belastbar sind, leiden sie manchmal auch an Schwermut. Bei der Monatsblutung verlieren sie sehr viel Blut, und sie sind unfruchtbar, weil sie eine schwache, gebrechliche Gebärmutter haben. Daher können sie den männlichen Samen weder aufnehmen noch behalten noch erwärmen. Deshalb sind sie auch gesünder, kräftiger und fröhlicher ohne Gatten als mit ihnen, weil sie durch den Verkehr mit einem Ehemann krank würden. Die Männer aber wenden sich von ihnen ab und meiden sie, weil sie die Männer nicht freundlich anreden und weil die Männer sie nur wenig lieben. Wenn sie einmal zu irgendeiner Stunde Fleischeslust verspüren, vergeht sie jedoch bei ihnen wieder rasch. Einige von ihnen bringen schon einmal wenigstens ein Kind zur Welt, wenn sie einen kräftigen, vollblütigen Mann haben, und zwar dann, wenn sie in ein reifes Alter, zum Beispiel von fünfzig Jahren, gekommen sind. Wenn sie aber andere Männer von schwächlicher Natur hatten, dann empfangen sie von diesen nicht, sondern bleiben unfruchtbar. Wenn bei ihnen die Monatsblutung früher aufhört, als es der weiblichen Natur entspricht, dann werden sie einmal Gicht oder geschwollene Beine bekommen oder sich das Kopfleiden zuziehen, das die Melancholie auslöst. Oder sie werden Rükken- und Nierenschmerzen bekommen, oder ihr Körper wird in kurzer Zeit anschwellen, weil die widerwärtige Unreinlichkeit, die durch die Monatsblutung aus ihrem Körper entfernt werden sollte, darin verschlossen bleibt. Wenn sie in ihrem Leiden keine Hilfe erhalten, so daß sie durch Gottes Hilfe oder durch eine Medizin davon befreit werden, werden sie bald sterben.

Die Kahlheit. Ein Mensch mit großer und breiter Glatze hat eine starke Wärme in sich. Diese Wärme und der Kopfschweiß lassen die Haare ausfallen. Die Feuchtigkeit des Atems eines solchen Menschen ist fruchtbar und macht das Fleisch dort, wo der Bart wächst, feucht, so daß da sehr viele Haare wachsen. Ein Mensch aber, der nur wenige Haare am Bart, aber viele am Scheitel hat, der ist kalt und ziemlich unfruchtbar, und wenn der Atem das Fleisch um den Mund dieses Menschen berührt, macht er es unfruchtbar. Wenn aber einem Menschen die Haare auf dem Kopf ausgefallen sind, können sie durch kein Heilmittel mehr erneuert werden, weil die Feuchtigkeit und die Lebenskraft, die er in der Kopfhaut, das heißt in seinem Hirnschädel[12], vorher hatte, bereits ausgetrocknet ist und sich von neuem kein Wachstum mehr dort entwickeln kann. Deshalb bilden sich dort auch von neuem keine Haare mehr. Daher kommt es sehr oft vor, daß sich bei denen, deren Glatze groß und breit ist, auch ein großer und breiter Bart bildet und daß diejenigen, die einen dünnen und dürftigen Bart haben, um so mehr Haare auf dem Scheitel haben.

Das Kopfweh. Heftiges, tägliches, dreitägiges und viertägiges Fieber, aber auch andere Fieberanfälle wirken manchmal auf die Schwarzgalle ein. Wenn diese so betroffen ist, sendet sie einen wäßrigen Dunst zum Kopf und zum Hirn des Menschen und verursacht ein heftiges, anhaltendes Kopfweh.

Die Migräne. Auch die Migräne kommt von der Schwarzgalle und von allen schlechten Säften, die im Menschen sind. Sie befällt nur die Hälfte des menschlichen Kopfes und nicht den ganzen Kopf, so daß sie bald im rechten, bald im linken Teil des Kopfes sitzt. Wenn nämlich die Säfte im Überfluß vorhanden sind, befällt sie die rechte Seite, wenn aber die Schwarzgalle übermäßig zugenommen hat, die linke. Die Migräne hat eine so große Stärke in sich, daß sie der Mensch nicht aushalten könnte, wenn sie den ganzen Kopf des Menschen gleichzeitig befiele. Man kann sie nur schwer vertreiben, weil das, was die Schwarzgalle unterdrückt, die schlechten Säfte aufregt, und das, was die schlechten Säfte beruhigt, die Schwarzgalle wieder zunehmen läßt. Dadurch wird die Behandlung erschwert, weil die Schwarzgalle und die schlechten Säfte gleichzeitig nur schwer beruhigt werden.

Noch einmal das Kopfweh. Eine Speise, die einen triefenden Saft enthält, wie zum Beispiel Saft von Gartenkräutern und Saft von Obst, löst manchmal, wenn sie des öfteren ohne trockenes Brot gegessen wird, beim Menschen Kopfweh aus, das sich jedoch bald wieder legt, weil es nur durch einen schwachen Saft entsteht. Sehr oft gibt es aber zuviel Phlegma im Menschen, und dann steigt es auf, zieht sich zum Kopf hin, schwächt die Blutgefäße der Schläfen, die die Stirn stärken, und läßt so die Stirn schmerzen.

Der Schwindel. Wenn sich ein Mensch ohne die Anweisung zu wissenschaftlicher Arbeit von seiten seiner Vorgesetzten und ohne jede Not aus eigenem Willen häufig mit sehr vielen verschiedenen Gedanken beschäftigt, nimmt er seinen Säften den rechten Weg, so daß er bald übereilt, dann wieder träg und ohne rechte Ordnung ist. Dadurch wird der Kopf eines solchen Menschen zum Schwindel verdreht, so daß sein Wissen und sein Gefühl schwinden.

Der Wahnsinn. Wenn die oben erwähnten Krankheiten alle gleichzeitig zusammenkommen, so daß sie im Kopf des Menschen gleichzeitig wüten, bringen sie den Menschen zum Wahnsinn, zerrütten ihn und bringen ihn um die rechte Einsicht. So zerbricht vergleichsweise ein Schiff, das von den Stürmen umhergeworfen wird. Daher glauben viele, daß ein solcher Mensch von einem Dämon besessen ist. Das ist nicht der Fall.
Die Dämonen eilen zu dieser schmerzhaften Krankheit herbei und verüben einen Anschlag, weil der Wahnsinn zu ihren Aufgaben gehört. Dennoch können sie dabei über ihre Worte nicht frei bestimmen, weil ein solcher Mensch nicht von einem Dämon besessen ist. Denn wenn ein Dämon mit göttlicher Erlaubnis bei einem Menschen über seine Worte frei verfügen darf, dann übt er dabei an Stelle des Heiligen Geistes seine Gewalt mit Worten und Wutanfällen so lange aus, bis ihn Gott austreibt, wie er ihn aus dem Himmel vertrieben hat.

Das Gehirn. Das Gehirn wird von den guten und von den schlechten Säften im Menschen beeinflußt. Daher ist es immer weich und feucht. Wenn es zufällig einmal trocken wird, wird es in kurzer Zeit krank. Denn es ist von Natur sehr feucht und fett, und es ist auch der Stoff für die Wissenschaft, die Weisheit und den Verstand des Menschen. Dies enthält das Gehirn durch Abgeben und Wiederaufnehmen; es bewahrt und zügelt aber auch die Kraft der Gedanken. Wenn aber die Gedanken ihren Sitz im Herzen haben, sind sie entweder süß oder bitter. Das Süße macht das Gehirn fett, und das Bittere macht es leer. Das Gehirn hat Wege wie ein Rauchfang Öffnungen, wo der Rauch abzieht. Diese Wege bestehen in den Augen, in den Ohren, im Mund und in der Nase und zeigen sich da. Wenn die Gedanken süß und angenehm sind, dann verraten die Augen, die Ohren und die Sprache des Menschen Freude. Wenn sie aber bitter und unangenehm sind, zeigen die Augen Tränen, und in Zorn und in Trauer merkt man es am Gehör und an der Sprache. Die Augen des Menschen sind ähnlich dem Firmament geschaffen.

Die Augen. Die Pupille des Auges hat Ähnlichkeit mit der Sonne; die schwarze oder graue Farbe um die Pupille hat Ähnlichkeit mit dem Mond und das Weiß weiter außerhalb Ähnlichkeit mit den Wolken. Das Auge besteht aus Feuer und Wasser. Durch das Feuer wird es zusammengehalten und gekräftigt, daß es bestehen kann. Das Wasser aber führt zum Sehen. Wenn auf dem Auge des Menschen zu viel Blut ist, erstickt es die Sehkraft des Auges, weil es das Wasser, das dem Auge das Sehen ermöglicht, austrocknet. Wenn andererseits das Blut dort zu sehr verringert wird, dann hat das Wasser, das im Auge das Sehen ermöglichen sollte, nicht mehr genug Kraft, weil es schwindet, und es sollte doch im Blut die Kräfte wie eine Säule tragen. Deshalb sind die Augen bei alten Menschen kurzsichtig, weil das Wasser bei ihnen schon abnimmt und mit dem Blut weniger wird. Junge Menschen sehen schärfer als alte, weil in ihren Blutgefäßen noch die richtige Mischung von Blut und Wasser gegeben ist. Denn das Feuer und das Wasser haben bei ihnen noch nicht die Wärme und die Kälte zu sehr ausgetrocknet und verringert.

Graue Augen. Ein Mensch mit grauen, dem Wasser ähnlichen Augen bezieht sie in erster Linie aus der Luft. Daher sind sie schwächer als andere Augen, weil sich die Luft durch den unterschiedlichen Hauch von Wärme, Kälte und Feuchtigkeit öfters verändert. Diese Augen werden auch leicht durch üble, ungesunde, feuchte Luft und Nebel geschädigt. Denn wie diese Umstände die Reinheit der Luft beeinträchtigen, schädigen sie auch die Augen, die von der Luft stammen.

Feurige Augen. Wer feurige Augen hat, die einer schwarzen Wolke neben der Sonne ähnlich sind, hat sie naturgemäß vom warmen Südwind erhalten. Sie sind gesund, weil sie von der Wärme des Feuers stammen. Staub und jeder üble Gestank schadet ihnen, weil die Helligkeit nicht auf den Staub und die Reinheit nicht auf einen unbekannten Gestank achtet.

Verschiedenfarbige Augen. Wer Augen hat, die einer Wolke ähnlich sind, in der der Regenbogen erscheint, hat sie von der Luft mit ihren unterschiedlichen Strömungen bekommen, die weder gleichmäßig trocken noch feucht sind. Sie sind schwach, weil sie von der unbeständigen Luft stammen. Bei warmer Luft haben sie ein schlechtes Sehvermögen, weil sie nicht vom Feuer stammen. In reiner regnerischer Luft sehen sie aber scharf, weil sie eher von der Feuchtigkeit als vom Feuer stammen. Jedes strahlende Licht, nämlich von der Sonne, dem Mond, den Lichtern, den Edelsteinen, den Metallen und allen anderen Dingen, ist für sie schädlich, weil sie von der Luft mit ihren unterschiedlichen Strömungen stammen.

Trübe Augen. Wer Augen hat, die einer trüben Wolke ähnlich sind, die weder ganz feurig noch ganz trüb, sondern etwas graublau sind, hat sie von der schmutzfarbenen feuchten Erde bekommen, welche die verschiedenen schädlichen Kräuter und Erdwürmchen hervorbringt. Diese Augen sind weich und lassen rötliches Zellgewebe hervortreten, weil sie vom schmutzigen Schleim stammen. Sie werden weder von feuchter Luft noch vom Staub, auch nicht von üblem Gestank noch vom strahlenden Glanz eines Gegenstandes geschädigt, worunter, wie oben erwähnt, die Sehschärfe anderer Augen leidet.
Trotzdem werden sie manchmal von bestimmten anderen Krankheiten geschädigt. Denn wie dem nichts im Wege steht, daß aus der schmutzigen, feuchten Erde schädliche Kräuter und Würmchen her-

vorgehen, so wird das Sehvermögen dieser Augen durch die erwähnten schädlichen Einwirkungen nicht geschädigt.

Schwarze Augen. Wer schwarze oder trübe Augen hat, so wie manchmal eine Wolke ist, hat sie hauptsächlich von der Erde bekommen. Sie sind stärker und schärfer als andere Augen und behalten lange ihre Sehschärfe, weil sie von der Erdkraft stammen. Sie werden aber leicht von der Erdfeuchtigkeit und von der Feuchtigkeit der Gewässer und Sümpfe geschädigt. So wird auch die Erde von schädlicher Feuchtigkeit und von der großen Feuchtigkeit der Gewässer und Sümpfe vergiftet.

Die weiße Haut der Augen. Wenn das menschliche Gehirn auf irgendeine Weise zu fett wird, sendet dieses Fett einen schädlichen Saft und Schweiß zu den Augen. Wenn dieser Saft und Schweiß die Augen des öfteren anfeuchtet und ansteckt, dann bekommen sie infolge des dicken Saftes und Schweißes eine weiße Haut. Wird diese nicht rasch entfernt, wenn sie noch frisch ist, wird sie so dick, daß man sie später nicht mehr entfernen kann, weil sie so dick wie eine Gallenblase ist. So entsteht die weiße Haut am menschlichen Auge. Diese weiße Haut entsteht aber auch infolge kalter Säfte und der Schwarzgalle.

Die Tränen in den Augen. Wenn sich durch schädliche Säfte in den Augen eines Menschen zuviel Wasser angesammelt hat, erstickt dieses Wasser das Feuer in den Augen und absorbiert es. Dann werden die Augen feucht, als ob sie Tränen weinten, und sie beginnen, ihre Sehkraft zu verlieren.

Das Gehör. Wenn der menschliche Magen krank wird, breitet sich manchmal von ihm aus ein Phlegma bis zum Kopf aus, befällt auch die Ohren und beeinträchtigt das menschliche Gehör. Das Phlegma nimmt bald ab, bald zu, und es kann leicht behandelt und beseitigt werden. Auch schädliche Säfte verursachen im Menschen einen Brodem und senden ihn zum Kopf und zum Gehirn. Dieser Brodem zieht sich dann bis zu den Ohren hin, läßt das Gehör taub werden, bleibt dort lange und läßt sich nur schwer heilen.

Das Zahnweh. Bestimmte äußerst feine Gefäße umgeben das Häutchen bzw. die Membran, in der das Gehirn liegt, und breiten sich bis zum Zahnfleisch und den Zähnen selbst aus. Wenn diese Gefäße mit schlechtem, überreichlichem und fauligem Blut gefüllt sind und werden sie bei der Reinigung des Gehirns vom Schaum geschädigt, bringen sie das Faulige mitsamt dem Schmerz vom Gehirn zum Zahnfleisch und zu den Zähnen selbst. Dadurch schwellen das Fleisch, das die Zähne umgibt, und die Wangen dieses Menschen an, und so hat dieser Mensch Schmerzen im Zahnfleisch. Wenn aber der Mensch seine Zähne durch Ausspülen mit Wasser nicht oft zwischendurch reinigt, bildet sich infolgedessen manchmal ein schleimiger Belag auf dem Fleisch, das die Zähne umgibt, und vermehrt sich, und dadurch wird dieses Fleisch krank. Und so entstehen manchmal aus dem schleimigen Belag, der sich um die Zähne festgesetzt hat, in den Zähnen Würmer. Und daher schwillt das Zahnfleisch an, und der Mensch hat davon Schmerzen.

Die Gesichtsröte. Wenn ein Mensch krank im Bett liegt und rot im Gesicht ist, hat er infolge kranker Eingeweide ein krankes, giftiges Blut. Und deshalb ist er im Gesicht rot. Denn aus seinen Gefäßen tritt ein schädlicher Saft aus, der in sein Fleisch eindringt und es durchzieht, so daß es dadurch an Schwachstellen aufquillt und anschwillt, als wenn es von sehr kleinen Löchern durchbohrt wäre. Ein solcher Mensch ist nicht traurig, sondern ziemlich fröhlich, und er ist in seiner Krankheit erträglich.

Die Gesichtsblässe. Wer während seiner Krankheit blaß und mager ist, bei dem verbindet sich die Schwarzgalle mit einer Lähmung, so daß er davon kalt wird. Wegen dieser Kälte ist er im Gesicht blaß, und sein Fleisch gedeiht nicht und wächst nicht an ihm. Ein solcher Mensch ist während seiner Krankheit traurig und neigt leicht zum Zorn.

Der Magen gibt den menschlichen Eingeweiden Feuchtigkeit, und die Blase verteilt an sie eine wäßrige Flüssigkeit. Daher bewegen die Eingeweide die Speisen ständig hin und her. So werden sie dabei fett und enthalten verschiedene schleimige Säfte.

Die Schwellung der Milz. Wenn der Magen durch verschiedene schädliche Speisen gereizt wird und wenn die Blase durch verschiedene schädliche Getränke angegriffen wird, führen sie den Eingeweiden schädliche Säfte zu, und so senden sie auch einen schädlichen Brodem zur Milz.

Das Herzweh. Dadurch wird sie aufgebläht, schwillt an und wird wund. Durch ihre schmerzhafte Schwellung bereitet sie auch dem Herzen Schmerzen und bildet in seiner Umgebung einen Schleim aus. Aber noch ist das Herz stark und widersteht diesem Schmerz. Wenn aber die oben erwähnten Säfte in den Eingeweiden und in der menschlichen Milz überhandgenommen haben und dem Herzen viele Leiden bereitet haben, kehren sie zur Schwarzgalle zurück und vermischen sich mit ihr. Hierdurch erregt, erhebt sich die Schwarzgalle unwillig mit diesen Säften, steigt mit einem schwarzen schädlichen Brodem zum Herzen empor und ermüdet es durch viele plötzliche Anfälle. Daher nehmen die betroffenen Menschen, niedergeschlagen und verbittert geworden, nur wenig Speise und Trank zu sich, so daß sie abmagern und sich manchmal kaum noch auf den Beinen halten können. Sie müssen auch oft aufstoßen.

Der Wohnsitz der Seele. Wenn sich ein Mensch ein Haus baut, macht er darin eine Tür, Fenster und einen Schornstein, damit er durch die Tür aus und ein gehen kann, um alles Notwendige in Empfang zu nehmen, um durch die Fenster Licht zu bekommen und damit auch der Rauch, wenn ein Feuer angezündet ist, durch den Schornstein abziehen kann. Denn das Haus soll durch den Rauch nicht in Mitleidenschaft gezogen werden. So wohnt auch die Seele im Herzen wie in einem Haus, läßt wie durch eine Tür die Gedanken aus und ein gehen, betrachtet sie wie durch Fenster und führt ihre Kräfte wie von einem angezündeten Feuer zum Gehirn wie zu einem Schornstein, um sie dort zu beurteilen und zu prüfen. Wenn nämlich der Mensch keine Gedanken hätte, hätte er auch kein Wissen, sondern wäre wie ein Haus, das weder eine Tür noch Fenster noch einen Schornstein hat. Die Gedanken begründen aber das Wissen vom Guten und Bösen und ordnen alles, und das nennt man Gedanken. Die Gedanken begründen die Güte, die Weisheit, die Torheit und ähnliches. So gehen aus dem Herzen auch die schlechten Gedanken hervor, und das ist die Tür. Deshalb führt aus dem Herzen ein Weg zu den Elementen, mit denen der Mensch das tut, was er denkt. Die Kräfte der Gedanken steigen zum Gehirn auf, und das Gehirn hält sie fest, weil das Gehirn die Feuchtigkeit für den ganzen Körper bildet, so wie der Tau alles befeuchtet. Bilden sich aber im Menschen schädliche, üble Säfte, senden sie eine Art schädlichen Brodem zum Gehirn.

Lungenschmerzen. Das dadurch erregte Gehirn leitet diesen Brodem durch bestimmte Gefäße zur Lunge und verseucht sie, so daß sie ziemlich aufgebläht wird, den Atem nur unter ziemlichen Schwierigkeiten ausstößt und ihm einen üblen Geruch beigibt. Diese Aufblähung der Lunge ist aber nicht sehr gefährlich, weil man sie leicht heilen kann.

Asthma. Es gibt aber auch andere Menschen, deren Kopf gesund und so kräftig ist, daß die erwähnten üblen Säfte ihr Gehirn nicht schädigen können, weil sie nicht bis zu ihm vordringen können. Weil diese Säfte nicht bis zum Gehirn aufsteigen können, bleiben sie in der Luftröhre dieser Menschen stecken und machen diese krank, so daß solche Menschen nur unter Schwierigkeiten ausatmen können. Wenn nämlich diese Säfte in der Kehle eines solchen Menschen steckenbleiben, verseuchen sie seine Lunge mit schmutzigen Krankheits- und Fäulnisstoffen und machen sie wund. So werden auch einmal die Augen eines Menschen durch den Schmerz von austretendem Eiter und von Geschwüren in Mitleidenschaft gezogen. Daher steigt die Lunge zur Kehle hin und blockiert den Atemweg, so daß der betroffene Mensch kaum ausatmen kann.

Der Husten. Weil Fäulnisstoffe im Lungenbereich abgelagert sind, wirft ein solcher Mensch viel eitrigen Schleim aus. Sonst müßte er in kurzer Zeit zugrunde gehen, weil diese Krankheit manchmal gefährlich ist.

Übelriechender Atem bei Nebelwetter. Es gibt andere Menschen, die bei nebliger, feuchter Witterung empfangen werden.

Daher haben sie auch ständig einen stinkenden, übelriechenden Atem und einen übelriechenden Schweiß. Ihr übelriechender Atem und die üblen Säfte in ihnen gelangen bis zu ihrem Gehirn und plagen sie mit dem Leiden so sehr, daß sie sehr oft sozusagen sich selber vergessen. Wer den Schleim aus dem Kopf auswirft, leidet weniger darunter, weil sein Gehirn gereinigt wird. Wer aber den Schleim nicht auswirft, wird von ziemlich schlimmen Kopfschmerzen geplagt, weil sein Gehirn nicht von den schädlichen Säften befreit wird. Der übelriechende Atem dieser Menschen gelangt in die Lunge und macht ihr so zu schaffen, daß sie manchmal auch eine heisere Stimme haben. Trotzdem ist dieses Leiden nicht sehr gefährlich, weil man es in kurzer Zeit heilen kann.

Empfängnis bei Vollmond. Einige Menschen, die bei Vollmond und mäßig erwärmter Luft empfangen werden, die also weder zu warm noch zu kalt ist, sind gesund und so gierig beim Essen von Speisen, daß sie die verschiedenen Speisen ohne Unterschied zu sich nehmen. Obwohl sie die verschiedenen Speisen ohne Unterschied essen und auch essen können, sollten sie doch auf bestimmte schädliche Speisen verzichten. So fängt auch ein Jäger brauchbares Wild und läßt nutzloses wieder laufen.

Verdauungsschwierigkeiten der Leber. Wenn ein solcher Mensch die verschiedenen Speisen ohne Maß und ohne Unterschied zu sich nimmt, dann wird infolge der verschiedenen Säfte von diesen Speisen seine Leber geschädigt und verhärtet, so daß ihr heilsamer Saft, den sie wie eine Salbe in alle Glieder, Gelenke und Eingeweide[12] senden müßte, infolge der verschiedenen schädlichen Säfte verdorben ist. Daher bekommt manchmal auch sein Fleisch an einer Stelle der Glieder eine Geschwulst und spaltet sich. Es kann auch ein Glied so geschädigt werden, daß er darauf hinkt. Aber dennoch können solche Menschen trotz eines solchen Leidens lange leben[13].

Der Zusammenhang zwischen der Empfängnis und dem Versagen der Leber. Es gibt auch andere Menschen, die bei abnehmendem Mond und bei einer wechselhaften Luftströmung empfangen werden. Einige von ihnen sind immer traurig und haben ein wechselhaftes Gemütsleben. Infolge ihrer Traurigkeit wird ihre Leber geschwächt und von vielen winzigen Löchern durchbohrt – wie ein Käse, der viele sehr kleine Löcher hat. Deshalb essen diese Menschen nicht viel und sind auch nicht gierig nach Essen und Trinken, sondern essen und trinken nur wenig. Weil sie nur wenig essen und trinken, wird ihre Leber porös wie ein Schwamm[14] und versagt schließlich.

Die Leber als Gefäß. Die menschliche Leber ist wie ein Gefäß, in das Herz, Lunge und Magen ihre Säfte ausgießen, welche die Leber wieder in alle Glieder zurückströmen läßt, wie wenn ein Gefäß an eine Quelle gestellt ist und das Wasser, das es aus der Quelle erhalten hat, wieder an andere Stellen fließen läßt. Wenn aber die Leber, wie oben erwähnt, durchlöchert und porös ist, ist sie nicht imstande, die guten Säfte vom Herzen, von der Lunge und vom Magen aufzunehmen.
Und so verursachen die Säfte und Flüssigkeiten, wenn sie zum Herzen, zur Lunge und zum Magen zurückkehren, eine Art von Überschwemmung.
Wenn diese Krankheit sich bei einem Menschen verschlimmert, kann er nicht mehr lange leben.

Die Empfängnis, wenn die Sonne im Zeichen des Krebses steht. Andere Menschen werden empfangen, wenn die Sonne im Zeichen des Krebses steht, wenn sie bereits ihren höchsten Stand erreicht hat und die Lufttemperatur im richtigen Mischungsverhältnis regelt. Diese Menschen sind an der Leber gesund.

Herzweh. Weil sie an der Leber gesund sind, fühlen sie manchmal einen Herzfehler. Denn die schädlichen Säfte, die von der Leber fliehen, streben zur Milz und zum Herzen und machen diesen Organen zu schaffen, da sie die Leber nicht überwinden können.
Wenn ein Mensch rohe Äpfel oder rohe Birnen oder rohes Gemüse oder andere rohe Speisen zu sich genommen hat, die weder auf dem

Feuer noch mit irgendeinem Gewürz zubereitet wurden, können sie in seinem Magen nicht leicht gar werden, weil sie vorher nicht richtig zubereitet wurden.

Schmerzen in der Milz. So steigen die schädlichen Säfte von den Speisen, die auf dem Feuer oder mit einem Gewürz, nämlich Salz oder Essig, zubereitet und abgeschreckt werden sollten, aber nicht so zubereitet und abgeschreckt wurden, zur Milz auf und verwandeln sie zu einer schmerzhaften Geschwulst. Weil nämlich die Milz feucht ist und weil sie durch Säfte feucht gehalten werden soll, nimmt sie sowohl die schädlichen als auch die guten Säfte auf. Wenn also die erwähnten schädlichen Säfte sich erhoben haben, steigen sie zur Milz auf und machen sie wund und schmerzhaft.

Der Magen und seine Verdauungsstörung. Der Magen ist im menschlichen Körper dafür geschaffen, daß er alle Speisen aufnimmt und verdaut. Er ist zäh und auf der Innenseite ziemlich faltig, damit er die Speisen zum Verdauen zurückhalten kann und sie nicht zu schnell verdaut werden, wie auch der Maurer die Steine so bearbeitet, daß sie den Mörtel annehmen und festhalten und nicht zerfließt und zu Boden fällt. Wenn aber einmal manche Menschen zu viele Speisen zu sich genommen haben, und zwar rohe, ungekochte, halbgare und übermäßig sowie außerordentlich fette und schwere oder trockene und saftlose, dann können manchmal Herz, Leber, Lunge und die sonstige Wärme im Menschen dem Magen kein so großes und so starkes Feuer geben, daß diese Speisen gar werden könnten. Daher gerinnen sie im Magen und werden hart und schimmlig. Sie bewirken, daß der Magen manchmal ziemlich grün oder bläulich oder grau ist oder viel Schleim, das heißt „slim", enthält. Manchmal verbreiten sie auch wie ein faulender Misthaufen schädliche Säfte und schlimmen Gestank über den ganzen Körper und entwickeln auch wie ein grünes nasses Holz, das man angezündet hat, einen schlimmen Rauch überall im Körper. Daß nämlich bestimmte Speisen sich im Menschen verhärten, kommt von den verschiedenen Krankheiten. Denn wenn zu viel unrechte Hitze im Menschen ist, verbrennt sie die verzehrte Speise durch und durch. Oder wenn zu viel unrechte Kälte in ihm ist, kann die verzehrte Speise nicht in ihm verdaut werden, sondern sie verklumpt infolge der Kälte in ihm und gerinnt. So bleibt sie im Menschen, und daher leidet dieser Schmerzen.

Die Dehnung oder der Riß des Bauchfells. Einige Menschen haben ein weiches Fleisch am Körper, ob sie nun mager oder fett sind. Bei ihnen ist das innere Häutchen, das die Eingeweide zusammenhält, fett und dünn, so daß es infolge bestimmter Krankheiten oder Anstrengungen oder einen Sturz oder die Ausdehnung des mit Speisen gefüllten Magens leicht zerreißt. Dieses Häutchen ist jedoch bei Frauen wegen ihrer Geburten dicker und zäher als bei Männern. Daher zerreißt das Häutchen bei Männern öfter und leichter als bei Frauen.

Die Nieren. Warum es zwei gibt. Die Nieren sichern und speichern die menschliche Körperwärme und halten den menschlichen Unterleib zusammen wie bewaffnete Soldaten, die ihren Herrn verteidigen. Deshalb sind es zwei, damit sie das Feuer um so stärker und zweckmäßiger in sich zurückhalten können. Das tun sie sowohl bei der Frau als auch beim Mann, weil sie sich bei den männlichen Lenden befinden und weil sie auch mit der weiblichen Gebärmutter verbunden sind. Sie sind in Fett eingehüllt, damit sie nicht durch eine Erkältung oder etwas Verderbliches geschädigt werden, sondern ihre Kraft behalten. In den Nieren selbst liegen sehr kräftige Gefäße, die sie fest halten und durch die auch der ganze menschliche Körper gestützt wird. Wenn ein Mensch Nierenschmerzen hat, kommt dies von einer Schwäche des Magens.

Schmerzen in den Eingeweiden. Aus den Magenschmerzen entsteht der Schmerz in der Seite, und aus dem Schmerz in der Seite entsteht der Schmerz in den Eingeweiden. Wenn nämlich der Magen durch schädliche und schlechte Speisen krank wird, so daß starke und schlechte Speisen in ihm nicht verdaut werden können, so geht von ihm wie ein Rauch und wie ein Nebel ein Schmerz in die Seite und steigt wie ein beißender Rauch aus grünem Holz empor. Dieser Rauch vom Magen breitet sich wie eine dunkle Wolke bis zu den Eingeweiden aus, und die Eingeweide nehmen diesen Rauch auf. Aus ständiger Gewohnheit strebt dieser Rauch immer zu den Eingeweiden, so wie der Rauch von Holzscheiten rasch zum Schornstein zieht. So senkt sich sehr oft jede Schwäche und jeder Schmerz des Magens wegen der üblen dauernden Gewohnheit auf jene gewohnte Stelle und läßt dort den Menschen Schmerz empfinden.

Die männlichen Geschlechtsorgane. Der Kraft in den männlichen Lenden, nämlich dem Sturm der Leidenschaft, der vom Mark ausgeht, stehen zwei Kräfte, die miteinander verbunden sind, wie zwei Behälter zu Seite. Sie bezeugen die leidenschaftliche Glut im Mann und enthalten auch in ihrer Kraft das Feuer der Leidenschaft für das männliche Glied. Sie sind in eine dünne Haut gehüllt, damit ihre Kraft nicht verlorengehe. Diese dient ihnen dazu, das Glied aufrichten zu können. Wenn ein Mann diese zwei Kräfte nicht hat, weil er sie zufällig auf natürliche Weise oder durch Kastration verloren hat, hat er keine Manneskraft und auch nicht jenen männlichen Sturm der Leidenschaft, der das Glied zu seiner vollen Stärke aufrichtet. Daher kann sein Glied nicht aufgerichtet werden, um das Weib wie den Erdboden zu pflügen, weil er vom Sturm seiner Kräfte frei ist, der das Glied für den Weg zum Zeugen der Nachkommenschaft stärken sollte. So kann auch ein Pflug die Erde nicht aufwühlen, wenn er keine Pflugschar hat.

Die Schwellung des Hodensacks. Die Manneskraft in den Geschlechtsorganen ist groß, aber manchmal tritt infolge schlechter Säfte oder durch schädlichen Schweiß oder übermäßige Lustbefriedigung an den Geschlechtsorganen eine unangenehme Feuchtigkeit oder ein Geschwür oder eine Schwellung auf, so daß die Geschlechtsorgane anschwellen und durch üble Geschwüre geschädigt werden.

Das Harnträufeln. Ein Mensch, der den Harn nicht halten kann, hat einen kalten Magen und eine kalte Blase. Daher kann ein Getränk darin nicht vollständig gekocht werden. Bevor es darin gekocht wird, fließt es wie lauwarmes Wasser ab, wie wenn Wasser, auf das Feuer gestellt, sich allmählich dadurch erwärmt und oben abfließt, bevor es siedet. So ist es auch bei kleinen Kindern, die den Harn nicht halten können, weil weder ihr Magen noch ihre Blase die volle Wärme besitzen, sondern kalt sind.

Podagra. Wer weiches, üppiges Fleisch an seinem Leib hat und häufig verschiedene üppige Speisen ißt, bekommt leicht Podagra. Wenn nämlich jemand zwei gute, gesunde Speisen ißt und als dritte eine schlechte, ungesunde, dann bewältigen die zwei guten, gesunden Speisen diese dritte schlechte und ungesunde, so daß es dem Menschen, der sie ißt, weniger schadet. Wenn aber ein Mensch zwei schlechte, ungesunde Speisen und gleichzeitig noch eine dritte gute, gesunde ißt, dann unterdrücken die zwei schlechten, ungesunden Speisen diese dritte gute, gesunde und lassen diese nur selten der Gesundheit des Menschen förderlich sein. Bei Menschen, die verschiedene Speisen zu sich nehmen, kommt es oft vor, daß sie davon leicht krank werden. Wenn also Menschen, die weiches, üppiges Fleisch am Leib haben, verschiedene üppige Speisen im Übermaß essen, nehmen die schädlichen Säfte bei ihnen überhand und nehmen so sehr zu, daß man sie nicht daran hindern kann, in den betroffenen Menschen ohne Ordnung bald hierhin und bald dorthin zu fließen, schließlich in die unteren Körperteile abzusteigen und sich bald in den Beinen und Füßen auszutoben. Weil sie dort keinen Ausgang finden und nicht wieder zu den oberen Körperteilen, woher sie gekommen sind, aufsteigen können, sondern dort in den unteren Körperteilen bleiben, sich in Schleim verwandeln und sich verhärten, fühlt ein solcher Mensch in seinen Beinen und Füßen das Podagra und leidet darunter so sehr, daß er kaum gehen kann. Auch bei Frauen, die weiches, üppiges Fleisch haben und auch übermäßig üppige Speisen essen, nehmen die schädlichen Säfte, wie oben geschildert, zu. Sie erkranken aber nicht so leicht an Podagra. Diese Säfte werden nämlich in die monatliche Reinigung einbezogen, und so bleiben diese Frauen von Podagra verschont.

Die Fistel. Die Fistel ist eine Art von Podagra. Eine Fistel entsteht nämlich aus schädlichen, überreichlichen Säften. Denn wenn schädliche, überreichliche Säfte im Menschen überhand nehmen, strömen sie an irgendeine Körperstelle oder steigen zu den

Beinen oder Füßen hinab. Dort durchbohren sie durch den Andrang ihres Überflusses die Haut und fließen mit der Zeit nach außen. Weil sie bei einem solchen Menschen ständig zunehmen, lassen sie infolge des ständigen Ausflusses eine Heilung der Haut nicht zu.

Die Ursache der Monatsblutung. Als der Strom der Begierde über Eva hereinbrach, wurden alle ihre Gefäße für den Blutfluß geöffnet. Daher hat jede Frau in sich stürmische Vorgänge in ihrem Blut zu erleiden, so daß sie, ähnlich dem Zusammenhalt und Ausfluß des Mondes, ihre Blutstropfen hält und verströmt und daß sich alle ihre Glieder, die durch die Gefäße verbunden sind, öffnen. Wie nämlich der Mond zunimmt und abnimmt, so werden auch das Blut und die Säfte zur Zeit der Monatsblutung der Frau gereinigt. Andernfalls könnte sie nicht weiterleben, da sie reicher an Flüssigkeiten als der Mann ist. Sie würde schwer erkranken. Die Keuschheit ist bei einer Jungfrau das Schloß ihrer Unversehrtheit, weil sie den Beischlaf mit dem Mann nicht ausübt und ihn auch nicht kennt. Daher ist das Monatsblut bei einer Jungfrau blutartiger als bei einer Frau, weil die Jungfrau noch verschlossen ist. Denn wenn eine Jungfrau verführt wurde, dann hat sie, weil sie verführt wurde, mehr Schleim im Monatsblut als früher, als sie noch Jungfrau war. Wenn ein Mädchen noch eine unberührte Jungfrau ist, kommt bei ihr das Monatsblut sozusagen tropfenweise aus den Blutgefäßen. Wenn es aber entjungfert ist, dann fließen die Tropfen wie ein kleiner Bach, weil sie durch den Beischlaf mit dem Mann ausgelöst werden, und die Blutstropfen fließen deshalb wie ein kleiner Bach, weil die Blutgefäße bei dem Beischlaf geöffnet wurden. Wenn nämlich bei einer Jungfrau das Schloß der Unberührtheit aufgebrochen wird, löst dieses Aufbrechen eine Blutung aus. Die Frau ist nämlich so eingerichtet, daß sie mit ihrem Blut den männlichen Samen aufnehmen und behalten soll. Daher ist die Frau auch schwach und kalt, und die Säfte in ihr sind schwach. Infolgedessen würde sie auch ständig krank sein, wenn nicht ihr Blut durch die Menstruation gereinigt würde. So wird auch das Essen im Topf gereinigt, wenn es Schaum von sich auswirft.

Die Verführung Evas. Alle Blutgefäße wären bei der Frau unversehrt und gesund geblieben, wenn Eva immer im Paradies geblieben wäre. Denn als sie die Schlange zustimmend angeschaut hatte, wurde ihr Sehvermögen, durch das sie himmlische Dinge sehen konnte, ausgelöscht, und als sie der Schlange zustimmend zuhörte, wurde ihr Hörvermögen, durch das sie himmlische Dinge hören konnte, taub, und beim Genuß des Apfels wurde der Glanz, der in ihr leuchtete, verdunkelt. Wie der Saft bei der Baumwurzel beginnt und bis in alle kleinen Verästelungen des Baumes aufwärtsstrebt, so ist es auch bei der Frau zur Zeit der Monatsblutung. Denn zu der Zeit des Blutflusses werden ihre Gefäße, die das Gehirn zusammenhalten und das Seh- und Hörvermögen erhalten, zur Blutung veranlaßt. Die Gefäße, die den Hals, den Rücken und die Lenden halten, ziehen auch die Gefäße der Leber, der Eingeweide und des Nabels an sich, und jedes einzelne Gefäß ergießt sich in ein anderes, so wie die Lebenskraft des Baumes die Zweige grünen läßt. Die Gefäße, welche die Lenden zusammenhalten, lösen den Umkreis, in den die Lenden eingefügt sind, ziehen ihn zusammen und lassen ihn wieder los, wie die abgeschnittenen Klauen eines Vogels sich vermittels der Adern zusammenziehen und wieder entkrampfen.

Die Ursache der Monatsblutung. Wie ein starker Wind auf einem Fluß einen Sturm auslöst, so wird auch in allen Säften der Frau eine stürmische Bewegung ausgelöst, so daß diese Säfte sich mit dem Blut mischen, dabei ziemlich blutig werden und so mit dem Blut gereinigt werden. So entsteht der Blutfluß bei der Frau. Daher wird dann auch zu dieser Zeit der Kopf der Frau leidend, ihre Augen werden matt, und ihr ganzer Körper schwach. Die Augen werden jedoch dadurch nicht getrübt, wenn die Blutung zur rechten Zeit und im rechten Ausmaß erfolgt. Vor dem Beginn dieser Blutung öffnen sich die Glieder, die den männlichen Samen aufnehmen sollen, so daß sie nun leichter als zu einer anderen Zeit empfangen. Auf ähnliche Weise empfangen Frauen leicht, wenn die Monatsblutung bereits zu Ende geht und schon aufhört, weil dann ihre Glieder noch offen sind. Zu einer anderen Zeit aber empfangen sie nicht so leicht, weil dann ihre Glieder ziemlich fest verschlossen sind. So ist es bei einem Baum, der seine Lebenskraft im Sommer ausbreitet, um Blüten hervorzubringen, sie aber im Winter wieder nach innen an sich zieht.

Die Empfängnis. Ist die Frau mit einem Mann vereint, dann kündigt ein lustvolles Hitzegefühl in ihrem Gehirn den Genuß dieser Lust und den Samenerguß bei dieser Vereinigung an. Ist der Samen an die richtige Stelle gefallen, dann zieht ihn die erwähnte sehr starke Hitze im Gehirn an sich und hält ihn fest. Dann ziehen sich auch die Lenden dieser Frau zusammen, und alle Glieder, die zur Zeit der Menstruation bereit sind, sich zu öffnen, schließen sich alsbald so fest, wie wenn ein starker Mann etwas in seine Hand schließt. Dann mischt sich das Monatsblut mit diesem Samen, macht ihn blutig und läßt ihn zu Fleisch werden. Wenn der Samen zu Fleisch geworden ist, dann umgibt ihn dieses Blut mit einem Gefäß, so wie ein Würmchen sich aus sich selbst eine Behausung bereitet. An diesem Gefäß wirkt das Blut von Tag zu Tag, bis ein Mensch darin Gestalt annimmt und dieser Mensch den Lebenshauch empfängt. Dieses Gefäß wächst dann mit diesem Menschen und festigt sich so sehr, daß es sich bis zur Geburt dieses Menschen nicht von seiner Stelle bewegen kann.

Eva. Die erste Mutter der Menschheit war ähnlich dem Äther geschaffen. Denn wie der Äther alle Sterne in sich trägt, so trug sie selbst, unberührt und unversehrt und ohne einen Schmerz, die Menschheit in sich, als ihr gesagt wurde: Wachset und mehret euch![15] Und dies geschieht unter großen Schmerzen.

Die Empfängnis. Denn die Frau ist jetzt wie die Erde, die vom Pflug durchfurcht wird. Sie nimmt den Samen des Mannes auf, hüllt ihn in ihr Blut und wärmt ihn mit ihrer Wärme. So entwickelt sich der Samen, bis der Lebenshauch in ihn gesandt wird und bis die Zeit reif ist, daß er auf die Welt kommt.

Die Geburt. Wenn das Kind aus der Frau herauskommen soll, dann überkommt sie ein so großer Schrecken und ein so großes Zittern, daß jede Frau in diesem Schrecken zittert, daß ihre Gefäße überreichlich Blut verströmen, daß alle Gelenke ihrer Glieder weh tun und sich unter Tränen und Gejammer lösen. So steht geschrieben: Unter Schmerzen sollst du gebären![16] Das heißt, unter solchen Schmerzen, wie sie entstehen, wenn am Ende der Zeiten die Erde umgestaltet wird. Alle Frauen haben ein Blut, das mehr als bei Männern mit Schleim gemischt ist, weil sie offen sind wie das Holz, auf das Saiten zum Zitherspiel gespannt sind, weil sie auch offen wie Fenster und unbeständig wie der Wind sind. Daher sind auch die Elemente in ihnen wirksamer als bei den Männern, und die Säfte sind in ihnen reichlicher als in den Männern.

Die Fruchtbarkeit. Die Blutung zur Zeit der Menstruation ist bei der Frau ein Zeichen für ihre Kraft, Leben zu zeugen und zu blühen. Sie blüht in ihren Kindern. Wie ein Baum aufgrund seiner Lebenskraft blüht und Laub und Früchte hervorbringt, so bringt auch die Frau aus der Lebenskraft ihrer Monatsblutung Blüten und Laub in ihrer Leibesfrucht hervor. Wie ein Baum ohne Lebenskraft ein unfruchtbares Holz genannt wird, so nennt man auch die Frau unfruchtbar, welche im besten Alter keine Lebenskraft für ihr Weiterblühen hat. Wie ein junger Baum zwar Lebenskraft besitzt, aber noch keine Blüten und Früchte trägt, und erst dann, wenn er starke Äste bekommen hat, in seiner Kraft Blüten und Früchte hervorbringt, schließlich aber am Ende der ganzen Zeit, seit der er Wurzeln geschlagen hat, seine Kraft abnimmt, so daß sein Holz teilweise ziemlich hart und teilweise auch brüchig und morsch wird, so ist es auch bei der Frau. Denn das Mädchen hat zwar die Lebenskraft, um bis ins reife Alter zu wachsen, hat aber nicht das Blut, um weiterzublühen. Wenn in ihrem besten Alter ihre Glieder kräftig geworden sind, hat ihr Blut die Kraft, in den Kindern weiterzublühen. Im reifen und hohen Alter nimmt ihr Blut ab, so daß das Blut die Kraft zum Weiterblühen verliert, daß sich ihr Fleisch zusammenzieht, härter und zäher, aber doch schwächer wird, als es zuvor war. Kleinere Mädchen haben die hervorströmenden Bächlein der Monatsblutung nicht und können daher auch kein Kind empfangen, weil ihre Glieder noch nicht vollständig entwickelt sind. So kann man da noch nicht von einem vollständigen Bau sprechen, wo nur das Fundament eines Hauses gelegt wurde und die Mauer noch nicht fertiggestellt wurde. Wenn aber ein Mädchen das zwölfte Lebensjahr erreicht hat, werden nunmehr ihre Glieder bis zum fünfzehnten Lebensjahr gekräftigt. So ist eine Mauer fertig, wenn sie in ihrer vollen Höhe auf dem Fundament steht. Vom fünfzehnten bis zum zwanzigsten Lebensjahr wird der ganze Organismus mit seinen einzelnen Organen fertig, – wie ein Haus, das mit seinen Balken und dem Dach bereits fertig ist und in das dann alle möglichen Einrichtungsgegenstände gestellt werden. So kann dann die Frau, die in ihren Gefäßen und in ihrem ganzen Organismus ausgereift ist, bereits den männlichen Samen aufnehmen, festhalten und erwärmen. Wenn aber eine Frau vor ihrem zwanzigsten Lebensjahr ein Kind empfangen hat, so kommt dies entweder von der übergroßen Hitze ihrer leidenschaftlichen Natur oder der ihres Mannes oder von ihrem häufigen Geschlechtsverkehr. Sie bringt jedoch ein Kind zur Welt, das krank und irgendwie schwach ist.

Das Aufhören der Monatsblutung. Vom fünfzigsten oder manchmal auch vom sechzigsten Lebensjahr an bekommt die Frau im Bereich ihrer Leibesöffnungen Komplikationen und trocknet dort aus[17], so daß die Monatsblutung heimkehrt, nämlich in die Geschlechtsorgane. So kann auch ein Acker nach langer mühevoller Bebauung keinen Samen mehr für Früchte und Getreide aufnehmen, keimen oder reifen lassen, abgesehen von Blumen oder anderen guten Gräsern. Das geht so bei einer Frau bis zum achtzigsten Lebensjahr. Dann verliert sie völlig ihre Kräfte. Vom fünfzigsten oder bei einigen Frauen manchmal vom sechzigsten Lebensjahr an hören die Monatsblutungen auf, und die Gebärmutter beginnt zu schrumpfen und sich zusammenzuziehen, so daß sie keinen Nachwuchs mehr bekommen können. Nur gelegentlich kommt es vor, daß eine Frau infolge ihrer außerordentlich guten Konstitution noch einmal bis zu ihrem achtzigsten Lebensjahr ein Kind bekommt. Bei ihm wird sich jedoch mitunter ein körperlicher Fehler einstellen, wie es sehr oft bei denen vorkommt, die als junge Mädchen vor ihrem zwanzigsten Lebensjahr in ihrer jugendlichen Zartheit empfangen und gebären. Vom achtzigsten Lebensjahr aber verliert eine Frau ihre Kräfte und schwindet dahin wie der Tag, der zur Neige geht.

Komplikationen bei der Monatsblutung. Bei einigen jungen Frauen beschränken sehr oft die Tropfen ihrer Blutungen das ausfließende weibliche Blut infolge Trauer so sehr, daß die Gefäße, die dieses Blut führen und ausfließen lassen, sich durch die Seufzer zusammenziehen und austrocknen. Wie ein Baum im Sommer durch die Einwirkung der Sonne blüht und Laub trägt, werden auch die Monatsblutungen der Frauen sehr oft durch Freude eröffnet, und wie kalter Wind, Frost und Winter die Blätter und Zweige der Bäume verdorren läßt, so versiegen auch oft durch Trauer die Blutungen, die aus der Frau fließen sollten.

Wenn bei manchen Frauen im Gegensatz dazu die Säfte, die in ihnen sind, infolge eines krankhaften Überflusses überhand nehmen und ausfließen und dadurch ein anderes Leiden verursachen, verengen sie bei ihnen die Gefäße, welche die Blutbächlein führen, so daß ihre Monatsblutungen nachlassen, weil die stürmischen Komplikationen bei ihren Säften eine unrechte Kälte und eine wechselhafte Wärme auslösen, so daß ihr Blut manchmal kalt und manchmal heiß ist. Daher fließt es bei ihnen auch hier und da bei wechselhafter Temperatur. Dann verengen sich die Gefäße, die zur bestimmten Zeit ausfließen sollten, wegen der Trockenheit, die sie in sich haben, und fließen nicht aus. Es gibt auch noch andere Frauen, die schwaches und dickes Fleisch haben, das mehr infolge ihrer Schwäche und ihrer schlimmen Konstitution als infolge rechter Wachstumskraft wächst. Dieses Fleisch überwuchert die Gefäße und drückt sie so sehr, daß sie so stark verengt werden, daß ihre Blutbäche verschüttet werden und zur richtigen Zeit nicht ausfließen können.

Denn die Mündungen dieser Gefäße sind so sehr belastet und verschlossen, daß sie die Rinnsale ihres Blutes nicht ausfließen lassen können. Daher wird auch die Gebärmutter dieser Frauen so übermäßig fett, daß der Weg zu ihr so stark eingeengt ist wie ein Gefäß, das verschlossen ist, damit sein Inhalt nicht ausfließen kann. Und so könnte ihr abgedrosseltes Blut nicht zur richtigen Zeit abfließen.

Die Hirnschale. Die Hirnschale im Kopf der Frauen ist gespalten. Dieser Umstand ist für die Gefäße der Ausweg, sich öffnen zu können, wenn sie die Monatsblutung ausfließen lassen. Zu dieser

Zeit öffnet sich die Hirnschale selbst und gibt den Gefäßen den Weg frei, daß die monatliche Reinigung bei den Frauen zustande kommen kann. Wenn aber diese Reinigung beendet ist, schließt sich die Hirnschale wieder und hält die Gefäße fest, damit sie kein Blut mehr ausfließen lassen. So hält ein Haufen Steine und Hölzer den Fluß auf, damit er nicht übermächtig strömt. Manchmal haben manche Frauen Schmerzen durch verschiedene Fieberanfälle, Schmerzen im Magen, in der Seite und im Unterleib, und diese Schmerzen verhindern, daß sich die Hirnschale wieder rechtzeitig schließt. So gehen auch manche Stürme mit einer Überschwemmung über Sperren hinweg. Und so fließen bei einer solchen Frau die Rinnsale des Blutes nicht in einem geordneten, regelmäßigen Zyklus nach außen. Dann leidet eine solche Frau Schmerzen wie ein Mann, der durch ein Schwert verwundet ist. Daher soll sie zu dieser Zeit mit Vorsicht auf sich achten, um nicht dadurch noch mehr Schaden zu erleiden. Denn auch eine Arznei darf man nur mit größter Vorsicht geben.

Empfängnis und Geburt. Frauen, die, weil sie Gicht haben, kranke Säfte unter stechenden Schmerzen in sich haben, gebären unter großen Schmerzen, weil die Säfte heftige Beschwerden auslösen, wenn sich die Hülle, die das Kind einschließt, öffnet. Dadurch werden die Geburtswege durch eine Schwellung oder eine Entzündung blockiert. So blockieren Wasserfluten, die über die Ufer treten und dahinbrausen, plötzlich den normalen Lauf eines kleinen Baches, so daß dieser kleine Bach nicht mehr auf seinem normalen Lauf fließen kann und man auch nicht mehr erkennen kann, wo er verläuft. Durch dieses Hindernis wird also der Geburtsweg für das Kind so lange blockiert, bis sich durch Gottes Gnade der Lebenshauch, nämlich die Seele, mitsamt dem Körper herauspreßt, ob nun das Kind noch lebt oder tot ist. Wenn die Frau sehr fettleibig ist, dann schwillt der Geburtsweg des Kindes infolge des fetten Fleisches seiner Mutter an und wird dadurch blockiert, so daß die Hochschwangere viel zu leiden hat, bis sich durch Gottes Gnade der Lebenshauch im Kind mitsamt dem Körper herauspreßt. Wenn aber die Frau eine richtig ausgewogene Konstitution hat, so daß sie weder zu fett noch zu mager, noch zu schwach ist, dann wird der Geburtsweg des Kindes bei ihr nicht durch eine schwere Komplikation behindert. Dennoch erleiden Mutter und Kind die von Anfang an festgelegte Anstrengung, und diese Anstrengungen halten sich bei ihr im richtigen Maß. Bei Frauen, die weder fett noch schwach sind, wird der Geburtsweg des Kindes nicht behindert, auch wenn sie sehr mager sind. Trotzdem werden sie die von Anfang an festgelegte Anstrengung aushalten müssen. Sehr viele Kinder ersticken infolge des Aufruhrs der Säfte und der Fettleibigkeit der Mutter, so daß sie sterben, weil ihnen, wie gesagt, der rechte Weg versperrt ist. Es ist aber gefährlich, einer Frau zum Zeitpunkt einer solchen Komplikation, während sie also bei der Geburt leidet, irgendeine Medizin aus dem Grund zu geben, weil sie entweder an überschüssigen Säften oder an Fettleibigkeit oder an einer sonstigen akuten Krankheit leidet. Deshalb darf man ihr während des Austritts des Kindes wegen der Gefahren für dieses Kind bei der Geburt keine Arzneien geben, welche schädliche und überschüssige Säfte bekämpfen. Denn wie ein Mensch ersticken würde, wenn man ihn in die Erde vergraben würde, so würde auch das Kind durch die starke Wirkung und den Duft der aromatischen Mittel und Kräuter ersticken, wenn man sie dann anwendet, wenn der Austritt des Kindes unmittelbar bevorsteht.

Nachtrag zur Empfängnis. Wenn eine Frau den männlichen Samen empfangen hat, wirkt sich die Empfängnis dieses Samens so stark aus, daß sie das ganze Monatsblut der Frau an sich zieht wie ein Saugröhrchen oder ein Schröpfkopf, den der Bader einem Menschen an das Fleisch ansetzt und viel Blut und Eiter an sich zieht. Der Samen ist in der Frau zunächst milchig, dann gerinnt er und wird hierauf zu Fleisch. So gerinnt auch die Milch zuerst und wird dann zu Käse. Und so liegt das Kind im Monatsblut und wird davon bis zur Geburt ernährt.

Nachtrag zur Geburt. Wenn die Geburt eingesetzt hat, tritt das Kind mit einer starken Blutung aus. So führt auch ein Hochwasser Steine oder Hölzer in seiner Strömung mit sich fort. Aber der übelriechende Schleim des Monatsblutes bleibt noch in der Mutter zurück, weil er nicht so rasch von ihr ausgeschieden werden kann, sondern erst später nach und nach in der Folgezeit von ihr abgeführt wird. Die Reinigung der Frau, die von Natur aus trocken ist und nicht zu viele Säfte hat, vollzieht sich nach der Geburt in kurzer Zeit, dagegen zieht sich die Reinigung der Frau, die von Natur aus feucht ist und reichlich Säfte hat, länger hin als bei der Frau, die trocken ist und die nicht viele Säfte in sich hat.

Die Zartheit des Kleinkindes. Daß die kleinen Kinder nicht gleich nach ihrer Geburt laufen können, kommt davon, daß der Mensch aus dünnem, schwachem Samen empfangen wird und sein Fleisch und seine Knochen dann sehr gebrechlich sind, wenn er noch ein kleines Kind ist, und weil der Mensch große Kraft braucht, wenn er sich zum Gehen ganz aufrichtet. Den übrigen Geschöpfen ergeht es nicht so, weil sie bald nach ihrer Geburt auf ihren Füßen gehen. Das kommt daher, daß sie nach vorn zur Erde geneigt sind. So kriecht auch das Kleinkind auf Händen und Füßen, bevor es sich zum Gehen aufrichten kann. Obwohl sich jedoch die eben geborenen Tiere auf den Füßen halten können, können sie doch nicht sitzen, wie ein kleines Kind sitzt, wenn es sich noch nicht auf seinen Füßen aufrichten kann. Weil die Tiere ihre Kraft in den Beinen und in den Füßen haben, können sie nach der Geburt bald laufen. Weil aber der Mensch seine Kraft oberhalb des Nabels hat und, solange er ein kleines Kind ist, auf seinen Füßen und Beinen schwach ist, kann er dann noch nicht gehen.

Warum der Mensch nicht schwimmt. Weil der Körper des Menschen schwer ist und weil er mit den Händen arbeitet, mit den Füßen geht, eine aufrechte Körperhaltung hat und auch nicht viel vom Wesen der Luft und des Wassers hat, kann er von Natur aus nicht im Wasser schwimmen, es sei denn, daß er dies einmal von selber lernt. Die Tiere aber haben die Kraft in den Beinen, gehen nach vorn geneigt und werden wie vom Wind an den Beinen bewegt. Daher können einige von ihnen von Natur aus schwimmen, weil sie so, wie sie an Land nach vorn geneigt gehen, auch im Wasser nach vorn geneigt schwimmen. Das tut der Mensch nicht, weil er völlig aufrecht geht und sich beim Schwimmen nach vorn beugt und sich ausstreckt.

Die weibliche Brust. In der Nabelgegend der Frau, das heißt oberhalb und unterhalb des Nabels, sind bestimmte Gefäße miteinander verbunden, von denen sich einige nach oben zu den Brüsten erstrecken, einige nach unten zur Gebärmutter hinunterführen. Diese nehmen alle ihren Inhalt vom Saft der Speisen und Getränke und werden davon genährt, mehr jedoch diejenigen, die zu den Brüsten führen, als diejenigen, die zur Gebärmutter hinunterführen. Solange aber die Frau noch ein Mädchen ist, wachsen bei ihr die Brüste, bis die Gefäße, die zur Gebärmutter führen, die Monatsblutung ableiten. Dann hören sie auf zu wachsen, außer sie füllen sich später einmal wie ein Schwamm.

Nachtrag zur Empfängnis und zur Milch. Die Empfängnis zieht bei der Frau das Monatsblut an sich, so daß die Rinnsale, die von der Frau vorher nach außen geleitet wurden, nunmehr auf das Empfangene übergehen. Wenn seine Fleisch- und Knochenbildung einsetzt und es auch vom Lebensgeist die Beweglichkeit erhält, öffnen sich die Gefäße, die zu den Brüsten hinaufführen, unter dem Einfluß der lebhaften Bewegung der Leibesfrucht und der Wirkung der Elemente und führen dann aus dem Saft der Speisen und Getränke, durch die der Körper der Frau ernährt wird, den Brüsten die Milch zu. Die Milch hat eine weiße Farbe.
Wenn Speise und Trank aufgenommen werden, teilen sie sich bei einer schwangeren Frau in zwei Teile; davon versorgt der eine Teil die Gebärmutter, und der andere Teil kommt der Milch in den Brüsten zugute. So ist auch das Blut von zweierlei Art: Es ist nämlich rot, wenn es sich im ruhigen Zustand befindet, und es nimmt eine weiße Farbe an, wenn es beim Geschlechtsverkehr von Mann und Frau in Erregung gerät. Die weiße Farbe erhält die Milch von Getreideprodukten und anderen gekochten Speisen, weil das Getreide das weiße Mehl hat und das Essen beim Kochen einen weißen Schaum von sich gibt. So bringen auch Speise und Trank durch ihren Saft bei einer schwangeren Frau gleichsam einen weißen Schaum zu ihren Brüsten. Wenn aber das Kind geboren und die Frau gereinigt ist, ziehen sich jene feinen Gefäße, die zur Gebärmutter hinunterführen, zusammen und befördern dabei das Monatsblut nach außen, während jene feinen Gefäße, die zu den Brüsten hinaufführ-

ren, für die Milch offen sind. Daß genug Milch in den Brüsten vorhanden ist, während das Kleinkind saugt, kommt davon, daß das Kleinkind, während es saugt, durch die erwähnten feinen Gefäße die Milch durch das Saugen zu den Brüsten zieht und durch das Saugen ständig den Zugang der erwähnten feinen Gefäße zu den Brüsten offen hält.

Die Menstruation. Wenn das Kind zu saugen aufhört, nimmt die Milch bei der Frau ab und versiegt ganz. Und so öffnen sich wieder die feinen Gefäße, die zur Gebärmutter führen, und leiten ihre Rinnsale termingemäß ab. Wenn eine Frau wieder schwanger wird, solange sie ein Kleinkind stillt, kann sie ohne Gefahr für das Kleinkind weiterhin stillen, bis das Empfangene in ihr zu Fleisch und Knochen geformt wird. Dann soll sie aufhören, den Säugling zu stillen, weil die Kraft und die Gesundheit in der Milch durch das Monatsblut zur Leibesfrucht hinabsteigt, so daß von da an die Milch aus den Brüsten dieser Frau mehr Schleim als Gesundheit spendet.

Die Verdauung. Wenn der Mensch ißt, verteilen die feinen Gefäße, die den Geschmack empfinden, diesen überall im Körper. Den feineren Saft der Speisen nehmen die inneren Gefäße, nämlich die der Leber, des Herzens und der Lunge vom Magen auf und befördern ihn durch den ganzen Körper. Auf diese Weise wird das Blut im Menschen vermehrt und der Körper ernährt. Vergleichsweise wird so das Feuer durch den Blasebalg entzündet, und das Gras grünt und wächst durch den Wind und den Tau. Wie nämlich der Blasebalg das Feuer entfacht und wie der Wind und der Tau die Gräser hervorbringen, so läßt auch der Saft von den Speisen und Getränken das Blut, den Saft und das Fleisch des Menschen entstehen und sich vermehren. Wie aber der Blasebalg nicht das Feuer ist und wie der Wind und der Tau nicht die Gräser sind, so ist auch weder der Saft von den Speisen das Blut noch die Flüssigkeit von den Getränken der Saft, sondern der Saft von den Speisen färbt sich wie Blut und befindet sich in ihm, und die Flüssigkeit von den Getränken nimmt die Farbe eines Saftes an und bleibt in ihm. So bauen sie das Blut zu einem Saft auf und lassen es aufgehen wie der Sauerteig die ganze Mehlmasse, das heißt den Teig, und so bleiben sie darin, verbinden sich auf diese Weise damit, lösen sich mit ihnen und in ihnen auf und werden aufgebraucht.

Der Stuhlgang. Was von den aufgenommenen Speisen und Getränken nicht verwertbar ist, steigt in die unteren Eingeweide des Menschen hinunter und verwandelt sich in Kot. Wenn es zu Kot geworden ist, wird es vom Menschen ausgeschieden. So werden die Trauben gekeltert, der Wein in ein Gefäß gefüllt, und was übrig ist, nämlich die Fruchtwände, werden weggeworfen.

Das Blut. Wenn der Mensch trinkt, vermehrt der feinere Saft, der im Getränk ist, die Blutflüssigkeit. Das Nicht-Verwertbare steigt mit dem Getränk nach unten und tritt aus dem Menschen aus, nachdem es sich zersetzt hat. So schwimmt beim Wein die Flüssigkeit oben im Faß, und die Hefe liegt auf dem Boden. Das Blut wird durch den Saft von den Speisen vermehrt, und die Blutflüssigkeit vom Getränk. Das Blut kann nicht ohne diese Flüssigkeit auskommen, wie auch die Speise nicht ohne den Trank im Menschen. Wenn nämlich das Blut keine Flüssigkeit hätte, wäre es hart und könnte nicht fließen. So würde auch der Mensch vollständig austrocknen und wäre nicht lebensfähig, wenn er nur essen und nicht auch trinken würde. Daher bildet der Mensch, der schlechte und überflüssige Speisen ißt, ein schlechtes Blut, und der, der schlechte und überflüssige Getränke einnimmt, vermehrt die schlechte Flüssigkeit in sich. Denn die schlechten Säfte von den Speisen und Getränken vereinigen sich mit dem Blut und seiner Flüssigkeit.

Die Ernährung. Wenn der Mensch ißt und trinkt, dann führt eine vitale, vernünftig geregelte Zugkraft im Menschen den Geschmack, den feineren Saft und den Geruch der Speisen und Getränke aufwärts zu seinem Gehirn und erwärmt es, indem es seine feinen Gefäße ausfüllt. Die übrigen Bestandteile dieser Speisen und Getränke, die in den Magen gelangen, erwärmen das Herz, die Leber und die Lunge; sie ziehen von diesem Geschmack, dem feineren Saft und dem Geruch in ihre feinen Gefäße, so daß diese davon ausgefüllt, erwärmt und ernährt werden, wie wenn man ein völlig vertrocknetes Darmstück in das Wasser legt und es dadurch weich wird, aufquillt und sich auffüllt. Wenn also ein Mensch ißt und trinkt, werden seine Gefäße mit dem Saft von den Speisen und Getränken ausgefüllt und erwärmt, und jener Saft wärmt in den Gefäßen das Blut und die Flüssigkeit, und das Blut, das im Fleisch ist, zieht vom Saft in den Gefäßen seine rote Farbe an.

Der Hunger. Wenn die verzehrte Nahrung in Fäulnis übergeht und eintrocknet, werden die Gefäße von ihrem Saft entleert, und das Blut im Fleisch verliert seine rote Farbe und wird wäßrig. Dann wollen die Gefäße wieder angefüllt werden, und das Blut im Fleisch verlangt nach der roten Farbe. Das ist der Hunger, den der Mensch leidet.

Der Durst. Wenn der Mensch ißt, arbeitet er beim Essen wie eine Mühle beim Mahlen. Durch die Arbeit beim Essen wird der Mensch inwendig warm und trocken. So beginnt er innerlich auszutrocknen, und das ist der Durst. Dann muß er etwas trinken und wieder essen, und wenn er dann wieder beim Essen durch die Wärme trocken wird, bekommt er wieder Durst, und dann muß er wieder trinken. So muß er sich während des Essens verhalten, denn wenn der Mensch beim Essen, wenn er also etwas verzehrt, nicht trinken würde, würde er geistige und körperliche Beschwerden bekommen und weder eine gute Blutflüssigkeit bilden noch eine gute Verdauung haben. Wenn er aber beim Essen übermäßig viel trinkt, verursacht er bei seinen Körpersäften eine schlimme, stürmische Überschwemmung, so daß die guten Säfte in ihm ihre Wirkung verlieren. Während die Speisen inzwischen faulen und vertrocknen, verlangen die Gefäße und das Blut infolge dieser Wärme nach Feuchtigkeit, und das ist der Durst. Dann muß der Mensch etwas trinken und seine innere Trockenheit anfeuchten, andernfalls gerät er in eine beschwerliche geistige und körperliche Schwerfälligkeit. Ein Mensch, der vitales Leben in sich hat und sich von verschiedenen Speisen ernährt, hat einen größeren Bedarf an Getränken, während er ißt, als Tiere, die Heu und Gras fressen.

Der Schlaf. Der Mensch soll nicht gleich nach dem Essen schlafen, bevor noch der Geschmack, der Saft und der Geruch der

Speisen an ihren Ort gelangt sind, sondern er soll nach dem Essen eine kleine Weile auf den Schlaf verzichten, damit nicht, wenn er sofort nach dem Essen schläft, dieser Schlaf den Geschmack, den Saft und den Duft der Speisen an unrechte, verkehrte Körperstellen leitet und wie Staub hier und dort in den Gefäßen verteilt. Wenn aber der Mensch eine kleine Weile auf den Schlaf verzichtet hat und sich dann für kurze Zeit zum Schlafen hinlegt, dann nehmen sein Fleisch und Blut dadurch zu, und er wird davon gesund.

Nächtlicher Durst. Es kommt oft vor, daß der Mensch bei Tag und bei Nacht beim Erwachen infolge der Wärme und Trockenheit der Speisen Durst verspürt. Er soll sich aber davor hüten, gleich zu trinken, solange er noch schlaftrunken ist, weil er sich dadurch Krankheiten zuziehen und sein Blut und seine Säfte in einen schädlichen Aufruhr versetzen würde. Nach dem Erwachen soll er eine Zeitlang auf das Trinken verzichten, und wenn er noch so viel Durst haben sollte, bis der Schlaf völlig von ihm gewichen ist.

Das Trinken. Und wenn er dann, ob er nun gesund oder krank ist, nach dem Schlaf Durst hat, soll er Wein oder Bier trinken, aber kein Wasser, weil das Wasser dann seinem Blut und seinen Säften mehr schaden als helfen würde.

Das Leiden der Lähmung. Ein Mensch, der von einer gichtischen Lähmung geplagt wird, hat fehlgeleitete Säfte in sich, die wie die Wellen auf den Gewässern unruhig bewegt werden. Deshalb kann ein solcher Mensch in seinem Wesen und Verhalten nicht ruhig und maßvoll sein. Deshalb soll er nüchtern Wein trinken oder, wenn er Wein nicht erhalten kann, Gersten- oder Weizenbier nüchtern trinken oder, wenn er nichts davon erhalten kann, Wasser und Brot kochen, es durch ein Tuch seihen und dieses Wasser lauwarm trinken. Das soll er jeden Tag tun, und die Wellen der heftigen Gichtanfälle werden in ihm unter Kontrolle gebracht. Wenn aber ein solcher Mensch rasch an Körpergewicht verliert, soll er, wie gesagt, nur wenig nüchtern trinken; wenn er aber körperlich gesund ist, soll er genügend Wein, Bier oder Wasser, das mit Brot gekocht wurde, nüchtern trinken, und die Gicht wird bei ihm Ruhe geben.

Das tägliche Fieber. Wer tägliche Fieberanfälle hat, die von verschiedenen Speisen herrühren, soll nichts nüchtern trinken, weil inwendig trocken ist. Denn wenn er nüchtern trinken würde, würde dieser Trank seinen Körper durchlaufen und ihn eher noch kränker als gesund machen. Er soll vorher essen, damit seine Gefäße durch die vorhergehende Aufnahme des Saftes von den Speisen erwärmt werden. Dann soll er einen Trunk Wein nehmen, und er wird ihm nicht schaden. Wenn er keinen Wein hat, soll er Bier trinken, und wenn er dies auch nicht hat, soll er Met nehmen oder, wenn er keinen hat, Wasser kochen, es abkühlen lassen und dann trinken.

Dreitägiges und viertägiges Fieber. Wer dreitägiges oder viertägiges Fieber hat, soll nüchtern nichts trinken außer in einem dringenden Notfall, wenn ihn sehr heftiger Durst befällt. Dann kann er auch ein wenig kaltes Wasser nüchtern trinken. Beim Frühstück soll er Wein trinken; das ist für ihn gesünder, als wenn er Wasser tränke.

Wenn er keinen Wein hat, soll er Gerstenbier trinken oder, wenn er das nicht hat, Met nehmen oder, wenn er den nicht hat, abgekochtes und abgekühltes Wasser trinken. Kein Mensch soll auf leeren Magen trinken, außer wenn er durch Schwächeanfälle dazu gezwungen ist, auf leeren Magen zu trinken. Dann ist es für ihn gesünder, Wein als Wasser zu trinken. Wenn jemand ohne Not Wein auf nüchternen Magen trinkt, so macht er ihn gierig auf Essen und Trinken, unvernünftig und töricht in seinen Gedanken.

Nahrung und Speise. Wenn ein Mensch nüchtern ist, soll er zuerst eine Speise essen, die aus Früchten und Mehl zubereitet wurde, weil das Essen trocken ist und dem Menschen gesunde Kraft schenkt. Er soll auch zuerst ein warmes Essen zu sich nehmen, damit sein Magen warm wird, und kein kaltes Essen; denn wenn er zuerst ein kaltes Essen zu sich nimmt, macht er dadurch seinen Magen kalt, so daß er später kaum mehr durch warme Speisen warm werden kann. Er soll zuerst ein warmes Essen zu sich nehmen, bis sein Magen gut durchwärmt wird. Wenn er dann eine kalte Speise ißt, verkraftet die Wärme, die seinen Magen durchzieht, die nachfolgende Kälte im Essen. Alle Obstsorten und das, was Saft und Feuchtigkeit besitzt, wie zum Beispiel Kräuter, soll er bei seinem ersten Essen meiden, weil sie ihm eine schleimige Flüssigkeit bringen und seinen Flüssigkeitsstand stören würden. Dies kann er später essen, wenn er bereits etwas gegessen hat, und dann ist es für ihn eher gesund als schädlich.

Das Frühstück. Für einen körperlich gesunden Menschen ist es für eine gute Verdauung gut und gesund, daß er bis ungefähr kurz vor Mittag oder gegen Mittag auf ein Frühstück verzichtet. Für einen Kranken, Entkräfteten und körperlich Schwachen ist es aber gut und gesund, daß er morgens frühstückt, damit er die Kräfte, die er nicht mehr hat, zumindest der Nahrung entnimmt. Auch nachts kann der Mensch dieselben Speisen essen und dieselben Getränke zu sich nehmen, die er am Tag genossen hat, wenn er will. Dann soll er auch so rechtzeitig vor der Nacht essen, daß er noch seinen Spaziergang machen kann, bevor er sich schlafen legt.

Die Verschiedenheit der Getränke. Wenn man edlen, starken Wein trinkt, erregt er die Gefäße und das Blut des Menschen auf eine schädliche Weise, zieht die Säfte und alle Feuchtigkeit im Menschen an sich, wie es die abführenden Getränke tun, und führt so nicht ohne Gefahr den Harn manchmal vorzeitig ab. Das tut Hunsrücker Wein nicht, weil er nicht so stark ist, daß er die Säfte des Menschen in übermäßige Erregung versetzen könnte. Deshalb soll die Stärke eines edlen Weines gemildert werden, indem man Brot eintaucht oder Wasser dazugießt, weil er sonst weder einem gesunden oder einem kranken Menschen zum Trinken nützt, wenn er nicht so gemischt wurde. Hunsrücker Wein braucht man aber nicht auf diese Weise zu mischen, weil er nicht so stark ist. Wenn jedoch jemand Wasser dazugießen oder Brot eintauchen und dann trinken will, ist er jedenfalls desto angenehmer zu trinken, aber nicht um so gesünder. Der Wein hat von Natur etwas Wässeriges in sich, weil er durch den Tau und den Regen genährt wird. Daher kommt es auch, daß ein Mensch, der Wein trinkt, obwohl er ihn ständig trinkt und kein Wasser, in seinem Blut wässerige Säfte hat.

Nachtrag zum Blut. Das Blut wäre völlig trocken und würde

nicht fließen, wie auch das Mark nicht fließt, wenn es nicht wässerigen Schleim enthielte. Wenn das Blut nicht flüssig wäre, könnte das Fleisch nicht bestehen, sondern wäre wie Erde.

Die unterschiedliche Ernährung im Winter. Ein Mensch, der bei extremer winterlicher Kälte, wenn er selber innerlich kalt ist, sehr kalte Speisen ißt, zieht sich leicht dadurch die Schwarzgalle zu und erregt sie in sich. Wer aber sehr kalte Speisen ißt, wenn er selber innerlich kalt ist, holt sich davon das Fieber. Wer aber bei winterlicher Kälte, wenn er selber innerlich kalt ist, richtig temperierte Speisen, das heißt, weder zu heiße noch zu kalte, ißt, wird dadurch nur wenig erquickt, weil sie ihm kein gutes Blut verschaffen. Wer aber in der kalten Jahreszeit in einem sehr warmen Raum richtig temperierte Speisen ißt, die also weder zu heiß noch zu kalt sind, dem schaden diese Speisen nicht, jedoch schwächt ihn die Hitze, die er dann selber hat.

Die richtige Temperatur bei Kälte. Wenn ein Mensch bei winterlicher Kälte essen will, soll er sich einen Raum suchen, der weder zu warm noch zu kalt, sondern richtig temperiert ist. Er soll auch weder zu heiße noch zu kalte, sondern richtig temperierte Speisen essen, und so wird er durch seine Ernährung gesund bleiben. Er soll jedoch beim Essen nicht in einem kalten Raum sitzen, weil die kalte Luft ihn krank macht, wenn er sie beim Essen einatmet. Wenn die Wärme von den glühenden Kohlen beim Essen den Rücken des Menschen hinaufsteigt, ist das für ihn gesünder, als wenn die Wärme vom Feuer ihm ins Gesicht steigt.

Der Zusammenhang zwischen großer sommerlicher Hitze und den verschiedenen Nahrungsmitteln. Ißt ein Mensch im Sommer, wenn er innerlich sehr warm ist, sehr kalte Speisen, löst er leicht die Gicht in sich aus. Ißt er aber sehr kalte Speisen, wenn er im Sommer innerlich sehr warm ist, bildet er in sich das Phlegma. Daher soll der Mensch im Sommer mäßig warme und kalte Speisen zu sich nehmen, und diese verschaffen ihm gutes Blut und gesundes Fleisch. Wenn der Mensch im Sommer, wenn er innerlich sehr warm ist, viel ißt, wird sein Blut infolge des vielen Essens übermäßig warm, die Säfte verschlechtern sich, und das Fleisch seines Körpers schwillt an und wird unnatürlich aufgetrieben, weil dann die Luft zu warm ist. Wenn er dann nur mäßig viel ißt, schadet es ihm nicht, sondern er bleibt gesund. Wenn aber der Mensch im Winter, wenn er innerlich sehr kalt ist, viel ißt, bringt es ihm Gesundheit und macht ihn fett. Zu jeder Zeit soll sich der Mensch jedoch davor hüten, siedendheiße und dampfende Speisen zu essen, sondern er soll nach dem Kochen warten, bis sich ihr heißer Dampf verzogen hat, wenn er nämlich kochendheiße, dampfende Speisen ißt, blähen und treiben sie seinen Magen auf und verursachen bei ihm leicht den Aussatz. Wenn aber ein Mensch unter großer Traurigkeit leidet, soll er genügend von den ihm bekömmlichen Speisen essen, damit er durch das Essen wieder belebt wird, weil ihn ja die Traurigkeit belastet. Wenn er aber große Freude hat, soll er nur mäßig essen, weil dann sein Blut durch die Erweiterung der Blutbahn in Auflösung ist. Denn sonst lösen die Säfte in seinem Blut heftige Fieberanfälle aus, wenn er dann viel ißt. Der Mensch soll im Winter auch nicht viel trinken, weil dann die Luft seine Säfte ohnehin mit Feuchtigkeit anreichert. Denn wenn er dann auch noch viel trinkt, verdirbt er seine inneren Säfte und zieht sich selber Krankheiten zu. Im Winter soll er Wein oder Bier trinken und das Wasser, wenn möglich, meiden, weil in dieser Jahreszeit das Wasser wegen der Feuchtigkeit der Erde nicht gesund ist. Im Sommer soll er aber mehr als im Winter trinken, und zwar je nach der Menge und der Art der Nahrung, die er dann zu sich nimmt, weil dann die Säfte in ihm austrocknen. Das Wasser, das er dann trinkt, schadet ihm wegen der Trockenheit der Erde weniger als im Winter. Der Mensch soll im Sommer, wenn er innerlich sehr warm ist und wenn er dann auch körperlich gesund ist, lauwarmes Wasser in Maßen trinken und dann eine Weile herumspazieren, damit es in ihm warm wird. Das ist für seine körperliche Gesundheit vorteilhafter, als wenn er Wein trinkt. Wer aber im Sommer körperlich krank ist, soll mit Wasser gemischten Wein oder Bier trinken, weil ihn das mehr erquickt, als wenn er Wasser trinkt. Der Mensch soll sich aber zu jeder Zeit, im Sommer wie im Winter, davor hüten, übermäßig viel zu trinken. Wie nämlich zu viel Regen die Erde überschwemmt und schädigt, so setzt auch derjenige, der übermäßig viel trinkt, seinen Körper verschiedenen schädlichen Säften aus. Der Mensch soll sich aber auch nicht im übertriebenen Maß dem Trinken entziehen; denn wenn er sich durch die Enthaltsamkeit beim Trinken trocken gemacht hat, zieht er sich geistige und körperliche Beschwerden zu. Dann können ihm auch die Speisen, die er ißt, innerlich keine gute Verdauung und keine körperliche Gesundheit bringen, wie ja auch der Erdboden schwer, hart und trocken wird und keine guten Früchte bringt, wenn ihm die Durchfeuchtung durch den Regen entzogen wird. Wenn aber der Bauch des Menschen voll von Speisen und Getränken ist, ist es erforderlich, daß er sich durch die Verdauung reinigt.

Der Aderlaß. Wenn die Gefäße des Menschen voll Blut sind, müssen sie durch einen Einschnitt vom schädlichen Schleim und Verdauungssaft gereinigt werden. Wenn ein Einschnitt in die Ader eines Menschen vorgenommen wird, wird sein Blut sozusagen plötzlich erschreckt, und was dann zuerst herauskommt, ist Blut, und die Fäulnis- und Verdauungsstoffe fließen gleichzeitig mit heraus. Daher hat das, was nunmehr herausfließt, verschiedene Farben, weil es aus Fäulnis und Blut besteht. Wenn Fäulnis und Blut herausgeflossen sind, kommt reines Blut heraus, und dann muß man mit dem Aderlaß aufhören. Wer einen Aderlaß bei einem körperlich gesunden und kräftigen Menschen vornimmt, soll bei ihm nur so viel Blut abzapfen, wie ein kräftiger, durstiger Mann in einem Zug in Form von Wasser trinken kann. Wenn aber jemand körperlich schwach ist, dann soll man der Ader nur so viel Blut entnehmen, wie ein Ei von normaler Größe fassen kann. Denn ein übermäßiger Aderlaß schwächt den Körper, wie auch ein übermäßig starker Regenguß, der auf die Erde fällt, sie schädigt. Ein richtig bemessener Aderlaß beseitigt schädliche Säfte und heilt den Körper. So bewässert auch ein Regen, der gemächlich und mäßig auf die Erde fällt, sie und befähigt sie, Früchte hervorzubringen.

Die verschiedenen Formen des Aderlasses. Nun aber ist, wie oben erwähnt, das erste, das aus der Wunde und aus der Einschnittstelle der Ader herauskommt, das Blut, und darin fließen gleichzeitig giftige und krankheitbringende Säfte mit aus. Wenn dann die herausfließende Flüssigkeit die richtige Röte und damit eine andere Farbe annimmt, stehen Blut und Säfte im gleichen Verhältnis zueinander. Wenn dann noch mehr Blut herauskommt, folgen die guten und schädlichen Säfte gleichzeitig mit dem übrigen Blut nach. Dann muß man mit dem Aderlaß aufhören, weil sonst die schleimigen Säfte im Restblut überhandnehmen und die Schwarzgalle und andere Krankheiten in dem Menschen erregen, wenn dann noch mehr Blut abgezapft wird. Denn die Blutarmut kann ihnen keinen Widerstand entgegensetzen. Wie der Hunger die Körperkräfte schwächt, so macht auch ein übermäßiger Aderlaß den Körper schwach. Dagegen verleiht ein mäßiger Aderlaß dem Körper Gesundheit, so wie auch mäßiges Essen und Trinken den Körper wieder aufrichten.

Wann ein Aderlaß vorgenommen werden soll. Wer kräftig, gesund und fettleibig ist, soll im dritten Monat zur Ader gelassen werden, weil das Blut im Menschen dann schon wieder seinen alten Bestand erreicht hat, wenn der Mond zweimal zugenommen und zweimal abgenommen hat. Und dann sind seine Adern wieder voll. Wenn er nämlich vorher einen Aderlaß vornehmen läßt, schwächt er sich, weil das Blut noch nicht seine volle Kraft wiedererlangt hat. Schiebt er es aber zu lange auf, dann wird das überreichliche Blut in ihm verdorben, das heißt, es verwandelt sich in unflätigen Abschaum. Er soll bei abnehmendem Mond zur Ader lassen, das heißt am ersten Tag, wenn der Mond anfängt abzunehmen, oder am zweiten, dritten, vierten, fünften oder sechsten Tag, und dann aber nicht mehr, weil ein früherer oder späterer Aderlaß nicht so vorteilhaft ist. Bei zunehmendem Mond soll er nicht zur Ader lassen, weil ein solcher Aderlaß schädlich ist; denn dann lassen sich die mit dem Blut vermischten Säfte nur schwer von ihm trennen. Bei zunehmendem Mond fließen nämlich das Blut und die faulen Säfte sozusagen nur mäßig zusammen im Menschen und lassen sich dann nur schwer trennen. So behält auch ein Fluß in seinem Bett bei mäßiger Strömung seinen Lauf bei. Bei abnehmendem Mond gerät aber das Blut in eine zunehmende Erregung und Strömung und läßt auch zu viel faule Flüssigkeit ausfließen, wie es bei einer schweren Überschwemmung der Fall ist, die stinkendes Treibgut im Wasser sehen läßt und Schaum aufwirft. Der Aderlaß eignet sich mehr für alte als junge Menschen, weil das Blut in den Gefäßen alter Menschen mehr mit Fäulnis vermischt ist als das Blut in den Gefäßen junger Menschen. Wenn es nötig sein sollte, kann man einen Menschen männlichen Geschlechts schon in seinem zwölften Lebensjahr zur Ader lassen, weil das Blut in ihm schon kräftig ist. Es soll jedoch nur so viel Blut entnommen werden, wie die zwei Schalen einer Nuß fassen können. Bis zum fünfzehnten Lebensjahr soll man einen Aderlaß nur einmal im Jahr vornehmen. Weil aber im fünfzehnten Lebensjahr das Blut des Menschen bereits seine Kraft hat und seine Adern voll sind, soll man dann, falls er körperlich gesund ist, die entsprechende Menge Blut entnehmen, die ein durstiger Mann mit einem Zug in Form von Wasser trinken kann, wie oben erwähnt wurde. So kann man es bis zum fünfzigsten Lebensjahr machen. Nach dem fünfzigsten Lebensjahr, wenn das Blut und das Phlegma beim Mann bereits abzunehmen und sein Körper auszutrocknen beginnen, soll man nur noch einmal im Jahr einen Aderlaß vornehmen, und zwar soll man nur die Hälfte der Blutmenge entnehmen, die vorher bei einem Aderlaß entzogen wurde. So kann man es bis zum achtzigsten Lebensjahr machen. Danach ist ein Aderlaß für einen Mann nicht mehr vorteilhaft, sondern schadet ihm eher, weil die Kraft des Blutes in ihm bereits geschwunden ist, es sei denn, daß eventuell bei ihm eine große Flut und ein Ausbruch seiner Säfte vorkommen. Aufgrund dieses dringenden Notfalls soll er dann ein wenig Blut zur Ader lassen. Weil nach achtzig Lebensjahren die Gefäße des Mannes bereits schwach werden und eine Blutentnahme ihm nicht mehr gut tut, soll er durch die Anwendung der schwarzen Eberwurz oder ähnlicher Heilkräuter an seinem Körper Pusteln auftreten lassen, damit auf diese Weise die schädliche Flüssigkeit, die sich zwischen der Haut und dem Fleisch befindet, beim Aufbrechen der Pusteln herausfließen kann. Die Frau hat in ihrem Körper mehr und schädlichere Flüssigkeiten und eine schädlichere Fäulnis als der Mann.

Der Aderlaß bei der Frau. Daher soll auch sie von ihrem zwölften Lebensjahr an auf dieselbe Methode und dieselbe Regelung beim Aderlaß wie der Mann achten, nur mit der Ausnahme, daß sie den Aderlaß bei sich bis zum hundertsten Lebensjahr verlängern kann, weil infolge der schädlichen Flüssigkeiten und giftigen Fäulnis für sie eine größere Notwendigkeit als für den Mann besteht. Das äußert sich ja auch in der Menstruation. Würde sie nämlich während der Menstruation nicht von schädlichen Flüssigkeiten und Fäulnis gereinigt werden, würde sie am ganzen Körper anschwellen und aufgedunsen werden und nicht am Leben bleiben können. Nach dem hundertsten Lebensjahr soll man sie nicht mehr zur Ader lassen, weil sie dann bereits vom Blut und den ausfließenden Säften gereinigt ist. Aber wenn sie eventuell später noch irgendwelche Flüssigkeiten bei sich bemerkt, dann soll sie Pusteln wachsen lassen, und zwar an denselben Körperstellen, an denen man normalerweise beim Menschen Brenneisen ansetzt.

Die Blutgefäße. Man muß wissen, daß in der Kopfader mehr Flüssigkeiten als in der Mittelader oder in der Leberader fließen, weil an der Kopfader auch mehr Gefäße hängen, die Flüssigkeiten führen, als an der Mittelader oder der Leberader. Daher ist es auch vorteilhafter, öfter der Kopfader als anderen Adern Blut zu entnehmen. Wer nämlich viel Phlegma im Kopf oder in der Brust hat oder wem der Kopf dröhnt, so daß dadurch sein Hörvermögen erheblich gestört ist, soll der Kopfader Blut entnehmen, sich jedoch vorsehen, daß er dort nicht viel Blut entnimmt. Denn sonst verschlechtern sich dadurch die Augen, da bestimmte feine Gefäße, die zu den Augen führen, daran hängen, so daß auch diese feinen Gefäße, die daran hängen, blutleer gemacht werden und sich dadurch die Augen des Menschen verschlechtern, wenn man der Kopfader viel Blut entnimmt.

Das Schröpfen. Wer Augen hat, die sich infolge schädlicher Säfte verschlechtern oder geschwürig sind, oder ein Fleisch, das sich in der Augengegend vorwölbt, soll hinter den Ohren und am Nakken mit Schröpfhörnern oder Schröpfköpfen ein wenig Blut entnehmen und dies drei- oder viermal im Jahr tun, oder wenn er sich da öfter notgedrungen schröpfen lassen will, soll er um so weniger Blut entnehmen, damit er nicht dadurch Schaden leidet, wenn er zu viel Blut entnimmt. Er soll an der Körperstelle Blut entnehmen, an der er Schmerzen hat. Wenn jemand Schmerzen an der Zunge hat, sei es, daß sie geschwollen oder geschwürig[18] ist, soll er sie mit einem Aderlaßmesserchen oder mit einem Dorn[19] ein wenig einritzen, damit dort der Schleim herauskann, und es wird ihm besser gehen. Wer Zahnschmerzen hat, soll mit einem Aderlaßmesserchen oder mit einem Dorn[19] das Fleisch in der Umgebung des betreffenden Zahnes, das heißt das „zanefleich", mit einem Schnitt ein wenig einritzen, daß dort das Eiter herauskann, und es wird ihm besser gehen. Wer aber ein trauriges Herz oder eine gedrückte Stimmung hat und wer in einer Seite oder in der Lunge Schmerzen hat, soll an der Mittelader Blut entnehmen. aber nur wenig, damit er die Kraft des Herzens behält; denn sonst nimmt sie im Herzen ab, wenn dort zu viel Blut entnommen wird. Wenn jemand Schmerzen im Herzen spürt, soll er vor dem Aderlaß der Mittelader im rechten Arm Blut entnehmen, und es wird ihm im Herzen besser gehen. Wenn jemand in der Leber oder in der Milz Schmerzen hat oder wenn jemand im Hals oder im Rachen Atembeschwerden verspürt oder wer an einer Augenschwäche leidet, soll an der Leberader Blut entnehmen, und es wird ihm besser gehen. Wenn man an der Leberader oder an der Kopfader genug Blut entnommen hat, wird der Kranke dadurch weniger Schmerzen haben, als wenn man viel Blut an der Mittelader entnimmt. Der Mensch kann sowohl im Winter als auch im Sommer an beiden Armen an den erwähnten Adern je nach der Art seiner Krankheiten nach Belieben Blut entnehmen. Der Aderlaß soll hauptsächlich an diesen drei Adern, nämlich an der Kopfader, der Mittelader und der Leberader, erfolgen, weil diese Adern gleichsam der Kopf und die Grundlage für die anderen Adern sind und weil alle anderen feinen Gefäße zu ihnen führen und mit ihnen verbunden sind. Deshalb sollen die übrigen feinen Gefäße nur selten angeschnitten werden, weil sie außer bei einem dringenden Notfall nicht angeschnitten werden sollen. Denn sonst könnten sie austrocknen. Wenn nämlich eine dieser Hauptadern angeschnitten wird und ausblutet, dann werden auch die feinen Gefäße, die mit ihnen verbunden sind, von den schädlichen Säften, die in ihnen sind, ziemlich geleert. Wenn aber eines dieser feinen Gefäße angeschnitten wird, dann merken die Hauptadern und die anderen feinen, mit ihnen verbundenen Gefäße von dieser Blutentnahme nicht viel. Denn wenn von einem großen Strom viele kleine Bäche wegfließen und wenn dann nach dem Willen der Menschen irgendwo eine Wasserader von diesem Strom abgeleitet wird, dann bekommen alle kleinen Bäche, die sich von dem Strom abzweigen, die Abnahme des Wassers zu spüren. Wenn aber von einem mit dem Strom in Verbindung stehenden kleinen Bach eine Wasserader abgeleitet wird, bekommen dieser Strom und die anderen, von ihm abzweigenden kleinen Bäche die dadurch bedingte Abnahme ihres Wassers nicht sehr zu spüren, sondern nur der kleine Bach, von dem diese Wasserader abgeleitet wird, nimmt ab und trocknet aus. Das Anschneiden der oben erwähnten Hauptadern soll in der Armbeuge erfolgen. Denn wenn die Ader dort angeschnitten wird, sammeln sich da die Säfte eher als an der Stelle, wo keine Beuge ist. Wenn wegen irgendeiner Krankheit ein kleines Blutgefäß über einem Gelenk, auf dem Fuß, am Daumen oder sonstwo am menschlichen Körper mit Ausnahme der Armbeugen angeschnitten wird, kann es zwar für den Betreffenden ziemlich vorteilhaft sein, aber kein Aderlaß kann so viel wert sein wie der, der an den oben erwähnten drei Hauptadern in der Armbeuge erfolgt. Kein Mensch, ob Mann oder Frau, soll jedoch einen Aderlaß vornehmen lassen, solange er noch in seiner Jugend an Größe und Umfang auf natürliche Weise zunimmt, auch wenn es nötig erscheinen sollte. Wenn nämlich jemand diese Adern anschneidet und das Blut ausläßt, solange die Adern und das Blut im Menschen noch auf natürliche Weise zunehmen, schwächt er diesen Menschen körperlich und schafft in seinem Charakter und in seinem Gefühl sozusagen eine ziemlich große Leere. Wenn es nötig sein sollte, soll man indessen Brenneisen ansetzen und das Blut durch Schröpfen auslassen. Denn im Blut junger Menschen gibt es mehr flüssige Fäulnisstoffe als im Blut alter Menschen. Hat ein Mensch aber jene Altersstufe überschritten, von der ab sein Körper nicht mehr naturgemäß wächst, wie dies nach zwanzig Lebensjahren der Fall ist, dann kann er schon einen Aderlaß vornehmen lassen, wenn es wegen einer Krankheit notwendig sein sollte; er soll sich jedoch nur wenig Blut abnehmen lassen. Wenn er aber körperlich gesund ist, soll er die Adern nicht anschneiden, sondern sich schröpfen oder brennen lassen, weil seine Adern und sein Blut noch nicht ihre volle Stärke erreicht haben. Wenn er aber das reife Alter von dreißig Jahren erreicht hat, dann kann er nach Belieben einen

Aderlaß vornehmen lassen, ob er nun krank oder gesund ist, weil seine Adern und sein Blut bereits voll entwickelt sind. Und dann wird er körperlich gesund bleiben.

Unterschiede im Blut. Ein Mensch, dessen zur Ader gelassenes Blut – vergleichbar mit dem Atem des Menschen – eine trübe Farbe und in dieser Verfärbung schwarze Flecken hat und ringsum, das heißt am Rand, wie Wachs aussieht, wird bald sterben, wenn ihn nicht Gott ins Leben zurückholt. Die trübe Farbe des Blutes zeigt an, daß die Säfte in ihrer Kälte absterben, die schwarzen Streifen[20] im Blut beweisen, daß die Schwarzgalle abstirbt, und der wächserne Blutrand zeigt an, daß auch die Galle bereits abstirbt. Wenn die Blutfarbe des Menschen trüb und wächsern ist, aber keine schwarzen Flecken aufweist, kann der Mensch dem Tod entgehen; er wird jedoch schwer krank. Obwohl seine Körpersäfte in ihrer Kälte bereits absterben, sind doch die schwarzen Streifen[20] der Schwarzgalle noch nicht aufgetreten, und daher wird er dem Tod entgehen. Ist aber das Blut schwarz, trüb und ohne Wachsfarbe, dann befindet sich der betreffende Mensch in einem hoffnungslosen Zustand, so daß ihm nur noch Gott helfen kann. Er wird jedoch dem Tod entgehen, denn obwohl die Schwarzgalle und die Körpersäfte bereits absterben, bleibt doch die Galle unbeweglich an ihrem Ort, und deshalb wird dieser Mensch nicht sterben. Wenn diese Farben beim Aufschneiden der Adern gleichzeitig zu sehen sind, ist es gefährlich, und der betreffende Mensch kann dem Tod nicht entgehen, wenn ihn nicht Gott zum Leben erweckt, weil sowohl die Körpersäfte als auch die Schwarzgalle und die Galle in gleicher Weise absterben. Sind aber die Farben getrennt, so daß zweien davon eine Farbe fehlt, kann er dem Tod, wenn auch unter vielen Schmerzen, entgehen. Dies weiß man durch die Blutfarbe bei den Menschen im voraus, die entweder wissen oder nicht wissen, daß sie schon krank sind. Der Hauch, der von der Schwarzgalle ausgeht, ist trüb. Sie selber besitzt auch die Wirkungskräfte der Galle und ist wachsähnlich. So ist es also mit der Schwarzgalle. Nach einem Aderlaß soll sich der Mensch drei Tage lang vor den hellen Strahlen der Sonne und vor dem hellen Schein eines brennenden Feuers in acht nehmen, weil das Blut im Menschen während dieser drei Tage durch dieses helle

Licht in heftige Erregung versetzt wird und dem Herzen oft Schaden bringt.

Die richtige Verhaltens- und Ernährungsweise bei einem Aderlaß. Das Tageslicht ist gemäßigt und schadet einem Menschen nach dem Aderlaß nicht, wenn es keine intensive Sonneneinstrahlung gibt. Zu jeder Zeit und besonders bei einem Aderlaß siedet infolge der Glut der Sonne und der Hitze des Feuers das Blut in der Augengegend des Menschen, und das zarte Häutchen, nämlich die Membran, welche die Augen zusammenhält, trocknet aus und verschlechtert dadurch das Sehvermögen. Nach einem Aderlaß soll man verschiedene Speisen, gebratene und solche, die verschiedene Säfte enthalten, rohes Obst und rohes Gemüse nicht essen, weil diese dann in den Gefäßen eher den Schleim als das Blut vermehren würden. Auch starken Wein soll man nicht trinken, weil er das Blut in Erregung versetzen und den Menschen betäuben würde. Ein angemessenes Essen, nämlich ein oder zwei Gerichte, soll man essen, so daß man richtig satt wird, und man soll auch lieblichen, reinen Wein trinken. Das soll man zwei Tage lang tun, weil sich das verdünnte Blut noch im Zustand der Erregung befindet. Aber am dritten Tag hat das Blut wieder seine volle Kraft zurückgewonnen und verteilt sich wieder auf sein Gefäßsystem. Käse soll man nach einem Aderlaß meiden, weil er dann dem Blut Schleim zuführt und kein richtiges, reines Blut bildet, sondern es mit krankhaftem Fett anreichert. Wenn also einer viel Blut und blutgefüllte Adern hat und sein Blut nicht durch den Aderlaß oder das Schröpfen reinigt, dessen Blut wird ziemlich wachsartig und schwach werden, und so wird ein solcher Mensch erkranken.

Wann soll man zur Ader lassen? Wenn ein Mensch einen Aderlaß vornehmen will, soll er dies nüchtern tun. Wenn nämlich der Mensch nüchtern ist, sind die Säfte in ihm noch ein wenig vom Blut getrennt, und das Blut fließt dann im Menschen in der richtigen, gut regulierten Geschwindigkeit, so wie ein kleiner Bach ohne einen Wind- oder Luftstoß richtig und ruhig in seinem Bett dahinfließt. Hat der Mensch aber Nahrung zu sich genommen, beginnt das Blut in ihm etwas kräftiger zu fließen, und so vermischen sich mit ihm etwas die Säfte, und dann können Blut und Säfte nur mehr schwer voneinander getrennt werden. Deshalb soll der Mensch zur Ader lassen, wenn er nüchtern ist, damit die vom Blut getrennten Säfte um so leichter ausfließen können. Eine Ausnahme soll man nur mit einem Menschen machen, der sehr krank und schwach ist. Er soll vor dem Aderlaß ein wenig essen, damit er nicht ohnmächtig wird.

Das Schröpfen. Wer sich schröpfen lassen will, soll dies nüchtern tun, weil dann der schleimige Saft getrennt vom Blut ausfließen kann. Denn nach dem Frühstück mischt sich das Blut mit dem schleimigen Saft, und wenn sich dann der Mensch schröpfen lassen will, fließt das Blut mitsamt dem schleimigen Saft heraus. Damit aber der Mensch keinen Herzanfall erleidet, soll er vor dem Schröpfen ein wenig Brot und Wein zu sich nehmen. Das Schröpfen ist zu jeder Zeit gut und nützlich, damit die schädlichen Flüssigkeiten und schleimigen Säfte im Menschen verringert werden. Denn die schleimigen Säfte befinden sich zwischen der Haut und dem Fleisch, und sie schaden den Menschen besonders. Das Schröpfen eignet sich mehr für junge als für alte Menschen, weil die jungen an Säften reicher sind als die alten. Das Schröpfen ist im Sommer günstiger als im Winter, weil die Menschen im Sommer mehr frische Speisen und frische, grüne Säfte als im Winter zu sich nehmen. Davon bekommen sie auch frische Körpersäfte. Wer aber ein weiches, fettes Fleisch hat, soll sich in einem Monat zweimal durch das Schröpfen Blut entnehmen lassen. Dagegen sollen dies Magere, falls es nötig sein sollte, nur einmal in einem Monat tun. Wer in den Augen, in den Ohren oder im ganzen Kopf Schmerzen hat, soll das Schröpfhorn oder den Schröpfkopf an der Grenze zwischen dem Nacken und dem Rücken ansetzen. Wer Schmerzen in der Brust hat, soll das Schröpfhorn an den Schulterblättern ansetzen. Wer Schmerzen in der Seite hat, soll es an beiden Armen und dort, wo die Hand aufhört, ansetzen. Wer Schmerz in den Beinen hat, soll es am Unterleib ansetzen. Wer Unterleibsbeschwerden hat, soll es zwischen dem Gesäß und der Kniekehle, das heißt an der Hüfte, ansetzen. An der Stelle, an der der Schröpfkopf oder das Schröpfhorn angesetzt werden, dürfen sie nicht öfter als drei- oder viermal in derselben

Stunde, in der das Blut dort entzogen wird, angesetzt werden. An den Waden und am Schienbein darf das Schröpfen nicht oder nur selten erfolgen, weil dort mehr Blut als Säfte vorhanden ist, es sei denn, man muß es wegen einer dringenden, durch die Säfte bedingten Notlage tun. Die Säfte darf man aber nicht dorthin ziehen, weil der ganze Körper von den Beinen getragen wird. Wer so durch das Schröpfen die Säfte und das Blut verringert, braucht sich nicht so sorgfältig vor dem hellen Schein der Sonne oder des Feuers oder vor Speisen in acht zu nehmen, wie es jemand nach einem Aderlaß müßte. Sie sollen sich vielmehr wieder durch Essen stärken, wie sie es vorher gewohnt waren. Denn durch das Schröpfen sind jene feinen Röhrchen, das heißt die Adern, die das Leben des Menschen in sich tragen und die Glieder fest zusammenhalten, nicht angeschnitten. Wenn nämlich ein solches Röhrchen angeschnitten wird, merken alle anderen diesen Einschnitt und leiden mit darunter. Wenn bei einem Pferd, einem Rind oder einem Esel zur Blutentnahme in eine Ader geschnitten wird und ist dieses Tier kräftig und beleibt, dann soll ihm so viel Blut entnommen werden, wie ein Becher Wasser fassen kann.

Der Aderlaß beim Tier. Wenn ein Pferd, Rind oder Esel schwach und mager ist, soll ihm je nach dem Grad seiner Beleibtheit oder Magerkeit ein halber Becher Blut entnommen werden. Nach dem Aderlaß soll man ihm ein weiches Futter und trockenes, zartes Heu zum Fressen geben. Dann soll sich das Tier zwei Wochen oder eine Woche oder vier Tage nach dem Aderlaß erholen, bis es seine Kräfte wiedererlangt, weil es sonst immer arbeiten muß. Nach Ablauf von drei Monaten soll im vierten Monat und nicht früher demselben Tier noch einmal Blut beim Aderlaß entnommen werden, es sei denn, es liegt ein akuter Notfall infolge Krankheit vor. Bei solchen Tieren gibt es nämlich nicht so viele schädliche Säfte wie beim Menschen. Einem Schaf soll man oft, jedoch nur wenig Blut durch Aderlaß entnehmen, weil es sonst bei ständigem Luftwechsel leicht erkrankt. Bei Schafen muß man den Aderlaß bei feuchter, mäßig warmer Luft vornehmen, weil dann die schädlichen Säfte bei ihnen zunehmen. Bei trockener Luft soll man aber den Aderlaß unterlassen, weil dann die Säfte bei ihnen zunehmen.

Die Brenneisen. Das Brennen, das heißt die Verwendung eines Brenneisens, ist zu jeder Zeit gut und vorteilhaft, weil es, wenn es vorsichtig erfolgt, die Flüssigkeiten und schleimigen Säfte unter der Haut verringert und dem Körper Gesundheit verleiht. Es ist ebenso für junge wie für alte Menschen geeignet; für junge deshalb, weil dann, wenn ihr Fleisch und ihr Blut in der Jugend noch zunehmen, sich auch die schädlichen Säfte bei ihnen vermehren; für alte aber, weil dann, wenn bei ihnen im Alter das Fleisch und Blut abnehmen, schleimige Säfte zwischen ihrer Haut und ihrem Fleisch zurückbleiben. Für alte Menschen ist es etwas gesünder als für junge, weil durch das Schwinden ihres Fleisches und Blutes und durch das Schrumpfen ihrer Haut um so mehr schleimige Säfte zwischen der Haut und dem Fleisch hin- und herströmen.

Für junge Menschen ist es nicht so gesund wie für alte, weil dann, wenn das Fleisch bei ihnen noch zunimmt, das Blut in ihnen heiß ist und ihre Haut zart und straff ist, das Blut, das ihnen Gesundheit und Stärke bringt, sehr oft mit den schädlichen Säften aus der Brandwunde, die durch das Brenneisen verursacht wird, herausfließt. Das Brennen ist allerdings für junge Leute im Winter gesünder als im Sommer. Denn bei gleichzeitiger eigener und sommerlicher Hitze müssen sie sich davor hüten, durch das Brennen im Sommer Blut und schleimigen Saft zu verlieren. Daher sollen sie sich im Winter brennen lassen, weil der Winter feucht und kalt, sie selber dagegen warm sind. So behalten sie das Blut leichter in sich und geben die Säfte ab. Für alte Leute ist aber das Brennen besonders im Sommer geeignet, weil sie dann selber kalt sind, der Sommer aber heiß ist, und so fließen bei ihnen die Säfte, die durch die sommerliche Hitze erregt sind, beim Brennen aus, weil sie die Hitze, die sie nicht in sich haben, um die Säfte ausstoßen zu können, durch die Sommerhitze erhalten. Wer aber ein Brenneisen ansetzt, soll nur die Haut durchdringen, damit nicht das Fleisch in größerer Tiefe Löcher bekommt und so eher die Gesundheit des Menschen mit dem Blut ausströmt als die schleimigen Säfte und schädlichen Flüssigkeiten. Erwachsene, fettleibige Menschen sollen sich nur einmal im Lauf eines Jahres brennen lassen und dann ein halbes Jahr darauf verzichten. Dann können sie es, wenn sie wollen, an einer anderen Körperstelle wiederholen. Magere Menschen können sich im Abstand eines hal-

ben Jahres brennen lassen. Nach Ablauf eines halben Jahres können sie sich wieder, jedoch an einer anderen Körperstelle, brennen lassen, wenn sie wollen. Wenn nämlich das Brennen an ein und derselben Körperstelle öfters und längere Zeit erfolgt, sammelt dort das Fleisch viel Eiter an, erkrankt dadurch und verhärtet sich. Wird das Brennen bei einem Menschen zu lange und unvorsichtig vorgenommen, dann verliert der Mensch durch das Fehlen schädlicher Flüssigkeiten und schleimiger Säfte Gesundheit und Blut. Bei jungen Menschen mag beim Brennen eine zehnwöchige Behandlung genügen. Wenn das Brennen erfolgen soll, soll man einen Zunderschwamm, das Mark vom Spindelbaum oder ein verknotetes Leinentuch, nicht aber ein Eisen auf die Wundstelle drücken, weil dieses viele Säfte ohne Unterschied anzieht. Man nehme auch nicht Schwefel, weil er das Fleisch faulen läßt und stinkend macht, auch nicht Weihrauch, weil er aufflammt und die Haut austrocknen läßt. Der Zunderschwamm, das Mark vom Spindelbaum und ein leinenes Tuch brennen schonender als andere Brennmittel; sie dringen nur durch die Haut und machen keine Löcher in das Fleisch. Wo nämlich nur die Haut verletzt wird, da treten nur die Säfte aus, und die Gesundheit des Menschen bleibt erhalten. Wo aber das Fleisch mitsamt der Haut durch das Feuer Löcher bekommt, geht die Gesundheit des Menschen mitsamt dem schleimigen Saft verloren. Will sich jemand länger brennen lassen und die Brandwunde mit einem Tuch umwickeln, dann soll er das Mark vom Haselnußstrauch nehmen, ein wenig Werg vom Flachs darumwickeln und es darauflegen. Wenn er aber die Brandwunde ohne Verband und nur kurze Zeit offen halten will, soll er dann Werg vom Flachs oder Haare vom Hasen darauflegen.
Wenn nötig, kann sich der Mensch von seinem zwölften Lebensjahr bis zu seinem sechzigsten Lebensjahr brennen lassen; später soll er aber darauf verzichten, weil es ihm dann mehr schadet, als daß es ihm Gesundheit bringt, es sei denn, daß ihn ein dringender Notfall infolge Krankheit dazu zwingen sollte. Wer in den Augen, Ohren oder im ganzen Kopf Schmerzen hat, soll nur leicht hinter den Ohren gebrannt werden und dabei dort keinen Verband verwenden. Wer Rückenschmerzen hat, soll zwischen den Schulterblättern leicht gebrannt werden oder an den Armen dort, wo man einen Ver-

band anlegen kann, mit einem glühenden Eisen gebrannt werden. Wer Unterleibsschmerzen hat, soll am Übergang zwischen seinem Steißbein und Rücken gebrannt werden. Wer viele Säfte im ganzen Körper hat, soll zwischen Schienbein und Wade vorne auf dem Unterschenkel gebrannt werden und dort einen Verband erhalten. Wie einer, der sein Blut zur Ader läßt, zwischendurch pausieren soll, soll auch derjenige verfahren, der das Brennen vornehmen läßt. Wenn ziemlich viel Zeit am Tag verstrichen ist, kann er sich noch einmal brennen lassen. Wer sich aber brennen läßt, soll ein Tuch aus Hanf nehmen, es drei- oder viermal in Wachs eintauchen und auf Stechginsterrinde[21] legen, weil sie zusammen mit dem Wachs fest auf der Brandwunde haftet, und dann soll er das Tuch so auf die Brandwunde legen, daß das Tuch überall über die Rinde hinausreicht. So hält das Tuch den Brandgeruch zurück. Denn je mehr der Geruch in der Brandwunde zurückgehalten wird, daß er sich nicht zu sehr ausbreiten kann, desto mehr Schleim, aber nicht Blut wird herausgezogen. Breitet sich aber der Brandgeruch weiter aus und wird er nicht festgehalten, dann tritt um so mehr Blut aus der Brandwunde aus, und um so mehr Schleim bleibt darinnen. Wenn man die Rinde von der Zypresse auf die Wunde legt, nützt es nichts, weil der Saft von der Zypresse für das Fleisch des Menschen schädlich ist. Wenn aber das Tüchlein, das auf die Brandwunde gelegt wird, schon voll Schleim ist, so daß das Tüchlein schon vom Schleim warm geworden ist, dann soll der Mensch das Tüchlein von der Wunde wegnehmen und ein anderes darauflegen. Denn wenn es länger auf der Brandwunde liegt, vertrocknen die Säfte, die dann dorthin gezogen wurden. Wenn man das Tüchlein weggenommen hat, bevor es durch den Schleim warm geworden ist, schadet es dem Kranken, weil der Schleim, der sich dort angesammelt hat, wieder in das Fleisch zurückgeht.

Das Räuspern. Wie die Erde ständig feucht ist und viel unbrauchbarer, stinkender Unrat aus ihr fließt, so stößt auch der Mensch, der in seinem Fleisch Feuchtigkeit besitzt, das, was an übelriechender Fäulnis in ihm ist, durch das Räuspern aus. Er ist aus dem Lehm der Erde gebildet. Wäre die Erde nicht feucht, würde sie keine Früchte hervorbringen, sondern trocken sein, und so wäre auch der Mensch unbeweglich und ungeeignet für jedes Handeln, wenn er keine Feuchtigkeit in sich hätte.

Das Feuer der Seele. Die Seele des Menschen ist feuriger Natur. Sie zieht die vier Elemente an und befähigt dadurch den Menschen, sehend, hörend und auf ähnliche Weise aktiv herumzugehen. Die Seele ist eine gewisse Kraft im Menschen wie das Feuer im Wasser. Der Mensch könnte nicht ohne Seele leben, wie auch das Wasser nicht ohne das Feuer fließen könnte, wenn es das Feuer nicht in sich spüren würde.

Der Speichel. Die Seele bezieht im Menschen eine Kraft, nämlich den Speichel, vom Wasser, weil das Wasser die Vernunft zum Sprechen anfeuchtet und bereit macht, so wie die Saiten mit Wachs oder Harz behandelt werden, damit sie einen schönen Klang geben. Der Speichel wäre sauber und rein, wenn die Seele nicht ein feuriges Wesen hätte. So aber ist der Speichel durch das Feuer der Seele wie ein Schaum, wie auch das Wasser durch die Wirkung des Feuers und der Sonne, nämlich ihrer Hitze, Schaum aufwirft. Weil die Seele ein feuriges Wesen hat, deshalb hat sie auch ein wässeriges Wesen. Sie sucht den Weg der Vernunft, damit eben diese Vernunft im Menschen ihre Stimme erheben kann. Die Seele leitet nämlich das Wasser vom Gehirn und von den Eingeweiden zum Speichel, damit der Mensch sprechen kann. Denn der Mensch könnte sich weder äußern noch ein Wort hervorbringen, wenn er keine Feuchtigkeit in sich hätte, sondern trocken wäre. Daher ist der Speichel mit einem guten Salböl zu vergleichen. Denn wie das Salböl Gesundheit bringt, so ermöglicht und gewährleistet auch der Speichel beim Menschen das Sehen, das Hören, das Riechen, die Stimme, die Worte und alles, was für das körperliche Wohlbefinden förderlich ist.

Die Kälte im Magen. Wer einen kalten Magen hat, der gibt sehr viel Speichelwasser von sich, weil er nicht warm ist; und deshalb ist er auch kränklich. Wer aber einen warmen Magen hat, gibt nur wenig Speichelwasser von sich, weil er innerlich ziemlich trokken ist, Und deshalb bekommt er leicht schwere Fieberanfälle.

Das Fleisch. Alles Fleisch ist frisch, und von dieser Frische hat es seinen Schleim. Das zeigt sich auch beim Fleisch des Viehs, wenn es geschlachtet wird. Wenn es nämlich dann aufgehängt wird, fließen Schleimtropfen heraus. Ein Mensch, der mageres, dünnes Fleisch hat, schwitzt den Schleim leichter aus als derjenige, der durch fettes Fleisch belastet ist. Denn wer mageres, dünnes Fleisch an seinem Leib hat, ist wie ein Käse, der von sehr vielen Löchern durchzogen und nicht fest gepreßt ist. Die Luft und die anderen Elemente durchdringen ihn leicht. Daher hat er auch leicht Säfte in sich und sondert sie zum größten Teil wieder aus, weil er dünnes Fleisch hat. Dann erheben sich die Wärme und der Geschmack der Speisen und Getränke aus seinem Magen, rauchen wie ein Gift und steigen zur Leber, zum Herzen und zur Lunge empor. Aber die Wärme der Leber, des Herzens und der Lunge kann diesen Schleim nicht vertragen, sondern treibt ihn zur Brust und zur Kehle hinaus, vergleichbar mit einer Speise, die Schaum aufsteigen läßt, wenn sie auf dem Feuer gekocht wird.

Das Schneuzen. Wer einen kalten, schwachen Magen und schwache Eingeweide hat, senden wegen dieser Schwäche einen kalten, feuchten Brodem in ihr Gehirn. Dieser wird dann wie zu einem gekochten Gift, und so wird er von der Nase und dem Mund ausgestoßen. So reinigen sich auch die Sterne in der Luft, und auch die Erde stößt gewisse schmutzige, übelriechende Stoffe ab.

Die Reinigung des Gehirns durch den Speichel und das Schneuzen. Das Gehirn besitzt Öffnungen, die der Luft immer ausgesetzt sind, wodurch es ständig weich und feucht bleibt: Es sind die Augen, die Ohren, die Nase und der Mund des Menschen. Die kalten, feuchten, übelriechenden Säfte sammeln sich dort an den Ausgängen der Nase und der Kehle, weil sie das Gehirn nicht vertragen kann, sondern zur Reinigung des Menschen abgibt und durch einen Luftstoß hinausbefördert. Wenn diese Reinigung beim Menschen irgendwie verhindert würde, würde er die Sinne verlieren und austrocknen, weil der Magen zugrunde gehen und das Gehirn verfaulen würde; sie könnten nämlich diesen stinkenden Schmutz nicht vertragen. So duldet auch das Meer keinen Schmutz

und Unrat, sondern wirft ihn an Land. Wer straffes Fleisch hat, dessen Fleisch ist so hart wie ein Käse, der so fest gepreßt wurde, daß aus ihm keine Flüssigkeit mehr auslaufen kann. Daher bleibt der kräftige Schleim in ihrem Fleisch zurück und wird so darin hart, weil es diesen üblen Schmutz nicht ausscheiden kann. Die Feuchtigkeit von den Speisen und Getränken und die anderen Säfte sind bei solchen Menschen um so schwächer, da sie keine Hilfe durch den Saft, der im Fleisch ist, haben, denn infolge der Straffheit und Härte ihres Fleisches können sie nicht ausfließen.
Diese Menschen sind in ihrem Körperinneren krank und haben äußerlich Geschwüre im Fleisch, weil der schmutzige Schleim in ihnen zurückbleibt und sie ihn nicht ausscheiden können. Deshalb haben sie viele Schmerzen in der Brust, in den Adern und im übrigen Körper. Wer fettes Fleisch am Leib hat, hat einen Überfluß an verschiedenen Säften und hustet leicht, scheidet dabei aber nur wenig aus. Denn die Luft und die übrigen Elemente dringen nur schwer in ihn ein und können wegen dem dicken, fetten Fleisch nur schwer wieder herauskommen und bewirken, daß die Säfte zur Reinigung ausgeschieden werden. Wer Phlegma im Überfluß hat und es nicht ausscheidet, hat durch das kranke, schwache Fleisch Beschwerden; er ist daher nicht gesund und kann nicht gesund sein. Wer aber Phlegma im Überfluß hat und es ausscheidet, wird ziemlich mager und körperlich gesund, weil er den Schmutz nicht in sich behält. Wer aber das Phlegma nicht ausscheidet und dadurch, wie gesagt, krank wird, soll abführende Getränke anwenden und sich dadurch reinigen.

Das Niesen. Wenn das Blut des Menschen in seinen Adern nicht munter und rasch ist, sondern daliegt, als ob es schliefe, und wenn auch die Säfte in ihm nicht rasch, sondern nur träg fließen, bemerkt dies natürlich die Seele und erschüttert durch das Niesen den ganzen Körper und läßt das Blut und die Säfte des Menschen wieder aufwachen und in ihre richtige Verfassung zurückkehren. Würde nämlich das Wasser nicht durch Stürme und Überschwemmungen in Bewegung gehalten werden, würde es faulig werden; und so würde auch der Mensch innerlich verfaulen, wenn er nicht niesen würde oder seine Nase nicht durch Schneuzen reinigen würde.

Das Nasenbluten. Wenn Menschen in ihrem Inneren großen Zorn und eigensinnigen Trotz haben, dies aber aus irgendeinem Grund, sei es aus Mangel an Mut, aus Angst oder aus Schamgefühl aufgrund ihrer depressiven Veranlagung oder weil sie es sonst nicht können, nicht zeigen und nicht äußern, dann brechen und platzen manchmal die Gefäße ihres Gehirns, ihres Nackens und ihrer Brust aufgrund dieses schädlichen Verhaltens und fließen dann auf dem Zugang und dem Weg aus, auf dem die Gerüche zur Nase geleitet werden. Es gibt aber auch Menschen, die mit verschiedenen sinnlosen Überlegungen beschäftigt sind, die sie nicht in die Tat umsetzen können, oder in ihrem unsteten, haltlosen Sinn von Ort zu Ort ziehen und aufgrund einer abnormen Veranlagung oder ausschweifenden Zügellosigkeit innerlich hin- und hergerissen werden und dadurch sozusagen in Wahnsinn verfallen, so daß sie ihre Augen und ihren Gesichtsausdruck nicht mehr unter Kontrolle haben. Dann platzen bei ihnen unter der Wirkung dieser krankhaften Phantasie die Adern ihres Gehirns, ihres Nackens und ihrer Brust, so daß das Blut aus ihrer Nase läuft, wie oben gesagt wurde. Denn ihre sinnlosen Überlegungen und Gedanken lassen die erwähnten Gefäße anschwellen und das Blut austreten. Auch wenn einmal ein Mensch sowohl in seinem Fleisch als auch in seinen Gefäßen zu viel Blut hat, findet es wegen des Atems, den er durch die Nase einzieht und ausstößt, in der Nase den Ausgang leichter als an einer anderen Körperstelle, so daß die Gefäße des Gehirns und die anderen Gefäße, die dort in der Nähe sind, infolge des Blutüberschusses dort platzen und ausfließen. Es gibt auch Menschen, in denen zu viel Blut ist, so daß es manchmal wegen dieses Überschusses dick und schwarz wird. Da aber solche Menschen innerlich bei guter Gesundheit und Kräften sind, stoßen sie das überflüssige und überschüssige Blut durch die Nase aus. Durch diesen Ausfluß reinigt sich ihr Gehirn, wird ihre Sehkraft geschärft, und ihre Kräfte regenerieren sich wieder. Bei anderen Menschen versetzen manchmal heftige Fieberanfälle und die große innere Hitze ihr Blut in so große Erregung wie Wein, der im Weinschlauch gärt; und so lassen sie das Blut aus der Nase fließen. Durch diesen Ausfluß des Blutes wird das Gehirn ziemlich blutleer, die Augen werden getrübt, und die Kräfte werden bei einem solchen Menschen geschwächt.

Der Schnupfen. Wenn das Gehirn des Menschen auch sonst gesund und rein ist, steigen dann doch auch Stürme der Luft und der anderen Elemente zum Gehirn auf, die verschiedene Säfte zum Gehirn und wieder von ihm weg ziehen und einen nebligen Brodem im Weg der Nase und des Rachens bilden, so daß sich dort ein schädlicher Schleim, ähnlich einem nebligen Wasserdunst, ansammelt. Dieser Schleim zieht dann dort die Krankheitskeime von den kranken Säften zusammen, so daß sie unter Schmerzen durch die Nase und den Rachen ausgeschieden werden.
So brechen auch Geschwüre, die bereits reif sind, auf und setzen die schleimigen Säfte, die in ihnen sind, frei. Und so kann auch keine Speise gekocht werden, ohne daß sie den Schmutz, der darin ist, durch den reinigenden Schaum auswirft. So macht es auch die Seele im menschlichen Körper, wenn alle Körpersäfte in den Augen, in den Ohren, in der Nase, im Mund und in den Verdauungsorganen je nach ihrer Art durch das Feuer der Seele gekocht werden, wie eine Speise durch das Feuer gekocht wird, wenn sie Schaum aufwirft.
Wenn nun aber einmal der Mensch eine neue, unbekannte Speise ißt und einen neuen, unbekannten Wein oder ein anderes neues Getränk trinkt, dann werden durch diese neuen Säfte die anderen Säfte im Menschen erregt und verflüssigt, und sie fließen dann durch den Reinigungsvorgang aus der Nase aus, so wie vergleichsweise auch ein neuer, in ein Faß gefüllter Wein Schmutz und Hefe bei seiner Reinigung auswirft. Wenn ein Mensch eine solche Reinigung irgendwie in sich zurückhalten oder den Ausfluß verhindern würde, würde er sich dadurch so sehr schaden, wie wenn er den Kot oder den Harn in sich behielte, daß sie nicht rechtzeitig abgingen.
Wenn aber andere Säfte so reichlich zu den bereits vorhandenen hinzukommen, daß dadurch ein sehr großer körperlicher Schmerz entsteht, dann muß man eine Medizin anwenden, daß sie um so leichter ausfließen können.

Abführende Getränke. Getränke, die den Magen reinigen, nützen den Menschen nicht, die sehr krank sind und die sich deshalb in einem elenden Zustand befinden, weil sie durch eine ständige Lähmung erschöpft sind. Sie helfen auch denen nichts, die so bewegliche Säfte in sich haben, daß diese in ihnen, wie Flüsse bei einer Überschwemmung, in ständiger Veränderung hierhin und dorthin fließen, weil sie durch die Getränke, die sie eingenommen haben, eher geschädigt als geheilt werden. Wenn nämlich solche Säfte den Magen verlassen, fließen sie oft zwischen der Haut und dem Fleisch und in den Adern herum und bleiben so nicht im Magen. Wenn daher von einem Menschen ein abführendes Getränk in den Magen gebracht wird, findet es dort nicht mehr die Säfte vor, um sie auszutreiben.

Die Lähmung. Den Menschen, die, wie oben erwähnt, von der Lähmung infolge Gicht geplagt werden und die durch die oben erwähnten Säfte mitgenommen sind, nützt das Pulver von edlen, guten Kräutern und gute, angenehme Düfte von kostbaren Gewürzen. Denn durch ihre angenehme Wirkung unterdrücken, überwinden und mildern sie den schädlichen Brodem, der von den oben erwähnten Säften ausgeht und die schädlichen Säfte anregt. Das unten erwähnte Getränk sollen die Menschen einnehmen, die weder völlig gesund noch völlig krank sind; es wird ihnen die Gesundheit bringen. Auch jene sollen es einnehmen, die gesund sind, weil es ihnen die Gesundheit erhält, daß sie nicht krank werden, auch jene, die durch verschiedene üppige Speisen fette, schleimige Säfte in sich haben, weil es diesen Säften das Schleimige, Schmutzige und Faulige nimmt. Auch jene sollen es nehmen, die etwas gegessen haben, wodurch sie Magenschmerzen haben, weil es diesen Schmerz mildert und vertreibt. Wer dieses Getränk einnehmen will, soll es im Juni oder im Juli, bevor der August beginnt, nüchtern und ohne irgendein zusätzliches Gewürz nehmen. Es entfernt die schädlichen Säfte aus dem Magen und reinigt ihn, daß er im August nicht krank wird. Wenn ein Mensch etwas gegessen hat und davon Magenbeschwerden verspürt, soll er das Getränk im Oktober einnehmen. Aber auch andere heilende Getränke kann ein Mensch wirkungsvoller in den erwähnten Monaten als in anderen Monaten zu sich nehmen.

Die Diät. Wer gesund sein will, soll nach von Natur warmen Speisen von Natur kalte essen und nach von Natur kalten von Natur warme zu sich nehmen, nach von Natur trockenen von Natur feuchte und nach von Natur feuchten von Natur trockene, ob gekocht oder nicht gekocht, die von Natur warm oder kalt sind, so daß sie gut aufeinander abgestimmt sind.

Die Erschaffung Adams und die Gestaltung Evas. Als Gott Adam erschuf, empfand Adam im Schlaf ein starkes Gefühl der Liebe, als ihn Gott einschlafen ließ. Und Gott schuf für die Liebe des Mannes eine Gestalt, und so ist die Frau die Liebe des Mannes. Sobald die Frau gebildet war, gab Gott dem Mann die Zeugungskraft, damit er durch seine Liebe, nämlich die Frau, Söhne zeuge. Als nämlich Adam Eva ansah, wurde er ganz von Weisheit erfüllt, weil er die Mutter vor sich sah, durch die er Söhne zeugen sollte. Als aber Eva Adam ansah, sah sie ihn so an, als ob sie in den Himmel sähe. So strebt die Seele, die sich in den Himmel sehnt, nach oben. Denn ihre Hoffnung war auf den Mann gerichtet. So wird und darf auch nur eine Liebe und keine andere zwischen Mann und Frau sein. Die Liebe des Mannes verhält sich durch die Hitze seiner Leidenschaft zur Liebe der Frau wie das Feuer von Vulkanen, das man nur schwer auslöschen kann, zu einem Holzfeuer, das man leicht auslöschen kann. Die Liebe der Frau ist im Vergleich mit der Liebe des Mannes wie eine milde Wärme, die von der Sonne ausgeht und Früchte hervorbringt, im Vergleich mit einem sehr heftig brennenden Holzfeuer, weil sie durch ihre Milde in den Kindern Früchte bringt. Die große Liebe, die in Adam war, als Eva aus ihm hervorging, und die Süßigkeit des Schlafes, in dem er damals lag, verwandelte sich aber bei seinem Sündenfall in das Gegenteil der Süßigkeit. Weil aber der Mann diese große Süßigkeit in sich spürt und hat, eilt er schnell, wie ein Hirsch zur Quelle, zur Frau und die Frau zu ihm. Ähnlich ist es mit der Tenne eines Hofes, die von vielen Schlägen getroffen wird und sich dabei erwärmt, wenn das Korn auf ihr ausgedroschen wird.

Die Begierde. Wenn sich im Menschen die Lust regt, wird sie vom Feuer im Mark ausgelöst. Das Feuer im Mark bricht beim Menschen aus verschiedenen Gründen aus, nämlich durch unpassende, ausgelassene Freude, unmäßiges Essen und Trinken, eine blühende, ausschweifende Phantasie, und so bringt sie den Menschen außer sich. Das Feuer im Mark des Menschen weckt die Lust, die den Beigeschmack der Sünde hat, und dann erregt die Lust mit ihrem Beigeschmack im Blut die Leidenschaft wie einen Sturm, so daß das Blut Schaum bildet und diesen milchähnlichen Schaum unter einem Wonnegefühl in die Hohlräume der Geschlechtsorgane leitet, weil er dann bereits gekocht und reif ist. Denn jede Speise schmeckt, wenn sie gargekocht wird, besser, als bevor sie gekocht und gar ist. An der Stelle, wo sich die ganze Kraft der Gefäße befindet, spürt der Mensch diese Lust, weil sie, wie gesagt, aus den Adern hervorgeht. So kommt auch der Duft, der Geschmack und die ganze Kraft des Weines an einer Stelle des Fasses heraus. Wenn der Mensch einmal von wollüstigen Gedanken heimgesucht wird, dann stößt er manchmal auch ohne eine Berührung so viel Schaum aus den Geschlechtsorganen aus, wie ein vom Wind bewegtes Wasser Schaum aufwirft. Wenn er aber allein schon durch Berührung zur Lustlösung kommt, dann verspritzt er einen dünnen, trüben und halbgekochten dünnmilchähnlichen Schaum, weil er nicht durch das Feuer eines anderen Menschen gekocht wurde. Wie nämlich eine Speise nicht durch ihr natürliches Feuer gekocht wird, wenn nicht ein anderes Feuer hinzukommt, so wird auch der Samen des Menschen nicht gargekocht, wenn nicht das Feuer eines anderen Menschen dazu verhilft. Wenn daher ein Mensch mit einem anderen Menschen oder mit einem anderen lebenden, fühlenden Geschöpf in Lust verbunden ist, dann verspritzt er einen Samen, der durch beider Feuer gargekocht und einem fetten, vollen Mark ähnlich ist. Wenn ein Mann bei seinem Samenerguß mit einer Frau vereint ist, ergießt er seinen Samen an die richtige Stelle. So gibt einer vergleichsweise gekochtes Essen aus dem Topf auf eine Schüssel zum Essen. Ist er dabei aber nicht mit einer Frau vereint, sondern mit einem Geschöpf, das nicht seiner menschlichen Natur entspricht, dann ergießt er seinen Samen auf eine schändliche Weise an die unrechte Stelle. So nimmt einer vergleichsweise gekochtes Essen aus dem Topf und schüttet es auf die Erde. Das ist der Schmutz, aus dem die Menschen geschaffen sind.

Die Pollution. Bei der Pollution, die bei einem schlafenden

Menschen ohne Beeinflussung durch ein Traumbild lediglich aufgrund der menschlichen Natur erfolgt, wird die Hitze im Mark nicht erregt. Daher geht der Samen wie Wasser ab, das infolge mäßiger Wärme nur lauwarm ist. Aber bei der Pollution, die unter Mitwirkung eines Traumbildes erfolgt, brennt das Mark des Menschen heftig, so daß man diesen Samenerguß dann mit einem siedenden Wasser vergleichen kann, das jedoch nicht ganz zum Kochen gebracht wurde, weil der Mensch zu der Zeit ja nicht wach ist. Befindet sich ein Mensch auf dem Höhepunkt der Lust und spürt er die Erregung in seinem Körper, ohne jedoch deshalb den geschlechtlichen Schaum zu vergießen, so wird er dadurch körperlich nicht geschwächt. Wer sich aber in so lustvoller Erregung befindet, daß der Schaum bis zum Glied, das ihn verspritzt, gelangt, jedoch aus irgendeinem Grund im Körper zurückgehalten wird, so erkrankt dadurch der Mensch sehr oft und bekommt ein heftiges oder dreitägiges Fieber oder andere Krankheiten.

Die Geschlechtsreife des Mannes. Der Mann spürt vom fünfzehnten Lebensjahr an ein Lustverlangen in sich und schwitzt dann auch leicht den Schaum des menschlichen Samens unter dem Einfluß ausschweifender Phantasien aus. Aber das Lustempfinden und der Samen sind bei ihm noch nicht ausgereift. Weil sein Samen noch nicht reif ist, muß auf den jungen Mann sehr scharf aufgepaßt werden, damit er seine Lust nicht bei einer Frau oder sonstwie stillt. Denn sonst wird er leicht unvernünftig und uneinsichtig, verliert an Verstand und bekommt leicht ein leidenschaftliches, unbeherrschtes Wesen, weil er noch nicht so weit gereift ist, daß er einen reifen Samen von sich gibt. Wenn der junge Mann körperlich kräftig ist, dann wird er in seinem sechzehnten Lebensjahr geschlechtsreif, wenn er aber körperlich schwach ist, dann wird er erst in seinem siebzehnten Lebensjahr geschlechtsreif. Erst dann hat er durch seine Reife einen voll entwickelten Verstand und einen besseren, gefestigteren Charakter, als er vorher vor seiner Reife hatte. Vom fünfzigsten Lebensjahr an läßt der Mann von seinem kindlichen, unausgeglichenen Benehmen ab und bekommt einen festen Charakter. Ist er frisch und kräftig von Natur, dann nimmt der Geschlechtstrieb um das siebzigste Lebensjahr bei ihm ab, ist er aber schwächlich von

Natur, dann verringert er sich bei ihm um das sechzigste Jahr und so weiter bis zum achtzigsten. Nach dem achtzigsten Lebensjahr erlischt er in ihm. Das Mädchen spürt in sich den Geschlechtstrieb von seinem zwölften Lebensjahr an, und es schwitzt dann auch leicht den Schaum der Lust unter dem Einfluß ausschweifender Phantasien aus, obwohl diese Lust noch nicht für die Aufnahme des Samens reif ist. Weil das Mädchen noch unreif ist, muß man es auf das sorgfältigste behüten, damit es nicht der Sinnlichkeit verfällt, weil es sich dann mehr als zu anderer Zeit ausschweifenden Phantasien hingibt. Weil es im unreifen Alter noch nicht geschlechtsreif ist, verliert es, wenn es dann nicht, wie oben gesagt, behütet wird, leicht das Gefühl für Anstand und Scham und die rechte Einsicht wegen der vorzeitigen sexuellen Freiheit. Wegen dieser schlimmen Gewöhnung ahmt es später dann auch eher die tierische als menschliche Verhaltensweise nach. Wenn es von frischer, feuchter Natur ist, ist in seinem fünfzehnten Lebensjahr die Geschlechtsreife und Fruchtbarkeit bereits vorhanden, wenn es aber von schwächlicher, kränklicher Natur ist, dann gelangt es im sechzehnten Jahr zur Geschlechtsreife und Fruchtbarkeit. Und dann hat es einen ausgereiften, voll entwickelten Verstand und bekommt einen gefestigteren Charakter als vorher. Um das fünfzigste Lebensjahr legt die Frau das mädchenhafte Verhalten und ihr unausgeglichenes Wesen ab und hat dann ein geordnetes, ausgeglichenes Wesen. Ist die Frau aber von feuchter, frischer und kräftiger Natur, dann nimmt bei ihr die Fleischeslust um das siebzigste Lebensjahr ab. Wenn sie aber eine zarte, kränkliche Natur hat, dann legt sich bei ihr der Geschlechtstrieb um das sechzigste Lebensjahr und verläßt sie um das achtzigste Lebensjahr, wie es auch über den Mann oben erwähnt wurde. Wer seinen Samen in seiner Leidenschaft wie die Esel verspritzt, bekommt davon rote Augen und eine dicke Haut an den Augen und verschlechtert dadurch auch erheblich sein Sehvermögen. Wer dies aber maßvoll und züchtig tut, schädigt dadurch seine Augen nicht sehr.

Das Mark. Das Mark in den Knochen des Menschen gibt seinem ganzen Körper Festigkeit. Dieses Mark ist ziemlich fest und zerfließt nicht; es hat in den Knochen des Menschen eine so große Kraft und Stärke wie das Herz im übrigen Körper. Es brennt so glühend heiß, daß seine Hitze die Hitze des Feuers übertrifft. Denn ein Feuer kann man auslöschen, das Feuer des Marks jedoch nicht, solange der Mensch lebt. Mit seiner Hitze und seiner Ausschwitzung durchdringt es die Knochen und stärkt ebenso die Knochen wie den ganzen Körper des Menschen.

Die drei Wirkungskräfte des Marks. Die Wärme des Feuers im Mark ist wie das Feuer in einem Stein; es enthält drei Wirkungskräfte. Die eine Kraft entzündet das Blut, damit es fließt; die zweite läßt auf verschiedene Weise beim Mann wie bei der Frau manchmal Blut ausfließen; die dritte erzeugt den brennenden, süßen Genuß und den anstrengenden, brennenden Sturm des höchst lustvollen Zeugungstriebs.

Die Lüsternheit. Dieser brennende Sturm bricht manchmal im Menschen aus, wenn dieser untätig und mit keiner Besorgung beschäftigt ist, bläst in seine Brust, macht den Menschen recht vergnügt, steigt dann von der Brust in sein Gehirn empor und erfüllt es ganz sowie seine Gefäße mit einer brennenden Hitze. Dann ergreift er auch die Lunge und das Herz und gelangt so in die Gegend der Geschlechtsorgane, beim Mann zu den Lenden und bei der Frau zum Nabel. Dann schläft das Bewußtsein des Menschen ein, weil er nicht mehr weiß, was er tut.

Die Versuchung. Dann kommt bei dem gewaltigen Sturm der Leidenschaft auch noch die Versuchung durch den Teufel hinzu, und der Mensch entbrennt in Leidenschaft und vergißt sein Schamgefühl.

Wenn aber die Sonne aufgeht, kommen ihr die Luft und der Tau zu Hilfe und dienen ihr. So verschafft ihr die Luft einige Kälte und der Tau einige Feuchtigkeit, wodurch die Hitze ihres Feuers gemildert wird, so daß sich Hitze, Kälte und Feuchtigkeit zum allgemeinen Nutzen für die Früchte der Erde herabsenken.

Die richtige Wärme des Marks. Wie die Sonne der Erde Wärme bringt, so spendet auch das Mark des Menschen dem ganzen

Körper Wärme. Aber der starke Wind, der wie ein Luftzug vom Magen ausgeht, kühlt das Feuer im Mark ziemlich ab. Und die Feuchtigkeit, die wie der Tau von der Blase ausgeht, betaut und befeuchtet das Feuer, so daß es dem menschlichen Körper die richtige Wärme spendet, weil es nun durch die Kälte und Feuchtigkeit richtig temperiert ist. Wie schreckliche Unwetter und Hagelschauer die Luft so durcheinanderbringen, daß sie bei ihrem Dienst der Sonne nicht die richtige Kälte und anderseits die Sonne ihr nicht die richtige Wärme bringt, so reizen manchmal auch verschiedene Speisen den Magen so sehr, daß er unter ihrer Wirkung der Wärme im Mark nicht die richtige Abkühlung schicken kann und daher das Mark noch mehr in heftige Unruhe als in die richtige Wärme versetzt.

Die Völlerei. Wenn der Mensch verschiedenerlei Fleisch und übermäßig heiße, üppige Speisen, ohne auf den Unterschied und die Reihenfolge zu achten, ißt, versetzt ihr Saft den Saft im Mark in eine schädliche Unruhe, so daß es das Verlangen nach Lustbefriedigung weckt. Daher soll der Mensch, der Fleischspeisen essen will, sie nur mäßig essen, und sie sollen nur mit einem einfachen Gewürz gekocht, nicht zu heiß und nicht zu pikant mit verschiedenen Zusätzen und Gewürzen zubereitet und angerichtet sein. Denn ihr Saft hat eine gewisse Gemeinsamkeit mit dem Saft im Fleisch des Menschen und flößt seinem Mark leicht das Verlangen nach Lustbefriedigung ein. Wie ein unreiner, trockener Wind die Wirkung des Taus verringert, so daß er der Sonnenwärme nicht mehr die angemessene Feuchtigkeit spenden kann, so läßt auch ein starker, edler Wein die Wirkungskraft der Blase des Menschen verdorren, so daß sie seinem Mark nicht mehr die rechte Kraft und Frische verleihen kann.

Der Wein. Der Wein ist das Blut der Erde und ist in der Erde wie das Blut im Menschen. Er hat eine gewisse Gemeinsamkeit mit dem Blut des Menschen und leitet deshalb auch seine Wärme sehr schnell wie ein Rad aus der Blase in das Mark und versetzt es in eine äußerst brennende Hitze, so daß das Mark dann dem Blut ein heißes Lustverlangen eingibt. Deshalb soll ein Mensch, der edlen, starken Wein trinken will, ihn mit Wasser mischen, damit seine Kraft und Wärme etwas geschwächt und gemildert wird. Auch den Wein, den man Hunsrücker nennt, soll er mit Wasser mischen, bis das Wasser seinen herben, sauren Geschmack mildert und lieblich macht. Denn wie das Blut trocken ist und ohne das nasse Wasser nicht fließt, so trocknet auch der Wein, wenn er nicht mit Wasser vermischt getrunken wird, den Menschen trocken, schadet ihm, beeinträchtigt seine körperliche Gesundheit und weckt in ihm die Fleischeslust. Jede Speise und jedes Getränk soll man mit Anstand, richtig temperiert und mäßig zu sich nehmen, denn sonst wird der Mensch durch die verschiedenen Säfte, die in ihnen enthalten sind, geschwächt, und seine Natur geht dann in schädlicher Lust über ihre Grenzen hinaus. Wie die Erde in ihrer Fruchtbarkeit beeinträchtigt wird, wenn die Sonne sie ohne die mäßigende Wirkung der Luft und des Taus übermäßig stark durchglüht, so nimmt auch der Mensch an seiner körperlichen Gesundheit Schaden und wird zur Fleischeslust angeregt, wenn er die Hitze der Speisen und Getränke ohne Maß in sich aufgenommen hat. Auch wenn er körperlich gesund ist, soll er, wie gesagt, beim Essen und Trinken auf sich achtgeben, damit er gesund bleibt. Wenn er aber kränklich ist, soll er sich mit Mäßigung und kluger Vorsicht durch das Essen von Fleischgerichten stärken; er soll jedoch dazu keinen Wein trinken, außer er ist mit Wasser gemischt.

Das Denken. Der oben erwähnte brennendheiße Wind, der sich zur Fleischeslust aus dem Mark des Menschen erhebt, weckt und fördert manchmal auch ausschweifende Gedanken, wenn der Mensch darüber nachdenkt, wer er ist, woher er kommt und um was für ein Lustgefühl es sich handelt, das Adam beim Übertreten von Gottes Gebot durch das Essen des Apfels bekommen hat, oder wenn er etwas sieht oder hört, wodurch er Lust bekommt. Dann ziehen diese Gedanken durch teuflische Versuchung wie auf Befehl den oben erwähnten brennendheißen Sturm der Lust aus dem Mark an, so daß er sich erhebt, die Brust durchzieht, das Gehirn und die Leber ergreift, das Herz durchdringt und in die Geschlechtsorgane einfällt, wie es oben beschrieben wurde. So ergeht es denen, die ihre Lust befriedigen wollen.

Nächtlicher Alpdruck. Sehr oft erhitzt sich das Blut im

Menschen, wenn er schläft, stark durch das Feuer in seinem Mark, und so wird durch die Hitze im Blut das Blutwasser ausgetrocknet. Dann zeigt sich die teuflische Kunst, die schon bei der ersten Versuchung zur ersten Verschmelzung während der Empfängnis des Menschen im Spiele ist, manchmal mit der Erlaubnis Gottes und erzeugt in der Umgebung des Menschen eine heftige Unruhe, indem sie ihm im Schlaf Angst einjagt. Unter dem Druck der Phantasie sieht es dann so aus, als ob der Teufel zugegen wäre. Er ist jedoch nicht da, weil der Mensch seine Anwesenheit nicht ertragen könnte. So machen es auch die Gewitter, wenn sie schreckliche Donnerschläge hören lassen; durch sie jagen sie den Menschen Schrecken ein, so daß sie vor Schrecken beben. Dennoch zeigen die Gewitter dabei nicht ihre volle Kraft. Aber am Jüngsten Tag zeigen sie ihre ganze volle Kraft, wenn sie alles Irdische zusammenschlagen.

Träume. So macht es auch der Teufel, wenn er sich wie in einer Nebelschwade zeigt und den Menschen so lange quält, bis seine Seele wieder von der Schau der Zukunft in den Träumen zu sich findet und beunruhigt ist, weil sie nicht weiß, was für einen Schrecken sie ausgestanden hat. Solche Schrecken befallen alle Menschen leicht im Schlaf, ausgenommen diejenigen, die von sehr sorgloser, fröhlicher Natur sind. Diesen widerfahren solche Schrecken nur selten im Schlaf, weil die große und schickliche Fröhlichkeit, die sie von Natur in sich haben, nicht sein kann ohne den Beigeschmack einer guten Gesinnung. Denn sie sind von Natur friedliebend, und ihr Charakter ist frei von Betrug und Hinterlist.

Eine problematische Konstitution. Es gibt gewisse andere Menschen, bei denen man von Blutproblemfällen spricht[22]. In ihrem Blut nimmt sehr oft die Schwarzgalle zu, die das Blut schwarz macht und das Blutwasser austrocknet, so daß die Menschen dadurch oft sowohl im wachen als auch im schlafenden Zustand schwer mitgenommen werden.

Der Zusammenhang zwischen Adams Sündenfall und der Schwarzgalle. Adam kannte das Gute und tat doch das Böse, indem er den Apfel aß. Als Vergeltung für seinen Sinneswandel entstand in ihm die Schwarzgalle, die es ohne Mitwirkung des Teufels beim Menschen weder im wachen noch im schlafenden Zustand gibt. Die Traurigkeit und Verzweiflung, die Adam infolge seines Sündenfalls bekam, entstehen aus der Schwarzgalle. Denn im selben Augenblick, als Adam das göttliche Gebot übertrat, sammelte sich die Schwarzgalle in seinem Blut. So verschwindet vergleichsweise die Helligkeit, wenn das Licht ausgelöscht wird, und so bleibt der glimmende, rauchende Docht mit seinem Gestank zurück. So geschah es mit Adam, weil sich die Schwarzgalle in seinem Blut ansammelte, als das Licht in ihm erlosch. Als Folge davon brachen Traurigkeit und Verzweiflung in ihm aus. Denn der Teufel brachte bei Adams Sündenfall in ihm die Schwarzgalle zustande, die den Menschen manchmal zum Zweifler und Ungläubigen macht. Weil aber die Gestalt des Menschen gebunden ist, so daß er nicht aus seiner Haut kann, fürchtet er Gott und ist traurig. So fällt er sehr oft in seiner Traurigkeit in Verzweiflung und glaubt nicht, daß ihn Gott behütet. Weil der Mensch nach dem Ebenbild Gottes geschaffen ist, kann er nicht umhin, Gott zu fürchten. Daher ist es für den Teufel schwer, mit einem Menschen zu verkehren, der ihm widersteht, weil doch der Mensch Gott mehr als der Teufel fürchtet. Daher setzt der Mensch seine Hoffnung auf Gott, der Teufel aber hat keine Hoffnung auf ihn. Sehr oft wirkt der Teufel auf die Schwarzgalle ein und macht den Menschen traurig und verzweifelt, so daß viele betroffene Menschen in ihrer Verzweiflung ersticken und sich zugrunde richten. Viele wehren sich aber in diesem Leid so sehr gegen sich selbst, daß sie in diesem Kampf wie Märtyrer sind.

Seelische Gedrücktheit. So setzt der Teufel dem Menschen ebenso im wachen als auch im schlafenden Zustand zu und bedrängt ihn manchmal im Schlaf so sehr, daß er meint, daß ihn etwas drückt.

Der Haß des Teufels. Weil der Teufel die guten Eigenschaften des Menschen haßt, hat er deshalb auch einen Haß auf alle anderen Geschöpfe, die unter den Tieren und Pflanzen gute Eigenschaften haben, rein und nützlich sind. Wer also bei Tag und Nacht im wachen oder schlafenden Zustand von einem teuflischen Trugbild heimgesucht wird, soll das von Gott dagegen verordnete Heilmittel suchen. Wenn sich ein Mensch in froher, trauriger, zorniger oder in einer anderen Stimmung befindet, dann kann er nicht lange in dieser Stimmung verbleiben, sondern muß sich einer anderen Stimmung und Gemütsbewegung zuwenden. Wenn er sich nun in einem Stimmungsumschwung befindet und so das eine läßt und etwas anderes beginnt, dann merkt die Seele natürlich diesen Umschwung und hat gleichsam eine Abneigung dagegen, daß der Mensch sich so oft ändert, und tut so, als wolle sie sich vom Körper trennen, wie sie es dann tut, wenn sie den sterbenden Körper verläßt. So öffnet sie den Mund des Menschen, und dieser gähnt.

Das Gähnen. Wenn der Mensch dann mit neuen Veränderungen oder neuen Werken eifrig begonnen hat, dann legt die Seele wieder ihren Widerwillen gegen diese Veränderung ab und kommt zur Ruhe. Aber auch wenn ein anderer Mensch unwillig ist und dieses Gähnen bei dem Menschen sieht, dann macht es seine Seele natürlich auch so, als ob sie ihren Körper verlassen möchte, indem sie den Mund zum Gähnen öffnet.

Das Ausstrecken der Glieder. Hat ein Mensch schlimmes Fieber und beginnen in ihm schädliche Säfte überhandzunehmen, dann befällt ihn ein körperliches Schweregefühl und eine Abneigung gegen das Denken. Die Seele bemerkt natürlich einiges von diesen Veränderungen, zieht sich, wie von einer Abneigung ergriffen, vom Körper zurück und reckt und streckt den Körper mitsamt seinen Gefäßen ziemlich stark, wie sie es dann tut, wenn sie den Körper verlassen muß.

Die Vergeßlichkeit. Manchmal erzeugen auch schädliche Säfte in bestimmten Menschen einen Brodem, der bis in ihr Gehirn emporsteigt und es so sehr vergiftet, daß sie davon dumm, vergeßlich und von allen Sinnen verlassen werden.

Der Schluckauf. Auch der schmerzliche sogenannte Schluckauf kommt von der Kälte des Magens. Diese Kälte wird um die Leber herumgeleitet und breitet sich dann in der Lungengegend aus, so daß auch die Herzfunktion davon betroffen wird. Wie der

Mensch vor Kälte zittert und seine Zähne durch das Zittern knirschen, so bekommt der Mensch unter Mitwirkung seiner Stimme den Schluckauf.

Die Schwarzgalle und ihr quälender Qualm.[23] Sehr oft entsteht im Menschen die Schwarzgalle und läßt in ihm einen rauchigen Qualm ausströmen, der seine Gefäße, sein Blut und sein Fleisch so lange zusammenzieht, bis er sich nicht mehr in seinem Körper ausbreitet, sondern aufhört. Es kommt aber auch des öfteren vor, daß beim Menschen die Galle überhand nimmt, so daß sie sich manchmal bei ihrem Überschuß auch im menschlichen Körper ausbreitet. Dann hat der Mensch in seinem Fleisch so lange Schmerzen, als ob er von Nägeln gestochen würde, bis der Gallenüberschuß zurückgeht.

Der Zusammenhang zwischen der Galle und Adams Bestrafung. Bevor Adam das göttliche Gebot übertrat, leuchtete das, was jetzt beim Menschen die Galle ist, bei ihm wie ein Kristall und hatte den Geschmack der guten Werke in sich. Was jetzt die Schwarzgalle beim Menschen ist, leuchtete bei ihm wie die Morgenröte und hatte das Bewußtsein und die Vollendung der guten Werke in sich. Als aber Adam das Gebot Gottes übertrat, wurde der Glanz der Unschuld bei ihm verdunkelt, seine Augen, die vorher himmlische Dinge sahen, erloschen, die Galle wurde bitter, die Schwarzgalle wurde schwarz wie die Gottlosigkeit, und er wurde völlig umgewandelt. Daher wurde seine Seele traurig und suchte bald zornig eine Entschuldigung dafür. Denn aus der Traurigkeit entsteht der Zorn. Daher haben auch die Menschen von ihrem Stammvater die Traurigkeit, den Zorn und alles, was ihnen schadet, bekommen.

Traurigkeit und Zorn. Wenn die Seele etwas spürt, was für sie und ihren Leib ungünstig ist, zieht sie das Herz, die Leber und die Gefäße zusammen. So bildet sich in der Herzgegend gleichsam ein Nebel und hüllt das Herz in Dunkel, und so wird der Mensch traurig. Aber nach der Traurigkeit bricht der Zorn aus. Denn wenn der Mensch inzwischen etwas gesehen oder gehört oder gedacht hat, woher er seine Traurigkeit hat, dann bildet manchmal der Nebel der Traurigkeit, der sein Herz befallen hat, einen warmen Qualm in allen Säften und in seiner Gallengegend und versetzt die Galle in Erregung. So entsteht aus der Bitterkeit der Galle stillschweigend der Zorn. Wenn der Mensch den Zorn nicht ausbrechen läßt, sondern ihn stillschweigend erträgt, beruhigt sich die Galle wieder. Wenn aber der Zorn nicht aufgehört hat, dann breitet sich dieser Qualm bis zur Schwarzgalle aus und reizt sie. Diese entwickelt dann einen tiefschwarzen Nebel, der sich zur Galle hinüberzieht und ihr einen sehr bitteren Qualm entzieht. Wenn sich der Nebel und dieser Qualm zum Gehirn des Menschen hinziehen, machen sie ihn beide zuerst im Kopf krank, dann steigen sie in seinen Bauch hinab, erschüttern seine Blutgefäße und Eingeweide und stürzen den Menschen sozusagen in Wahnsinn. So läßt der Mensch den Zorn zum Ausbruch kommen, da er sich sozusagen selber nicht mehr kennt. Denn der Mensch tobt in seinem Zorn mehr als bei einer anderen gesundheitlichen Störung. Sehr oft wird der Mensch auch durch seinen Zorn schwer krank, weil ihn die schädlichen Säfte bisweilen krank machen, wenn sie in der Galle und in der Schwarzgalle beim Menschen öfters in Aufruhr geraten. Wenn der Mensch die bittere Galle und die schwarze Schwarzgalle nicht hätte, wäre er immer gesund.

Die Ursachen für die Zunahme der Galle und Schwarzgalle. Jener Mensch kann seinen inneren Zorn leicht bezähmen, bei dem die Galle eine größere Wirkungskraft als die Schwarzgalle hat. Derjenige aber ist jähzornig und gerät auch leicht in Zorn, bei dem die Schwarzgalle eine größere Wirkungskraft als die Galle hat. Wie aus einem guten Wein ein starker, saurer Essig wird, so nimmt auch die Galle durch gute, bekömmliche Speisen zu und durch schlechte ab. Die Schwarzgalle aber nimmt durch gute, bekömmliche Speisen ab, nimmt jedoch zu durch schlechte, bittere, unreine und schlecht zubereitete Speisen und die verschiedenen Säfte, die bei den verschiedenen Krankheiten eine Rolle spielen. Wer im Gesicht rot ist, wenn er zornig ist, dessen Blut kocht durch die Wirkung der Galle und strömt so ins Gesicht. Ein solcher Mensch gerät in einen plötzlichen heftigen Zorn, aber sein Zorn legt sich rasch wieder, wie eine starke Glut rasch in sich zusammenfällt. Durch diesen Zorn nimmt er keinen großen Schaden und trocknet auch in seinem Körper nicht aus. Oft geht er dann weg, ohne Genugtuung zu fordern und ohne sie zu erhalten. Wer aber, von Zorn bewegt, im Gesicht bleich ist, dessen Zorn ist dadurch bedingt, daß in ihm die Schwarzgalle in Aufruhr ist, die zwar sein Blut nicht in Erregung versetzt, aber seine Säfte allmählich durcheinanderbringt. Dadurch wird der Mensch abgekühlt, seine Kräfte schwinden und werden schwach, und so wird er, seinen Zorn verbergend, im Gesicht bleich. Aber inzwischen reift in ihm der üble Entschluß, sich bitter zu rächen, und dieser hält so lange an, daß er nicht mehr anders kann, als seinem Zorn freien Lauf zu lassen.

Die Seufzer. Solche Menschen werden sehr oft durch ihren eigenen Zorn körperlich matt und dürr, aber ihre Seele behält ihr Wissen und ihr Verständnis. Daher seufzt sie innerlich auf, wenn sie darüber nachdenkt, woher sie kommt und was sie ist, ohne daß der Mensch weiß, woher diese Seufzer kommen. Wenn sie aber einmal merkt, daß ihrem Leib eine Mißhandlung, eine Krankheit oder sonst ein unangenehmes Leiden bevorsteht und begreift, daß sie dies nicht verhindern kann, seufzt sie innerlich tief auf.

Die Tränen. Von den Säften, die im Menschen sind, geht infolge Traurigkeit eine Art bitterer Qualm aus und breitet sich in der Herzgegend aus. Er überwältigt den Saft, das heißt das Wasser vom Herzblut und vom Blut in den anderen Gefäßen, wobei Seufzer laut werden, und leitet es, wie wenn es dampfen würde, durch die Adern nach oben in die Äderchen des Gehirns und durch diese zu den Augen, weil die Augen eine gewisse Verwandtschaft mit dem Wasser haben. Dann fließt dieses Wasser aus den Augen, und das sind die Tränen. Das Tränenwasser wird auf diese Weise dem menschlichen Blut durch das Seufzen und Stöhnen entzogen. So wird auch der Samen des Menschen seinem Mark und seinem Blut entzogen. Die Tränen, die durch Traurigkeit entstanden sind, steigen, wie gesagt, wie in einem beißenden Qualm nach oben zu den Augen, trocknen das Blut des Menschen aus, lassen das Fleisch abmagern, schaden dem Menschen wie schädliche Speisen und verdunkeln die Augen. Die Tränen aber, die vor Freude entstehen, sind milder als diejenigen, die aus Traurigkeit aufsteigen. Wenn die Seele in ihrer Traurigkeit aufgrund ihres Erkenntnisvermögens einmal erkennt, daß sie himmlischer Natur, aber hier auf der Welt nur eine Pilgerin ist, und wenn der Leib mit ihr im Guten übereinstimmt, so daß sie in den heiligen Werken eine Einheit sind, dann sendet sie ohne Nebel und ohne trüben Qualm unter den Seufzern der Freude und der Wonne durch die erwähnten Gefäße die Tränen sanft zu den Augen und läßt sie wie eine liebliche Quelle herausfließen. Solche Tränen greifen das Herz des Menschen nicht an, lassen sein Blut nicht austrocknen und sein Fleisch nicht abmagern und verdunkeln die Augen nicht.

Die Reue. Wenn jemand seine Sünden bereut und beweint, sind diese Tränen aus Trauer und Freude gemischt und werden ohne den Qualm nur aufgrund der seelischen Gedrücktheit vergossen. Weil sie ihre Ursache in einer seelischen Gedrücktheit haben, trocknen sie das Blut ziemlich aus, lassen das Fleisch abmagern und verdunkeln ziemlich die Augen, bis infolge der Besserung bei ihnen Freude ausbricht. Wer von Geburt eine Veranlagung zur Fettleibigkeit, verfettete Gefäße und ein weiches Herz hat, weint leicht und freut sich leicht. Wer von Geburt eine Veranlagung zur Dürre und ein Herz hart wie Schwielen, also härter als das übrige Fleisch, hat, weint selten beziehungsweise kaum und hat ein abweisendes, strenges Wesen. Wenn die Tränen, die unter Seufzern zu den Augen gezogen werden, von den Augen nicht vergossen werden, kehren sie zu den Säften, die sich im menschlichen Körper befinden, zurück, machen sie bitter und dem Essig ähnlich und trocknen die Brust aus. Die Tränen, die zu den Augen gelangen, aber nicht vergossen werden, sondern im Inneren des Menschen zurückgehalten werden, schaden jedoch den Augen nicht sehr, da sie ja nicht aus den Augen fließen.

Adams Kenntnisse. Adam kannte vor dem Sündenfall den Gesang[24] der Engel und jede Form der Musik und hatte eine Stimme, die wie das Monochord[25] klang. Aber bei seinem Sündenfall drang infolge der Hinterlist der Schlange eine Art Wind in sein Mark und in seinen Unterleib ein, und er ist auch jetzt noch in jedem Menschen. Durch diesen Wind wird die Milz des Menschen fett, und es werden unpassende Ausgelassenheit, Lachen und schallendes Gelächter beim Menschen ausgelöst.

S c h a l l e n d e s G e l ä c h t e r u n d L a c h e n . Wie sich mit Adams Sündenfall das heilige, reine Wesen der Zeugung von Nachwuchs in die andere Form der Fleischeslust verwandelte, so verwandelte sich auch die Stimme der himmlischen Freuden, die Adam besaß, in die entgegengesetzte Form des Lachens und des schallenden Gelächters. Unpassende Ausgelassenheit und Lachen haben sozusagen eine gewisse Gemeinsamkeit mit der Fleischeslust, und derselbe Wind, der das Lachen auslöst, geht vom Mark des Menschen aus und schüttelt seinen Unterleib und seine Eingeweide. Manchmal treibt das Lachen infolge der übergroßen Erschütterung das Tränenwasser aus dem Blut in den Gefäßen so aus den Augen, wie auch der Schaum des menschlichen Samens durch die Hitze der leidenschaftlichen Lust aus dem Blut in den Gefäßen ausgetrieben wird.

D i e F r e u d e u n d d a s L a c h e n . Wenn das Bewußtsein der menschlichen Seele nichts Trauriges, nichts Unangenehmes und nichts Böses im Menschen spürt, dann öffnet sich auch das Herz dieses Menschen der Freude, so wie sich die Blumen der Sonnenwärme öffnen. Dann nimmt die Leber diese Freude auf und behält sie bei sich, wie der Magen die Nahrung bei sich behält. Wenn sich nun ein Mensch über etwas Gutes oder etwas Böses, das ihm gefällt, freut, dann ergreift manchmal der oben erwähnte Wind, der vom Mark ausgeht, zuerst seinen Unterleib, befällt dann die Milz und füllt ihre Gefäße aus, breitet sich bis zum Herzen aus, erfüllt die Leber und bringt so den Menschen zum Lachen und läßt seine Stimme, der Stimme der Tiere ähnlich, in wieherndes Gelächter ausbrechen. Der Mensch, der sich in seinen Gedanken leicht wie der Wind hierhin und dorthin treiben läßt, besitzt eine ziemlich dicke Milz; daher freut er sich leicht und lacht gerne. Wie aber Traurigkeit und Zorn den Menschen schwach und dürr machen, so macht auch unmäßiges Lachen die Milz wund, schwächt den Magen und bewirkt, daß die Säfte nicht richtig zirkulieren.

D i e F e t t l e i b i g k e i t . Wenn ein Mensch zu fettes Fleisch und anderes Essen oder zu blutreiche Speisen ißt, wird er davon eher krank als gesund, weil diese überfetten Speisen wegen der zu großen schlüpfrigen Feuchtigkeit, die sich in ihnen befindet, nicht bis zur richtigen, gesunden Verdauung im Magen des Menschen bleiben können. Daher soll der Mensch nur mäßig fettes Fleisch und mäßig blutreiche Speisen essen, damit er sie bis zur guten, richtigen Verdauung behalten kann.

Die Magerkeit des Menschen. Wenn ein Mensch an seinem Körper und an seinen Gliedern sehr dürr ist, dann soll er manchmal mäßig fettes Fleisch und mäßig blutreiche Speisen essen, damit die Magerkeit und Trockenheit bei ihm etwas angefeuchtet und vermindert werden. Denn das Fleisch von Tieren, das man ißt, macht das Fleisch des Menschen fett, und der Wein vermehrt das Blut im Menschen mehr als andere Speisen oder andere Getränke.

Der Wein. Wenn der Erdboden, der für Getreide fruchtbar ist, Wein hervorbringt, dann ist er für kranke Menschen zum Trinken gesünder als der Wein, der auf einem Boden wächst, der Obstfrüchte, das heißt also nur wenig Getreide hervorbringt, auch wenn dieser Wein wertvoller ist als jener. Der Wein heilt und erfreut den Menschen mit seiner wohltuenden Wärme und großen Kraft.

Das Bier. Das Bier macht das Fleisch des Menschen dick und gibt dem Gesicht aufgrund der Kraft und des guten Saftes des Getreides eine schöne Farbe. Das Wasser aber schwächt den Menschen und bildet, wenn er krank ist, in seiner Lungengegend manchmal einen Schleim, weil das Wasser schwach ist und keine große Kraft besitzt. Wenn aber der Mensch gesund ist und dann gelegentlich Wasser trinkt, wird es ihm nicht schaden.

Die Trunkenheit. Wenn der Mensch zu viel und ohne Maß Wein oder ein anderes Getränk, von dem er betrunken werden kann, trinkt, wird sein ganzes Blut verflüssigt und fließt und strömt in seinen Adern ohne Ordnung hierhin und dorthin, so daß auch der ganze Verstand und Sinn dieses Menschen verwirrt wird. So treten vergleichsweise Flüsse infolge übermäßiger Regenfälle über die

Ufer und verursachen eine plötzliche Überschwemmung. Weil bei einem solchen Menschen der menschliche Verstand zu sehr verwirrt ist, will bei ihm das Wissen des Guten das Gute, so daß er dann sehr oft sozusagen heilige Worte ohne Zusammenhang und durcheinander daherredet, ohne es zu wissen; und weil bei ihm auch das Wissen des Bösen das Böse will, so bringt er schändliche, böse Worte, ohne sich zu schämen und ohne es zu wissen, hervor. Denn infolge seiner Trunkenheit hat er eher einen kranken, zügellosen Verstand als das rechte Bewußtsein, weil dann die Vernunft bei ihm erstickt und ertränkt ist.

Das Erbrechen. Wenn der Mensch zu kalte und bald darauf warme Speisen zu sich nimmt, jedoch so, daß die kalten die warmen überwiegen, oder wenn er flüssige Nahrung im Übermaß einnimmt, jedoch so, daß die flüssige die trockene weit übertrifft, dann hat der Mensch oft infolge der sich daraus ergebenden Magenverstimmung unter Erbrechen zu leiden, weil er diese Nahrung so nicht verdauen kann. Daher soll der Mensch Speisen zu sich nehmen, die hinsichtlich der Kälte und der Wärme richtig temperiert sind, damit er sich nicht durch das Erbrechen schadet. Wer aber infolge irgendeiner Krankheit oder wegen einer unordentlichen Ernährung unter Erbrechen leidet, ist innerlich im Magen kalt, so daß er nicht die Wärme in sich hat, damit die Speisen in ihm bei der Verdauung aufgelöst werden können. Dann steigen die halbverdauten Speisen nach oben, weil sie nicht hinabsteigen können, um ausgeschieden zu werden. So hat der Mensch viele Beschwerden durch das Erbrechen zu leiden. Wenn aber ein Mensch sich selber zum Erbrechen reizt oder dazu ein Brechmittel nimmt, um das Erbrechen auszulösen, dann ist dies für ihn nicht heilsam und gesund, weil ein auf diese Weise hervorgerufenes Erbrechen seine Gefäße und sein Blut auspressen und in den unrechten Zustand versetzen würde. Denn dieses Erbrechen hätte nicht den richtigen Weg nach außen, und so würde der Mensch oft zu Schaden kommen. Daher soll der Mensch nicht das Erbrechen bei sich hervorrufen, das seiner Gesundheit nicht nützt. Denn das Erbrechen, das sich bei einem Menschen ergibt, ohne daß es künstlich hervorgerufen wurde, ist besser als jenes, das der Mensch durch irgendein Brechmittel bei sich hervorruft.

Die ungenügende Verdauung. Wenn Säfte durch eine Krankheit oder krankheitserregende, ungesunde Speisen in Erregung versetzt werden, so daß sich Warmes mit Kaltem und Kaltes mit Warmem, Flüssiges mit Trockenem und Trockenes mit Flüssigem verbinden, dann treiben und stoßen die Säfte manchmal die unverdauten Speisen und Getränke aus.
Wenn solche ungesunde Speisen ausgestoßen werden, ist das für den Menschen im Hinblick auf seine Gesundheit gut. Wenn aber die Speisen gut sind, dann ist es für den Menschen im Hinblick auf seine körperliche Gesundheit schädlich, wenn sie ausgestoßen werden, weil dann die Gefäße von dem guten Saft dieser Speisen geleert werden.
Und wenn die schlechten Säfte im Menschen überhandnehmen, dann bilden sie manchmal in ihm einen nebeligen Qualm, der weder warm noch kalt ist. Dieser breitet sich in seinen Eingeweiden, in der Magengegend und dann im ganzen Körper aus, bringt die übrigen Krankheitserreger in Bewegung und läßt die aufgenommene Nahrung weder durch den richtigen, natürlichen Eingang in den Magen gelangen noch durch den richtigen, natürlichen Ausgang austreten, sondern läßt die Nahrung wie in einem Straßengraben oder Rinnstein durcheinanderfließen; er verdünnt die lebensnotwendige, natürliche Luft in ihm, und daher kann auch die Nahrung in ihm nicht richtig und natürlich verdaut und aufgelöst werden. Deshalb tritt sie auch halbverdaut und wie ein dünner Fluß aus ihm aus.

Die Ruhr. Bestimmte sehr feine, blutreiche Gefäße umgeben die dünne Haut, die Membran, in die das menschliche Gehirn eingeschlossen ist. Sie sind fest mit anderen, größeren Gefäßen verbunden, die zum Herzen, zur Leber, zur Lunge, zum Magen und zu allen seinen inneren Organen hinabführen. Sie versorgen diese größeren Gefäße mit Blut wie die kleinen Bäche, die ihr Wasser zu größeren Flüssen bringen. Die größeren Gefäße sind wie die großen Flüsse, die ihre Fluten durch die Länder leiten, und wie die Röhren, die das Wasser in die Häuser bringen und dort ausfließen lassen. Wenn nun bei einem Menschen schädliche Säfte überhandgenommen und das noch im Menschen vorhandene übrige Fieber erregt hat, dann lösen sie bei ihm sozusagen eine ungehörige Überschwemmung aus, die einen dichten, üblen brodelnden Qualm zu seinem Gehirn aufsteigen läßt und jene feinen Gefäße, die das Gehirn umgeben, alle zu einer Gegenströmung veranlaßt. Dann fließt zu viel Blut aus ihnen aus und bringt all die größeren Gefäße, mit denen sie, wie gesagt, fest verbunden sind, in Aufruhr, so daß auch sie in verkehrter Richtung ausfließen, ihr Blut durch den ganzen Körper strömen lassen und bis zu den Eingeweiden und zum Verdauungsbrei schickt. So macht dieses Blut, das sich in die Eingeweide und den Verdauungsbrei mischt, die Exkremente blutig, so daß das Blut auch mit den Exkrementen austritt.

Das Blutspucken. Wenn bei einem Menschen schädliche, geronnene und giftige Säfte überhandgenommen haben, nehmen sie dem Blut, das durch die Körperadern fließt, den rechten Weg und zwingen das Blut, auf dem unrechten Weg in die lebensnotwendigen Organe und die Eingeweide einzudringen. Infolgedessen verliert dieser Mensch auf gefährliche Weise durch die Ausscheidungen oder durch Erbrechen Blut und trocknet inwendig aus. Manchmal nehmen aber auch schädliche Säfte, die wässerig und dünn sind, beim Menschen überhand, stellen sich dem Blut in den Gefäßen auf seiner rechten Bahn entgegen und bewirken, daß das Blut ohne Stuhlgang aus dem After abgeht. Einem solchen Menschen bringen sie Gefahr, und sie bringen ihn so weit, daß seine Lebenskraft verdorrt. Wenn diese Säfte aber mit dem Stuhlgang den After verlassen, reinigen sie sehr oft den Menschen und stellen seine Gesundheit wieder her. Manche Menschen haben so viel Bitterkeit in ihrem Herzen und ihren Gedanken, daß sie die Milz zusammenzieht und austrocknet. Infolgedessen gelangt der gute Saft, der die Milz ernähren sollte, auf falschen Bahnen zur Lunge und bildet dort mit dem Blut eine Art Gerinnsel. Und so spuckt und erbricht der betreffende Mensch sehr oft auf gefährliche Weise Blut. Andere Menschen haben ein trauriges, betrübtes Herz, und diese Traurigkeit krampft die inneren feinen Gefäße, die das Blut durch den Körper transportieren, zusammen, so daß eines davon sehr leicht verletzt wird. Daher läßt es allmählich Blutstropfen in die Eingeweide fließen, und so erbricht ein solcher Mensch manchmal Blut. Wenn er aber eine heitere Gelassenheit wiedererlangt hat, wird das feine Gefäß wieder gesund, und so hört der betreffende Mensch mit dem Blutspucken auf.

Unvernünftiges Fasten. Wenn manche Menschen auf übertriebene Weise beim Essen enthaltsam sind, so daß sie ihrem Körper die richtige, angemessene Stärkung durch das Essen nicht gewähren, und wenn dann auch noch die einen inkonsequent und leichtfertig und die anderen mit vielen schweren Krankheitserscheinungen zu tun haben, dann kommt es manchmal vor, daß in ihrem Körper sozusagen heftige Unruhen entstehen, weil die Elemente in ihnen gegeneinander aufgebracht werden. Denn wenn bei den erwähnten Menschen das Feuer und das Wasser einander entgegenwirken, kommt es oft vor, daß sie sich in einem Gelenk oder an einer anderen Körperstelle gegenseitig bekämpfen und dort eine Beule in Verbindung mit einer Geschwulst im Fleisch entstehen lassen. Von diesen Beulen gibt es drei Arten.

Die Eiterbeulen. Eine ist fast schwarz. Sie schwillt durch zu starke Hitzeeinwirkung an, ist für den Menschen gefährlich und bedroht ihn mit dem Tod. Sie ist mit einem Wolkenbruch zu vergleichen, der das zerstört und zunichte macht, worauf er niederfällt. Eine andere Art hat eher eine graue Färbung; sie entsteht beim Menschen durch das stürmische Aufeinanderprallen der erwähnten Elemente, die gleichsam Blitze schleudern und einen unmäßigen Regen fallen lassen. Sie schadet dem Körper, tötet ihn jedoch überhaupt nicht; sie ist mit dem Hagel zu vergleichen, der die Früchte schädigt, aber ihre Wurzeln nicht zerstört. Eine dritte Art ist weißlich gefärbt; sie entsteht beim Menschen durch ein zu heftiges Aufwallen der Elemente, vergleichbar mit Flüssen, die übermäßig anschwellen. Sie schwächt auch den Körper, richtet ihn aber nicht ganz zugrunde. So überfluten zwar plötzlich ansteigende und überströmende Flüsse einige Landstriche und die Früchte auf den Feldern, schwemmen sie jedoch nicht völlig weg. Die Beule, die schwarz ist, ist gefährlich und fast unheilbar, aber die graue und die weißliche sind bei weitem nicht so schlimm wie die schwarze und können geheilt werden.

Die Geschwulst. Auch durch verschiedene Säfte, gute wie schlechte, schwellen das Fleisch und die Gefäße des Menschen an, wie das Mehl durch die Hefe aufgetrieben wird und aufquillt. Die Säfte, die vom Herzen, von der Leber, von der Lunge, vom Magen und von den übrigen inneren Organen ausgehen, werden manchmal zäh, schlüpfrig und lauwarm, falls sie sich einmal gegen die rechte Ordnung entwickeln und überhandnehmen. Wenn sie dann im Menschen bleiben, machen sie ihn krank. Brechen sie aber aus ihm heraus, dann machen sie ihn gesünder.

Das Geschwür. Wenn die Säfte beim Menschen an eine Stelle oder an mehrere Stellen gekommen sind und da ein Geschwür oder mehrere verursacht haben, dann soll sie der Mensch reif werden lassen, damit sie ausfließen können. Denn sonst wird er schwerer darunter zu leiden haben, wenn sie drinnen bleiben. Wenn die Säfte reif geworden und ausgeflossen sind, dann soll der Mensch die Wundstellen mit Heilsalben behandeln.

Der Ausschlag. Wenn schädliche Säfte am ganzen Körper des Menschen in Form eines Ausschlags zum Ausbruch gekommen sind, dann soll er eine Zeitlang warten, bis sie ebenfalls reif sind und ausfließen und bis die Haut zwischen den Wundstellen rot zu werden und auszutrocknen beginnt. Dann soll er geeignete Salben anwenden, damit die Haut kein noch schmerzhafteres eitriges Geschwür bekommt, wenn er noch länger wartet.

Die Gelbsucht. Die Seuche, die Gelbsucht genannt wird, entsteht durch ein Überlaufen der Galle, wenn sie infolge kranker Säfte, Fieberanfälle und heftiger zahlreicher Zornausbrüche überläuft. Diesen Überschuß von der Galle nehmen die Leber und die übrigen inneren Organe auf. Dieser Erguß durchdringt auch das ganze menschliche Fleisch, so wie ein scharfer Essig ein neues Gefäß durchdringt, und schadet dem Menschen. Man kann so die Gelbsucht beim Menschen schon an der unnatürlichen Farbe erkennen.

Der Zusammenhang zwischen körperlicher Betätigung und seelischem Unbehagen. Wie der Körper des Menschen nicht untätig ist und es nicht unterläßt, immer etwas zu tun, so hat die menschliche Seele entsprechend ihrer Natur die Aufgabe, manchmal aus Abscheu gegen die verschiedenen körperlichen Tätigkeiten ihren Weg zu verlassen und so zu tun, als ob sie schliefe. So hört manchmal auch eine Wassermühle auf zu arbeiten, wenn sie durch einen heftigen Wasseranprall an einer Stelle gebrochen ist. So bleibt auch die Seele unterdessen ruhig und still, bis der Körper durch irgendeine Scheu oder irgendwelche Ängste betroffen und bedrückt ist. Dann erlangt sie wieder ihre Kräfte, nimmt ihren Weg wieder auf und wacht wieder auf. Dann ist es für den Menschen, als wäre er neu geboren und als habe er ein neues Wesen.

Der Zorn. Einige Menschen sind von Natur aus jähzornig. Wenn sich bei ihnen wegen eines Verdrusses indessen ruhig und still verhält, dann bekommen sie manchmal durch ihren Zorn einen Anfall, durch den ihr Körper unter Druck gerät; dann gewinnt die Seele ihre Kraft zurück und wacht auf. Aber auch bei anderen Menschen kommt es oft vor, wenn sich die Seele wegen eines Verdrusses indessen ruhig und still verhält, daß ihr Körper von irgendeinem Leiden gedrückt wird; dann wacht auch ihre Seele auf, gewinnt die frühere Kraft zurück und kommt wieder zu sich. Es gibt auch noch andere Menschen, bei denen der Körper, wenn sich die Seele aus Widerwillen gegen eine anstrengende Betätigung ruhig verhält, von Lethargie und Unschlüssigkeit gelähmt ist. Dann erwacht die Seele, die bereits in ihnen schlief, und gewinnt ihre früheren Kräfte zurück. Es gibt auch einige Menschen, die aufgrund ihrer Veranlagung des öfteren im Zorn entbrennen.

Die Raserei und die Fallsucht. Der Zorn, der in ihnen steckt, erregt oft ihr ganzes Blut, so daß es zu einer großen Aufwallung des Blutes kommt, und infolge dieses Aufwallens befällt eine Art feuchter Qualm ihr Gehirn, läßt sie rasend werden und schränkt auch ihr Bewußtsein ein. Wenn solche Menschen einmal in Zorn geraten und durch irgendwelche alltägliche Sorgen belastet sind, dann sieht das der Teufel und erschreckt sie mit seinem Atem, wenn er sie durch seine Einflüsterungen verführen will. Dann sinkt die Seele in ihnen ermattet nieder und zieht sich zurück, der Körper aber bricht ohnmächtig zusammen und liegt so lange ohnmächtig da, bis die Seele wieder ihre Kräfte zurückgewinnt und sich aufrichtet. Wer unter einem solchen Übel leidet, hat einen wütenden Blick und Gesichtsausdruck und macht wütende Bewegungen. Wenn er auf die Erde fällt, stoßen sie manchmal unnatürliche Laute aus. Die hier erwähnte Krankheit zeigt sich nur ziemlich selten und läßt sich nur schwer heilen.

Die Fallsucht. Es gibt auch noch andere Formen dieser Krankheit. Bei einem unzuverlässigen, leichtsinnigen und ungeduldigen Charakter zieht sich die Seele, wenn sie unter diesen Charaktereigenschaften zu sehr leidet, sehr oft zurück und resigniert. Und dann fällt der Körper, dem die Kräfte der Seele entzogen sind, auf die Erde und liegt wie tot da, bis die Seele ihre Kräfte wiedererlangt. Solche Menschen haben einen gewinnenden Gesichtsausdruck und ein sanftes Wesen. Wenn sie, von dieser Krankheit niedergeworfen, zu Boden fallen, geben sie auch Laute, jedoch klägliche, natürliche von sich und lassen viel Schaum aus dem Mund austreten; sie können jedoch leicht geheilt werden.

Die Wassersucht. Wer von Natur nicht fettleibig ist, sondern mager und schwermütig und mit vielen schweren Gedanken beschäftigt ist, bei dem trocknet die Schwermut, die in ihm ist, sein Blut aus, und die vielen schweren Gedanken, die auch in ihm sind, reduzieren zu sehr das Phlegma in ihm; dadurch nimmt bei ihm das Wasser überhand und dominiert. Wenn das Blut und das Phlegma bei einem Menschen eintrocknen, dann geben sie ihre Verdauungsprodukte an die Blase ab und scheiden sie im Urin aus. Dann kann aber die Blase den Urin nicht auskochen, weil sie nicht die im Blut und Phlegma enthaltene Wärme hat, und scheidet ihn daher dann roh, ungekocht und nicht auf dem richtigen Weg aus, sondern läßt ihn auf widernatürliche Weise zwischen die Haut und das Fleisch fließen.

Die Schwellung. Wenn bei solchen Menschen das Blut vertrieben und das Phlegma verringert wird, bricht das Wasser zwischen die Haut und das Fleisch ein und läßt den ganzen Körper anschwellen. Weil das Blut bei ihnen trocken und das Phlegma ausgetrocknet ist, haben sie immer Durst. Denn alles, was sie trinken, wird nicht in Blut und Phlegma umgewandelt, sondern in Wasser, das unter der Haut im Gewebe sitzt. Wenn bei einem solchen Menschen das Wasser unter der Haut erscheint, muß man ihm mit einer Arnzei zu Hilfe kommen, denn wenn man dann zu lange wartet, verwandelt sich das Wasser in eine trübe Flüssigkeit und nimmt, gemischt mit Fäulnisstoffen, eine blutähnliche Farbe an. Dadurch ist der Mensch gefährdet. Menschen mit einer normalen Körperkonstitution, die also weder zu fettleibig noch zu mager sind, haben meistens auch einen normalen Wasserhaushalt und werden nur selten von dem Leiden, das „vich" genannt wird, geplagt. Denn die Säfte, durch die dieses Leiden entsteht, kommen bei ihnen nicht im Überfluß vor.

Krämpfe. Wer zu fett oder zu mager ist, hat oft einen Überschuß an schädlichen Säften, weil er nicht die richtige Anlage und Ausgewogenheit in sich hat. Daher gehen manchmal von seinem Herzen, der Leber, der Lunge, dem Magen und den Eingeweiden schädliche Säfte aus, die zur Schwarzgalle gelangen und sie ihren Brodem entwickeln lassen und so einen äußerst schlimmen Schleim im Menschen bilden. Man kann diesen Vorgang damit vergleichen, daß manchmal bei einem stehenden, nicht fließenden Gewässer fauliger Schlamm das Ufer überzieht und überschwemmt. Dieser Schleim gelangt entweder in die Magengegend oder zwischen die Eingeweide oder an eine andere Stelle zwischen der Haut und dem Fleisch, bleibt dort und quält den Menschen mit großem unangenehmen Juckreiz, als ob er ihn da beißen und anfressen wollte. Er hat jedoch nicht den Lebensgeist, den man braucht, um den Menschen zu beißen, sondern nur eine Art unangenehmen, scharfen Reiz. Es zeigen sich darin sozusagen Augen, und er liegt im Fleisch des Menschen wie eine Made im Fleisch. Manchmal dehnt er sich in die Länge, dann zieht er sich auch wieder kugelförmig zusammen und ist dann mit einem Eidotter zu vergleichen, und manchmal sondert er eine Art Schaum aus, der sich über den ganzen Körper ausbreitet und dem Menschen Schmerzen verursacht.

D i e W ü r m e r. Wenn dieser Schaum einmal den Magen durchdringt, läßt er bestimmte Würmer darin hervorwimmeln und läßt manchmal auch bestimmte sehr bösartige, dünne, winzige Läuse im Fleisch entstehen. Wo dieser Schleim im Körper des Menschen liegt, da entstehen manchmal auch aus dem erwähnten Schleim sehr dünne Würmchen, die man „tarmi" nennt[26]. So entstehen auch manchmal bestimmte Würmchen in dem Wasser, das auf der Stelle steht und nicht fließt. Wenn dann solche Würmchen im Menschen bleiben und ihn nicht verlassen, schaden sie ihm sehr.

D i e S p u l w ü r m e r. Aus schädlichen, schlechten Säften, die im Menschen eine giftige Wirkung haben, die sich wie ein Schleim im Menschen sammeln und sich in eine schädliche dünne Flüssigkeit, vergleichbar mit einem lauen, verdorbenen Wein, verwandeln, entstehen im Menschen leicht Würmer, besonders bei Kleinkindern und Kindern, weil die Säfte bei ihnen noch ziemlich mit Milch vermischt sind. Aus den gewöhnlichen Säften entstehen beim Menschen keine Würmer, auch nicht aus denen, die sauer wie Essig sind. Sollten sie jedoch einmal bei den Menschen, die gewöhnliche Säfte in sich haben, zu wachsen beginnen, verschwinden sie rasch wieder. Wenn aber solche Würmer in einem Menschen auswachsen, machen sie ihn krank.

D i e L ä u s e. Einige Menschen haben zarte Knochen, Glieder und Gefäße, aber ein fettes, gesundes, gut entwickeltes Fleisch, das weder zu fest noch zu durchlässig ist. Sie haben ein volles Mark mit der richtigen Wärme und daher auch die volle Geisteskraft, neigen jedoch ein wenig zu Ausschweifungen, und sie sind weichlich und sinnlich. Weil sie ein volles Mark haben, deshalb haben sie auch ein dickes, aber zartes, weißes und gesundes Fett und sind frei von Läusen.

Wenn jedoch dieses Fett einmal Schweiß absondert, läßt er außen auf der Haut Läuse entstehen und ernährt sie. Andere Menschen haben grobe Knochen, plumpe Glieder und dicke Gefäße, aber ein schwaches, nicht sehr warmes Mark. Wegen der Schwäche ihres Marks sind sie daher ziemlich dumm, verfressen und wollen oft essen; sie können auch nur kurze Zeit tüchtig arbeiten und sind bei der Arbeit nicht ausdauernd, weil ihr Fleisch ziemlich durchlässig und sozusagen lau und ihre Adern ziemlich verengt sind. Da sie ein schwaches Mark haben, ist ihr Fett um so dünner und schwächer. Wenn sie einmal schwitzen, durchdringt der Schweiß rasch ihr Fleisch, weil es ziemlich durchlässig ist, und läßt so im Fleisch sehr viele Läuse entstehen, die im Übermaß aus einem solchen Menschen hervorquellen. Diese Menschen sind nicht sehr krank und können ziemlich lange leben. Wieder andere Menschen haben grobe Knochen und Glieder, dicke Gefäße und ein dickes, fettes Mark, so daß ihre Knochen mit heißem Mark gefüllt sind. Aufgrund des dicken, fetten, vollen Marks sind sie klug und tüchtig, und ihr Fleisch ist kräftig und ziemlich hart und fest, weil es durch straffe Gefäße gefestigt ist. Wie nämlich die Fäden eines Netzes miteinander verknüpft sind, so sind auch die Gefäße im ganzen Körper des Menschen miteinander verbunden. Weil bei diesen Menschen das Fleisch ziemlich kräftig und hart ist, schwitzen sie nur wenig. Denn die dicken, kräftigen Gefäße halten ihr Fleisch so straff zusammen, daß sie ziemlich wenig Schweiß absondern. Durch die Fülle und die Hitze des Marks und den Überschuß an Säften, die in ihnen sind, aber nicht austreten können, nimmt das Fett in ihnen ein wenig die Farbe des Blutes an; es ist kränklich und ungesund, und daher wachsen viele Läuse darin, die aus dem Fleisch dieser Menschen nicht heraus können, sondern im Fett bleiben, es überall durchbohren und anfressen. Infolgedessen haben die betreffenden Menschen im Inneren ihres Körpers viele Schmerzen, ohne zu wissen, woher die Schmerzen kommen. Sie sind träge, haben an nichts Freude, essen nur wenig, leiden oft unter Herzschwäche und dem Verlust ihrer Körperkräfte und haben eine blasse Gesichtsfarbe. Diese Farbe ist jedoch eher grünlich als wachsbleich. Solche Menschen können nicht lange leben, sondern sterben bald, weil ihr Fett, wie oben erwähnt, inwendig von den Läusen geschädigt wird.

Blasensteine. Der Mensch, der im reifen Alter steht, weiches, saftiges Fleisch am Leib hat, obendrein noch verschiedene üppige Speisen und starken guten Wein zu sich nimmt, zieht sich leicht einen Blasenstein zu. Denn aus den erwähnten Speisen und Getränken rinnt, wenn auch noch sein Fleisch weich und saftig ist, eine Art

Bodensatz an der Stelle zusammen, wo der Urin ausfließen soll, und verhärtet sich zu einem Stein. Durch die Wärme und Stärke des Urins ist er jedoch noch ziemlich weich, solange er sich noch im Menschen befindet; daher kann dieser, wenn auch unter Schwierigkeiten, langsam etwas Urin entleeren. Wäre der Stein im Menschen hart, würde er bald zugrunde gehen. So ist es bei der Frau wie beim Mann. Der Urin des Mannes ist stärker als der der Frau, der Mann leidet aber trotzdem größere Schmerzen als die Frau. Wenn Kinder oder Kleinkinder vom Stein geplagt werden, kommt dies von der schlechten, unbrauchbaren Milch der Ammen, mit der sie ernährt wurden oder noch ernährt werden. Wenn nämlich die Amme krank ist oder wenn sie verschiedene Speisen und Getränke und starken Wein häufig zu sich nimmt, dann verliert die Milch den richtigen Geschmack und wird geradezu übelriechend. Eine solche Milch bildet dann beim Kind oder beim Kleinkind das übelriechende Gerinnsel an der Stelle, wo der Urin ausfließt, und verhärtet sich zum Blasenstein.

Die Freßlust. Bei den Menschen, die gesund und kräftig sind und auch kräftige Sehnen haben, aber trunksüchtig und freßlustig sind und Lust auf üppige Fleischspeisen und andere Gerichte und Getränke haben, nimmt das Blut eine wächserne Farbe an und verdickt sich nach und nach. Weil es wegen der Dickflüssigkeit nicht mehr richtig fließen kann und weil es auch weder durch ein Fieber noch durch eine Krankheit der betreffenden Menschen, sie sind ja gesund, verdünnt wird, durchdringt es ihr Fleisch und ihre Haut, verseucht sie mit dem schädlichen Saft, verunreinigt sie sozusagen und erfüllt sie mit Geschwüren.

Die Geschwüre des Aussatzes. Aber auch Arme, die körperlich gesund sind und dieselbe Anlage zur Freßlust haben, jedoch nicht ständig üppige Speisen und Getränke haben können, können sich in zwei bis drei Wochen oder schon in einer Woche die oben erwähnte Krankheit zuziehen, wenn sie die Speisen und Getränke, die sie haben, ohne auf eine vernünftige Reihenfolge zu achten, nach Schlemmerart zu sich nehmen. Das kann man schon bei jungen Erwachsenen und Kindern beobachten. Diese Krankheit kommt oft von Fleischspeisen, verschiedenerlei Milch und starkem Wein, nicht aber vom Brot, vom Gemüse und vom Bier.

Der Aussatz. Andere Menschen haben festes Fleisch am Leib und eine Neigung zum Jähzorn. Ihr Zorn erregt das Blut, das in ihnen ist, so stark, daß es in der Lebergegend absinkt. Das Harte und das Blut der Leber mischt sich dann mit diesem Blut, und so verteilt es sich auf den ganzen Körper des Menschen und verursacht Störungen in der Haut und im Fleisch. Infolgedessen wird die Haut rissig, werden die Nasenflügel dick und schwellen durch die Risse an. Andere Menschen sind hemmungslos in ihrer Leidenschaft. Daher kennen sie keine Enthaltsamkeit und wollen sie auch nicht kennen. Als Folge davon wird ihr Blut oft in heftige Unruhe versetzt, – wie ein Topf, der auf das Feuer gestellt wurde, aber weder völlig kocht noch völlig kalt ist und daher den Schmutz in sich behält, weil er nicht so viel Kraft hat, um ihn auszuwerfen. Wenn nun diese Menschen so sehr vor Leidenschaft brennen, daß ihr Blut oft in heftige Unruhe versetzt wird, so daß es weder richtiges Blut noch richtiges Wasser, noch richtiger Schaum mehr ist, dann wird es in einen schlimmen fauligen Schleim verwandelt, und es verdirbt das Fleisch und die Haut des Menschen und verursacht Geschwüre.

Die Merkmale des Aussatzes. Diese Krankheiten lassen sich folgendermaßen unterscheiden: Der Aussatz, der von der Schlemmerei und Trunksucht kommt, läßt rötliche Geschwüre und rötliche Bläschen wie bei einer Drakunkulose entstehen. Rührt er von der Leber her, bildet er in der Haut und im Fleisch des Menschen schwarze Risse, die bis auf die Knochen gehen. Kommt der Aussatz von der Wollust, bildet er weitflächige Geschwüre, die wie Baumrinde aussehen, und darunter ist das Fleisch rot.

Die Gicht. Die Menschen, die ein weiches, porenreiches Fleisch haben und dem übermäßigen Genuß von starkem Wein ergeben sind, werden oft von der Krankheit heimgesucht, die man die Gicht nennt[27]. Bei Menschen, die ein weiches Fleisch haben, befallen infolge des unmäßigen Trinkens die schädlichen Säfte, die in ihnen sind, plötzlich eines ihrer Glieder und zerstören es, wie

Brandpfeile und große plötzliche Überschwemmungen manchmal Wassermühlen und andere Gebäude in ihrer nächsten Nähe zerstören. So würden diese Säfte die Glieder, die sie befallen, zerstören, wenn es nicht die Gnade Gottes und der Lebensgeist, der im Menschen ist, verhinderten. Sie zerstören jedoch manches Glied und machen manches gar unbrauchbar, wie wenn es schon abgestorben wäre.

Die Kontraktion der Sehnen. Es kommt oft vor, daß die heftigen Stürme der schädlichen Säfte ein Glied des Menschen befallen und dort in ihrer Raserei seine Blutbahnen sperren, so daß das Blut dort nicht in den Gefäßen fließen kann. Infolgedessen trocknen diese Gefäße aus, weil in ihnen kein Blut fließt. Und so beginnt der Mensch zu hinken. Weil der Mensch aus den Elementen geschaffen ist, wird er auch von den Elementen am Leben erhalten, und er steht in ihnen und mit ihnen in Verbindung.

Das Fieber. Daher hat er auch verschiedene Erscheinungsformen des Fiebers von den verschiedenen Eigenschaften der Luft und der übrigen Elemente in sich, nämlich von der Wärme, der Kälte und der Feuchtigkeit, die ihn nicht niederwerfen und ihm auch nicht schaden, sondern vielmehr Gesundheit bringen, da sie seine Brust, den Magen und alle inneren Organe durch den Schweiß und den Urin reinigen, wenn sie nur nicht überhandnehmen und wenn die Luft richtig erwärmt ist. Wenn sich aber eine zu große, ungewöhnliche Hitze in der Luft entwickelt hat, dann werden bei einigen Menschen manchmal die Fieberanfälle, die sich übermäßig entzünden, in ein hitziges Fieber verwandeln. Bei zu kalter Luft werden sie durch die Kälte so begrenzt, daß sie ein nur dreitägiges Fieber auslösen. Aber wenn die Luft bei feuchter Beschaffenheit wässerig und übelriechend ist, verwandeln sie sich sehr oft in ein so schleimiges Gerinnsel, daß sie dadurch manchen Menschen das viertägige Fieber bringen. Körperlich gesunde Menschen, die keine leicht beweglichen Säfte, die sich bald hierhin und bald dorthin bewegen, in sich haben, werden manchmal bei mäßig warmer Luft krank, während sie bei richtig erwärmter, ruhiger Luft gesund sind. Wenn sie einmal ein hitziges Fieber haben und es Gottes Wille ist, daß sie wieder gesund werden, sondern sie ungefähr vom fünften bis siebenten Tag unter Schmerzen Schweiß ab und werden dann rasch gesund, weil sie ja vorher auch körperlich gesund waren.

Die Lähmung. Wer wechselhafte Säfte in sich hat, also solche, die keine rechte Beständigkeit hinsichtlich der Wärme, der Kälte und der Feuchtigkeit haben, sondern in den Menschen entsprechend der Unbeständigkeit der Luft bald hierhin und bald dorthin getrieben werden wie manche Flüsse und Wasserwellen, die viel Land verwüsten, und wie Eis, das noch nicht vollständig gefroren, sondern noch brüchig ist, wird infolge dieser Säfte von der Lähmung, das heißt der Gicht, geplagt. Wenn er einmal ein hitziges Fieber hat und durch Gottes Gnade sein Leben verlängert wird, dann wird er sehr oft, bevor er unter Schmerzen schwitzt, bis zum zwanzigsten oder dreißigsten Tag oder noch länger unter Schmerzen daliegen, da er auch schon vorher oft schwach und krank war. Wenn nämlich ein Mensch infolge von Anstrengungen, Angstzuständen und dem Verschiedenerlei von Speisen und Getränken erkrankt, so daß sich als Folge von dem Verschiedenerlei der Speisen und Getränke in ihm verschiedene schleimige Säfte ansammeln, dann erliegt seine Seele, erschüttert und erschöpft durch diese verschiedenen Unstimmigkeiten, so daß sie ihre Lebensregungen ziemlich reduziert.

Das Fieber und seine kritischen Tage. So geraten die schädlichen Säfte im Menschen in Bewegung, und das Fieber steigt, weil die Seele ihre Lebensregungen eingeschränkt hat. Dann nimmt auch das Blut im Menschen ab, und seine Eingeweide und die anderen inneren Körperteile trocknen aus. Die Wärme, die in der Leber und in den anderen inneren Organen lebensnotwendig ist, steigt zur äußeren Hautschicht auf, und die innere Kälte bleibt innen im Menschen. Dann liegt die Seele bedrückt im Körper und wartet zweifelnd ab, ob sie den Körper verlassen oder in ihm bleiben soll. Das tut sie sehr oft bis zu sieben Tagen, weil sie sich noch nicht von seinen schleimigen Säften befreien konnte. Wenn sie aber merkt, daß der Ansturm dieser Säfte durch die Gnade Gottes allmählich etwas nachläßt, dann kommt sie zu der Einsicht, daß sie sich von diesen

Säften freimachen kann. Und so sammelt sie wieder ihre Kräfte bei sich und treibt diese schleimigen Säfte durch den Schweiß aus dem Körper heraus. Auf diese Weise erlangt der Mensch wieder seine Gesundheit. Sehr oft kommt es aber vor, daß die Seele diese Säfte wegen ihrer zu großen Hitze und Kälte nicht vollständig mit dem Schweiß austreiben kann, sich auch durch die Fröhlichkeit oder die Traurigkeit, den Zorn oder die Angst des Menschen von Furcht ergriffen zurückzieht und dann wieder in Schweigen verharrt. Dann dauert es bis zum dritten, fünften, siebenten oder dreizehnten Tag oder mehr oder weniger Tage, wie oben erwähnt, bis sie wieder merkt, daß sie durch die Gnade Gottes ihre Kräfte wiedererlangen kann, um den Körper mit neuem Leben zu erfüllen. Wenn so ein Mensch die körperliche Gesundheit wiedererlangt, wird er in der Folgezeit weniger zu leiden haben als früher, weil die Säfte, die früher in ihm waren, durch Schweißausbruch zuvor ziemlich abgenommen haben. Wenn aber die Seele in so starke schleimige Säfte verstrickt ist, daß sie diese nicht aus dem Körper des Menschen austreiben kann, ist sie besiegt, erliegt und verläßt nach göttlichem Entschluß den Körper.

Das hitzige Fieber. Wenn ein Mensch hitziges Fieber hat, dann wurden die Säfte in seinem Inneren in eine sehr große Hitze versetzt, und die Hitze dieser Säfte läßt nicht zu, daß der Mensch dann ißt. Sie treibt ihn aber wegen der zu großen Trockenheit in seinem Inneren zum Trinken. Daher soll er Wasser trinken, damit er weniger zu leiden hat. Wenn ein hitziges Fieber einen Menschen befallen hat, ist es für ihn nicht gesund, wenn er eine Arznei nimmt, um es zu vertreiben, weil es ihn dann bis zum Schweißausbruch nicht vollständig verläßt, sondern es bleibt je nach der eingenommenen Arznei um so länger in ihm und läßt ihn um so länger krank sein, weil die schädlichen Säfte offensichtlich nicht, wie es nötig wäre, herausgetrieben wurden. Das Fieber kommt manchmal auch von zu viel Essen und Trinken, von zu viel Schlaf oder von Verdruß und von Faulheit, wenn der Mensch nichts tut.

Das Wechselfieber. Das tägliche Fieber kommt vom Überschuß an Wasser, das heißt an Phlegma, nämlich dem schaumigen, von einer ungesunden Ernährung und vom unmäßigen Weintrinken. Das Fieber, das den Menschen jeden zweiten Tag heimsucht, kommt von zu viel ungesunder, das heißt feuchter Luft. Das dreitägige Fieber kommt von zu großer Trockenheit, also von der Hitze, das viertägige aber vom Überfluß an Schwarzgalle. Ein Mensch, der weiches Fleisch an seinem Leib hat, so daß in ihm auch der Schaum, der zäh, lauwarm und ohne gesunde Kraft ist, überwiegt, bekommt leicht Würmer in seinem Fleisch. Weil nämlich sein Fleisch weich und der Schaum darin ohne gesunde Kraft und zäh ist, bilden sich bei ihm leicht Bläschen, in denen sich leicht ein Wurm entwickelt und dem Menschen schadet.

Die Diät. Wie dem Käse, der in seinem Behälter gepreßt wird, ständig geronnene Milch zugesetzt wird, bis er fertig ist, so muß man auch dem Kleinkind und dem Kind ständig Speise und Trank reichen, bis es volljährig ist, denn sonst könnten ein Kleinkind und ein Kind nicht wachsen, sondern würden zugrunde gehen. Aber auch einem alten und altersschwachen Menschen muß man Speise und Trank reichen, weil ihm durch diese Nahrungsmittel geholfen wird, wenn bei ihm das Blut und das Fleisch schon abnehmen. Denn der Mensch ist wie die Erde. Wenn die Erde zu viel Feuchtigkeit erhalten hat, nimmt sie dadurch Schaden, wenn sie aber von nur wenig oder gar keiner Feuchtigkeit berührt wurde, wird dies nicht zu ihrem fruchtbaren Gedeihen beitragen. Wenn sie mäßige Feuchtigkeit erhalten hat, ist es für sie gut. So ist es auch beim Menschen. Wenn ein Mensch an viel zu viel flüssiger Feuchtigkeit in sich zu leiden hat, nämlich in den Augen, in den Ohren, in der Nase und im Mund, dann wird er dadurch eher krank als gesund. Wenn er aber eine mäßige oder gar keine flüssige Feuchtigkeit in seinen Gliedern hat, ist das für ihn gefährlich; hat er aber die gerade richtige Feuchtigkeit, dann dient es seiner Gesundheit.

III.

Gegen die obengenannten Krankheiten wurden die nachstehenden Heilmittel von Gott verordnet. Sie werden entweder den Menschen heilen, oder er wird sterben, oder Gott will nicht, daß er geheilt wird.

Gegen Haarausfall. Sobald einem jungen Menschen schon die Haare auszufallen beginnen, nehme er Bärenfett und ein wenig Asche vom Weizen- oder Winterweizenstroh, mische dies miteinander und reibe sich dann damit seinen ganzen Kopf ein, vor allem dort, wo die Haare auf seinem Kopf auszufallen beginnen. Danach soll er diese Salbe auf seinem Kopf lange nicht abwaschen. Die Haare, die noch nicht ausgefallen sind, werden durch diese Salbe angefeuchtet und gekräftigt, so daß sie lange Zeit nicht ausfallen werden. So soll er oft verfahren und sich den Kopf nicht waschen. Denn die Wärme des Bärenfetts hat die Eigenschaft, daß sie normalerweise sehr viele Haare wachsen läßt, und die Asche vom Weizen- und Winterweizenstroh kräftigt die Haare, daß sie nicht bald ausfallen. In der erwähnten Mischung bewahrt die Salbe den Menschen um so länger vor Haarausfall.

Gegen Kopfweh infolge Schwarzgalle. Wenn eine durch verschiedene Fieberanfälle bedingte Depression beim Menschen Kopfschmerzen verursacht, nehme er Malve und die doppelte Menge Salbei, zerstoße das in einem Mörser zu Brei und gieße ein wenig Olivenöl[28] oder, wenn er kein Öl hat, ein wenig Essig dazu; dann trage er es von der Stirn über den Scheitel bis zum Hinterkopf auf und binde sich dabei ein Tuch um. Das soll er drei Tage lang tun. Während dieser drei Tage soll er nachts das Olivenöl oder den Essig erneuern und es noch so lange tun, bis es ihm besser geht. Denn der Malvensaft löst die Schwarzgalle auf, der Salbeisaft aber trocknet sie aus, das Olivenöl salbt den so geplagten Kopf, und der Essig entzieht der Schwarzgalle die Schärfe. Daher mildert diese Mischung ein solches Kopfweh.

Gegen Bewußtlosigkeit. Wenn bei jemandem das Gehirn unterkühlt ist und er dadurch bewußtlos wird, dann nimm Lorbeeren und verarbeite sie zu Pulver! Nimm dann Weizenmehl und vermische damit das Lorbeerpulver! Rasiere die Haare des Kranken ab, trage dann diesen Teig[29], der mit Distelwasser[30] angerührt wurde, auf seinen ganzen Kopf auf und halte den Teig auf dem Kopf mit einer Filzmütze fest, bis der Kopf innerlich warm wird und der Kranke einschläft. Diese Behandlung bringt dem Gehirn Wärme. Wenn aber dieser Teig trocken wird, dann bereite auf dieselbe Weise wieder einen neuen Teig, lege ihn auf den Kopf des Kranken und verfahre oft so, und dann wird er sein Bewußtsein wiedererlangen!

Gegen Migräne. Wer an Migräne leidet, nehme Aloe und die doppelte Menge Myrrhe und zerreibe beides zu einem sehr feinen Pulver. Dann nehme er Weizenmehl, füge dem Ganzen Mohnöl hinzu und mache daraus eine Masse etwa so wie Sauerteig, bedecke den ganzen Kopf bis zu den Ohren und zum Hals mit diesem Teig, setze dem Kranken eine Mütze auf und lasse so das Ganze drei Tage lang bei Tag und Nacht auf seinem Kopf. Denn die Wärme der Aloe und die Trockenheit der Myrrhe, richtig gemischt mit der milden Wirkung des Weizenmehls und der Kälte des Mohnöls, lindern diesen Kopfschmerz, und ein so zubereiteter Teig gibt dem Gehirn seine Fettigkeit zurück.

Gegen Kopfweh infolge einer Magenverstimmung. Wenn eine Speise, die einen triefenden Saft enthält, bei einem Menschen Kopfschmerzen auslöst, soll er Salbei, Majoran und Fenchel zu gleichen Gewichtsteilen nehmen und mehr als ihr Gesamtgewicht Andorn. Sind sie zu einem Saft zerrieben, gebe er genügend

Butter oder, falls er keine hat, Fett hinzu und mache daraus eine Salbe und reibe damit den Kopf ein. Dann wird es besser gehen. Denn Salbei, Majoran und Andorn sind von trockener Natur und trocknen daher die erwähnten Säfte aus. Der Saft vom Fenchel aber ist feucht und mildert daher die Wirkung der eingetrockneten Säfte. Daher lindert eine Salbe, die aus diesen Kräutern und Butter oder Fett, die gesund sind, gemacht wurde, den erwähnten Kopfschmerz. Nimm Olivenöl und ein bißchen weniger Rosenwasser und bringe beides in einer Pfanne zum Kochen! Nimm währenddessen Nachtschatten[31], und zwar erheblich weniger als Olivenöl, reibe ihn im Mörser, seihe ihn durch ein Tuch, gieße den Saft im Tiegel zu dem erwähnten Öl und zum Rosenwasser und lasse alles zusammen noch einmal kochen! Seihe dann das Ganze noch einmal durch ein Tuch und gieße es in ein neues irdenes Gefäß! Reibe dann den Kranken, wenn er Schmerzen hat, am Scheitel, seinem Schädel[32], auf der Stirn und an den Schläfen mit dieser Salbe ein und umwickle seine Stirn und Schläfen mit einem wachsgetränkten Leinentuch, damit die Salbe nicht abgewischt wird!

Gegen Kopfweh infolge Phlegma. Wer infolge überschüssigen Phlegmas Kopfweh in der Stirn hat, soll eine weiße Erbse mit den Zähnen zerkauen und sie dann mit reinstem Honig mischen, so auf die Schläfen legen, mit einer Binde befestigen und so verfahren, bis es ihm wieder besser geht. Die Erbse ist nämlich ein wenig von phlegmatischer Natur, die weiße aber wächst auf sauberem, gutem Boden und nimmt den stechenden Schmerz, wenn man sie zerkaut und auf die Schläfen legt, weil die Blutgefäße der Schläfen die Stärke der Stirn besitzen. Auch die Wärme des Honigs, der von verschiedenen Blüten gesammelt wurde, mildert, wie oben erwähnt, die Kälte des Phlegmas.

Was jetzt folgt, betrifft das Lungenleiden. Nimm Galgant[33] und Fenchel zu gleichen Gewichtsanteilen, zweimal so viel Muskatnuß und ebensoviel Mutterkraut[34], so daß die Muskatnuß und das Mutterkraut gleichviel wiegen, verarbeite das zu Pulver, mische es dann und nimm täglich nüchtern von diesem Brot so viel, wie zwei Münzen wiegen, mit einem Bissen Brot! Trink dann sofort ein wenig warmen Wein und iß auch oft noch andere edle Kräuter, die gut riechen, und zwar sowohl nüchtern als auch nach dem Frühstück, damit ihr guter Geruch auf die Lunge übergeht und den übelriechenden Atem unterdrückt! Wer aber nur Schmerzen in der Lunge hat, soll fettes Fleisch, blutreiche Nahrung und gekochten Käse meiden, weil sie Lungenschwindsucht verursachen. Auch Erbsen, Linsen, rohes Obst und rohes Gemüse soll er nicht essen und Nüsse und Öl meiden. Wenn er Fleisch essen will, soll er mageres essen, und wenn er Käse ißt, soll er weder gekochten noch unreifen, sondern trockenen essen, und wenn er Öl nehmen will, soll er nur wenig nehmen; Wasser soll er nicht trinken, weil es in der Lungengegend Schleim und „slim“[35] bildet. Frischen, unreifen Most, der noch nicht beim Gären Schmutz auswirft, soll er nicht trinken; dagegen schadet ihm Bier nicht viel, weil es gekocht ist; Wein soll er aber nicht trinken, und vor feuchter, nebeliger Luft soll er sich in acht nehmen.

Gegen geistige Verwirrtheit. Wenn das klare Bewußtsein und Denken bei einem Menschen durch vieles Grübeln schwinden, so daß er geistig verwirrt wird, nehme er Balsamkraut[36] und die dreifache Menge Fenchel, koche es zusammen in Wasser, entferne diese Kräuter und trinke dann dieses Wasser oft, nachdem es sich abgekühlt hat. Denn der Saft des Balsamkrauts schränkt die Wirkung schädlicher Säfte ein und verhindert, daß sie in ihrer Aggressivität überhandnehmen; und er bringt den Menschen wieder zu Verstand. Der Saft des Fenchels versetzt die Patienten in die rechte fröhliche Stimmung. Wenn diese Kräuter miteinander richtig gemischt und in weichem Wasser gekocht wurden, lassen sie den Menschen wieder zu Verstand kommen. Ein solcher Mensch soll trockene Speisen meiden, weil sonst die Säfte, die in ihm unterdrückt sind, zu einer noch größeren Trockenheit im Rahmen seiner geistigen Verwirrtheit führen würden. Er soll aber gute, bekömmliche Speisen essen, die ihm zu einem guten Saft im Blut verhelfen, seine Säfte wieder in den rechten Zustand versetzen und sein Denken von der geistigen Verwirrtheit befreien. Auch Breie, die aus Weizenmehl mit Butter oder Fett, aber nicht mit Öl zubereitet wurden, darf er essen, weil sie das ausgeleerte, abgekühlte Gehirn wieder füllen und wärmen. Öl würde aber Phlegma anziehen, und daher soll er es meiden. Wein soll er auch nicht trinken, weil er die verteilten Säfte in seinem Körper noch mehr verteilen würde. Met darf er auch nicht trinken, weil die Kraft des Honigs die unterdrückten Säfte in ihm noch mehr angreifen würde. Aber auch einfaches Wasser soll er nicht trinken, weil es sein Denken in eine noch größere Leere führen würde. Das oben erwähnte Getränk und Bier soll er trinken, weil sie die unterdrückten Säfte und sein Denken im rechten Zustand erhalten und die Raserei geistiger Verwirrtheit von ihm abwenden. Seinen Kopf soll er mit einer aus Filz oder aus reinem Leinen gefertigten Mütze bedekken, bis sich das durch die unterdrückten Säfte abgekühlte Gehirn wieder langsam und allmählich, nicht aber plötzlich und übermäßig erwärmt, damit es dem Patienten nicht durch die plötzliche, überstarke Wärme schlechter geht. Nimm Muskatnuß und die doppelte Menge Galgant, verarbeite beides zu Pulver, nimm noch die Wurzel von der Schwertlilie[37] und die Wurzel vom Wegerich zu gleichen Gewichtsanteilen dazu, jedoch so, daß das Gewicht von beiden noch weniger ausmacht als das Gewicht der Muskatnuß, salze alles und zerstampfe es dann ein wenig! Mache aus all diesem mit Weizenmehl und Wasser ein dünnes Getränk, das auf nüchternen Magen einzunehmen ist, und gib es dem Kranken zu trinken!

Gegen Augenschwäche. Wenn das Blut und das Wasser in den Augen des Menschen infolge des hohen Alters oder infolge einer Krankheit abgenommen haben, soll er auf eine grüne Wiese gehen und sie so lange anschauen, bis seine Augen wie von Tränen feucht werden, weil das grüne Gras das Trübe in seinen Augen beseitigt und sie wieder rein und klar macht. Er kann aber auch zu einem Fluß gehen oder frisches Wasser in ein Gefäß gießen, sich darüberbeugen und die Feuchtigkeit dieses Wassers mit den Augen aufnehmen. Dann regt diese Feuchtigkeit das Wasser in seinen Augen, das bereits am Austrocknen ist, wieder an und macht sie klar. Er kann auch ein leinenes Tuch nehmen, es in sauberes, frisches Wasser tauchen und es dann um seine Schläfen und Augen legen und festbinden; dabei soll er aber darauf achten, daß er nicht mit dem Inneren der Augen in Berührung kommt, weil sie sonst durch das Wasser Geschwüre bekommen. Befeuchte daher die Augen mit einem weichen leinenen Tuch und kaltem Wasser, damit das Augenwasser durch dieses Wasser wieder zum Sehen angeregt wird! Denn weil die Augen von feuriger Natur sind, verdickt sich das Augenhäutchen durch das Feuer, und wenn es, wie oben beschrieben, vom Wasser berührt wird, wird dieses Häutchen durch die Kälte und Feuchtigkeit des Wassers verdünnt.

Graue Augen. Wenn jemand graue Augen hat und mit ihnen irgendwie schlecht sieht und Schmerzen hat, soll er, wenn der Schmerz noch frisch ist, Fenchel oder dessen Samen nehmen und zerreiben, den Tau, den er an aufrechtstehenden Gräsern findet, und ein wenig Weizenmehl dazugeben und das alles wie einen kleinen Kuchen zusammenkneten. Diesen soll er über Nacht auf seine Augen legen und mit einem Tuch festbinden, und es wird ihm besser gehen. Die milde Wärme des Fenchels, richtig gemischt mit dem Tau und der Stärke des Weizens, wird nämlich die Schmerzen beseitigen. Die grauen Augen stammen vom Element der Luft, und daher wird der Tau diesen Heilmitteln zugesetzt.

Feurige Augen. Wenn ein Mensch, der feurige Augen hat, mit ihnen schlecht sieht und Schmerzen hat, nehme er Veilchensaft, zweimal so viel Rosensaft und ein Drittel so viel Fenchelsaft wie Rosensaft, gebe ein wenig Wein dazu und reibe die Augengegend mit dieser Augensalbe ein, wenn er schlafen geht. Er muß aber aufpassen, daß seine Augen durch die starke Wirkung der Salbe nicht eventuell geschädigt werden. Wenn er das Innere der Augen nur ein wenig damit berührt hat, werden sie dadurch nicht sehr geschädigt. Weil die feurigen Augen vom Feuer stammen, vertreibt die milde Kälte des Veilchens und die milde Kälte der Rosen, wenn sie durch die milde Wirkung des Fenchels und die Wärme des Weines richtig temperiert ist, die Schwachsichtigkeit und den Schmerz in den Augen. Alle diese Kräuter grünen nämlich im Sommer und wachsen bei milder Wärme. Das Veilchen kommt bei warmem Wind zuerst heraus, und daher macht es mit den genannten Heilmitteln die Augen gesund.

Augen mit unterschiedlicher Farbe. Wer Augen ähnlich

einer Wolke hat, in der sich der Regenbogen zeigt, und mit ihnen schlecht sieht oder sonst Schmerzen leidet, nehme Galmei, lege ihn in reinen Weißwein, nehme nachts, wenn er schlafen geht, den Galmei wieder aus dem Wein und bestreiche seine Augenbrauen äußerlich mit dem Wein, jedoch vorsichtig, damit er das Innere der Augen nicht berührt, weil sie sonst durch die Schärfe des Galmeis geschädigt werden und dann noch schlechter sehen. Der Galmei hat gleichviel Wärme und Kälte in sich und beseitigt, durch die Wärme des Weins temperiert, schlechte Säfte, die den Augen schaden. Wenn er aber mit dem Inneren der Augen in Berührung kommt, schädigt er sie, weil weder die Wärme seine Kälte in ihm überwindet noch die Kälte die Wärme. Daher würde seine Schärfe die Augen vereitern und sie schwachsichtig machen, falls er sie innen berührte. Der Galmei, der so temperiert ist, daß die Wärme und Kälte in ihm einander nicht überwinden, heilt, wie gesagt, solche Augen.

Trübe Augen. Wenn jemand Augen ähnlich einer trüben Wolke hat, die weder ganz feurig noch ganz trüb, sondern ziemlich blaugrau sind, und mit ihnen schlecht sieht und Schmerzen hat, soll er im Sommer Fenchel oder im Winter dessen Samen zerreiben und dann in gut geklärtes Eiweiß geben. Wenn er sich schlafen legt, soll er das auf die Augen geben, und die milde Wärme des Fenchels, temperiert durch die Kälte des Eiklars, vermindert die Sehschwäche und den Schmerz in den Augen. Denn Fenchel mit Eiklar, das leicht blaugrau ist, richtig gemischt, ist für die Augen, die infolge der blaugrauen Feuchtigkeit der Erde erkrankt sind, ein gutes Heilmittel.

Schwarze Augen. Wer schwarze oder getrübte Augen hat, wie manchmal eine Wolke aussieht, und mit ihnen irgendwie schlecht sieht und Schmerzen hat, nehme Rautensaft, zweimal so viel reinen flüssigen Honig, vermische damit ein wenig guten, klaren Wein, lege ein Stückchen Weizenbrot hinein und binde das Ganze mit einem Tuch über Nacht auf den Augen fest. Weil die Augen von der Erde stammen, nützt ihnen die Wärme von der Raute, vom Honig und vom Wein, der seinen Saft aus der Erde gezogen hat, wenn ein Stück Brot hineingelegt wird, das ja auch seine Kräfte von der Erde hat.

Wenn man einen weißen Fleck an den Augen hat. Wenn jemand darunter zu leiden hat, daß er einen weißen Fleck an den Augen hat, nehme er, wenn dieser weiße Fleck noch frisch ist, frische Ochsengalle, lege sie, frisch, wie sie ist, über Nacht auf seine Augen und binde sie mit einem leinenen Tuch fest, damit sie nicht verrutscht. So verfahre er drei Tage lang, weil die Bitterkeit der Galle den Schmerz völlig beseitigt. Er soll jedoch nur sparsam damit umgehen, um nicht dadurch zu Schaden zu kommen, wenn er es übertreibt. Nach Ablauf von drei Tagen nehme er Bockshornklee, tauche ihn in Rosenöl und lege ihn dann auf die Augen, weil das eine mildere Wirkung hat, und binde ihn mit einem Tuch fest, weil die milde Kälte des Bockshornklees in Verbindung mit dem milden Rosenöl den weißen Fleck, der durch die oben erwähnte Galle durchbrochen wird, leichter beseitigt.

Gegen Tränen in den Augen. Wer nasse, gleichsam tränende Augen hat, pflücke ein Feigenblatt, das in der Nacht vom Tau benetzt wurde, dann, wenn es die Sonne an seinem Zweig bereits erwärmt, und lege es dann warm auf seine Augen, um das Nässen zu bekämpfen, bis es sich dabei ein wenig erwärmt. Hat er kein Feigenblatt zu Verfügung, nehme er ein Erlenblatt[38], das ebenfalls vom nächtlichen Tau benetzt und dann von den Sonnenstrahlen erwärmt wurde, und lege es, wie oben beschrieben, auf seine Augen. So verfahre er nicht jeden Tag, sondern nur jeden dritten Tag und auch nur einmal am Tag. Falls er diese Blätter nicht zur Verfügung haben sollte, soll er das Harz vom Pfirsichbaum oder von der Steineiche nehmen und es leicht in eine Nußschale drücken. Wenn es dann auf einem heißen Ziegelstein oder auf einer heißen Herdplatte ein wenig erwärmt ist, soll er es um die Augen herum auflegen, solange es warm ist.
Das soll er an jedem vierten Tag einmal am Tag tun, damit er seinen Augen, wenn er es übertreibt, nicht mehr schadet als hilft. Die Wärme des Feigenblatts und die Kälte des Erlenblatts sind von der Natur, daß sie die Feuchtigkeit an sich ziehen. Sie sollen aber vom Tau benetzt werden, damit ihre Kraft durch seine milde Wirkung abgeschwächt wird, und sie sollen auch von der Sonne erwärmt werden, die ihrem Saft die Milde verleiht, damit sie den Augen nicht

schaden. Das Harz vom Pfirsichbaum oder von der Steineiche enthält die Kraft dieser Bäume und zieht aufgrund seiner Eigenart die Nässe in den Augen mit der Wärme, die es vom Ziegelstein oder vom Herd erhält, in sich hinein. Diese Wärme darf jedoch nur mild und nicht stark sein. So wird, wie gesagt, die Nässe in den Augen aufhören.

Gegen Gehörschwund. Wenn das Gehör des Menschen durch eine Entzündung oder eine andere Krankheit gestört wird, dann nehme er weißen Weihrauch, mache damit über einer glühenden Kohle einen Rauch und lasse diesen Rauch in das verstopfte Ohr aufsteigen. Das soll er jedoch nur selten tun, denn wenn er es übertreibt, wird es ihm dadurch schlechter gehen. Der warme Rauch des weißen Weihrauchs, der reiner als der Rauch einer anderen Weihrauchart ist, vertreibt, durch ein anderes Feuer ausgelöst, den schädlichen Rauch, der das Gehirn und das Gehör des Menschen beeinträchtigt.

Gegen Zahnschmerzen. Wer infolge eines fauligen Blutes und von Ausscheidungen aus dem Gehirn unter Zahnschmerzen leidet, nehme die gleiche Gewichtsmenge Wermut und Eisenkraut, koche sie in klarem, gutem Wein in einem neuen Topf, seihe den gekochten Wein dann durch ein Tuch, gebe ein wenig Zucker hinzu und trinke diesen Wein. Wenn er schlafen geht, lege er die noch warmen und, wie gesagt, gekochten Kräuter dort auf den Kiefer, wo er Zahnschmerzen hat, und binde sie darauf mit einem Tuch fest. Das soll er tun, bis er gesund ist. Der mit den erwähnten Kräutern vermischte und getrunkene Wein reinigt innen die feinen Gefäße, die sich von der Gehirnhaut bis zum Zahnfleisch hinziehen, und die auf den Kiefer gelegten Kräuter mildern die Zahnschmerzen von außen. Denn die Wärme des Wermuts, die sich mit der Wärme des Eisenkrauts und der Wärme des Weines mischt, lindert die Schmerzen. Wer Zahnschmerzen hat, soll mit einem kleinen Aderlaßmesser oder mit einem Dorn[39] das Fleisch, das den betreffenden Zahn umgibt, das heißt das Zahnfleisch[40], ein wenig einschneiden, damit dort das Eiter austreten kann, und es wird ihm besser gehen.

Gesunde Zähne. Wer gesunde, kräftige Zähne haben will, soll am Morgen, wenn er aus dem Bett steigt, reines, kaltes Wasser in den Mund nehmen und so eine Weile in seinem Mund lassen, damit der schleimige Belag an seinen Zähnen aufweicht. Mit diesem Wasser, das er im Mund hat, soll er sich die Zähne putzen und dies oft tun, und dann wird der schleimige Zahnbelag nicht mehr wachsen, sondern die Zähne werden gesund bleiben.

Gegen Würmer in den Zähnen. Wenn Würmer an den Zähnen des Menschen nagen, soll er die gleiche Gewichtsmenge Aloe und Myrrhe nehmen, in ein irdenes Gefäß mit einer engen Öffnung am Hals über glühenden Kohlen aus Buchenholz geben und anzünden. Dann soll er den aufsteigenden Rauch durch einen engen Halm bei geöffneten Lippen zu dem schmerzenden Zahn leiten. Die Zähne soll er aber zusammenpressen, damit nicht zu viel Rauch in die Kehle gelangt. Das soll er zwei- bis dreimal am Tag, und zwar fünf Tage lang tun, und er wird geheilt sein. Wenn nämlich die Wärme der Aloe und die Wärme der Myrrhe durch die gleichmäßige Wärme und Kälte der glühenden Kohlen hervorgerufen wird, vernichtet die Stärke ihres Rauches die Zahnwürmer.

Das Zäpfchen. Wenn der erwähnte Rauch die Kehle erreicht, läßt seine Stärke die Kehle und das Zäpfchen[41] trocken werden.

Gegen Herzweh. Wenn schädliche Säfte in den Eingeweiden und in der Milz des Menschen überhandgenommen und dem Herzen durch die Schwarzgalle viele Leiden gebracht haben, nehme er die gleiche Gewichtsmenge Galgant und Bertram[42], ein Viertel von jedem einzelnen von ihnen weißen Pfeffer oder, wenn er weißen Pfeffer nicht zur Verfügung haben sollte, viermal so viel Pfefferkraut[43], und verarbeite das Ganze zu Pulver. Dann nehme er Bohnenmehl, gebe das erwähnte Pulver hinzu und mische alles mit dem Saft vom Bockshornklee, aber ohne Wasser, Wein oder eine andere Flüssigkeit. Dann forme er aus all dem kleine Kuchen und lasse sie in der Sonnenwärme trocknen. Daher muß er sie im Sommer machen, solange er die Sonne haben kann, damit er sie im Winter zur

Verfügung hat. Dann soll er diese kleinen Kuchen sowohl nach dem Frühstück als auch nüchtern essen. Denn die Wärme des Galgants, des Bertrams, des weißen Pfeffers sowie des Pfefferkrauts und der Bohne, gemildert durch die Kälte des Bockshornklees und der gesunden Wärme der Sonne ausgesetzt, mildert, wie gesagt, das Herzweh. Dann nehme er Süßholz, fünfmal soviel, Zucker in der Gewichtsmenge des Süßholzes und ein wenig Honig, mache daraus einen Trank, nämlich den Lautertrank[44] und trinke ihn sowohl nach dem Frühstück als auch nüchtern gegen das Herzweh! Denn die Wärme des Süßholzes, des Fenchels und des Zuckers, gemischt mit der Wärme des Honigs, beseitigt den Schleim, der, wie gesagt, dem Herzen des Menschen Schmerzen bereitet. Also nimm weißen Pfeffer, ein Drittel davon Kümmel und halb soviel Bockshornklee wie Kümmel, verarbeite das zu Pulver und iß es langsam mit einem Bissen Brot sowohl nüchtern als auch nach dem Frühstück, bevor du im Herzen eine Schwäche fühlst oder dort der Schmerz einsetzt!

Gegen Lungenschmerzen. Wenn schädliche, übelriechende Säfte ihren Brodem zum menschlichen Gehirn aussenden, das ihn in die Lunge leitet und dort Schmerzen verursacht, nehme der Mensch Lungenkraut[45], koche es in Wasser und nicht in Wein, weil dieses Kraut, mit Wein gekocht, sonst zu stark wirken würde, gebe diesen Sud in einen Topf und trinke es, durch ein Tuch geseiht, binnen einer Woche. Wenn dieses Getränk aufgebraucht ist, soll er wieder ein neues auf dieselbe Weise kochen. Er soll es jeden Tag nüchtern und nach dem Essen trinken, bis er gesund ist. Denn durch das Herzweh und die Wärme des Magens wird die Lunge sehr oft geschwächt; die Kälte dieses Heilkrauts, gemildert durch weiches Wasser, beseitigt aber diese Schwäche. Nimm Wacholderbeeren[46] und zweimal soviel Wollkraut[47] wie Wacholderbeeren, zweimal soviel Bertram wie Wollkraut und koche dies in reinem, gutem Wein! Gib es dann in einen Topf, gib rohen, in kleine Stücke geschnittenen Alant[48] hinein, seihe es dann durch ein Tuch und trinke es langsam zwei bis drei Wochen lang auf nüchternen Magen! Nimm auch Dill[49] und dreimal soviel Liebstöckel[50] wie Dill und ebensoviel Brennessel[51] wie Dill, koche dies in reinem, gutem Wein und gieße es dann in einen Topf! Solange es seinen Geschmack behält, kannst du, wenn es durch ein Tuch geseiht ist, auf nüchternen Magen und nach dem Frühstück davon trinken, aber nur ein wenig und vorsichtig. Es gibt auch Menschen, die bei nebelig-feuchtem Wetter gezeugt wurden und daher ständig einen stinkenden, übelriechenden Atem und einen übelriechenden Schweiß haben. Ihr stinkender Atem und die schädlichen Säfte in ihnen dringen bis zum Gehirn vor und machen es krank und müde, so daß sie sehr oft gleichsam sich selbst vergessen. Wenn sie aus ihrem Kopf das Phlegma ausscheiden, haben sie weniger Schmerzen, weil dann ihr Gehirn gereinigt ist; wenn sie aber das Phlegma nicht ausscheiden, leiden sie schlimmere Kopfschmerzen, weil sie ihr Gehirn nicht von den schädlichen Säften befreien. Ihr stinkender Atem geht auch in die Lunge und macht ihr zu schaffen, so daß sie manchmal auch eine rauhe Stimme haben. Dennoch ist dieser Schmerz nicht sehr gefährlich, weil man ihn rasch beseitigen kann.

Gegen Leberverhärtung. Wenn jemand verschiedenerlei Speisen ohne Maß und nach Belieben zu sich nimmt und so infolge der verschiedenen Säfte von jenen Speisen seine Leber geschädigt wird und sich verhärtet, soll er Kleinen Huflattich[52], zweimal soviel Wegerichwurzeln und ebensoviel Birnenmistelbrei[53] wie Kleinen Huflattich[54] nehmen, die genannten Kräuter in kleine, dünne Stücke schneiden und diese mit einer Ahle oder einem anderen kleinen Werkzeug durchbohren, in die Bohrlöcher den erwähnten Brei geben und dann so in reinen Wein legen. Man kann auch so viel, wie eine Münze wiegt, von der Geschwulst, die sich an einem Blatt oder an einem Zweig des Nußbaums in Bohnen- oder Erbsengröße gebildet hat, nehmen, in den erwähnten Wein geben und dann ebenso nach dem Frühstück wie auf nüchternen Magen nicht das Gekochte, sondern nur das, was in den Wein gelegt wurde, trinken. Die Wärme und die Kälte des Kleinen Huflattichs beseitigt die Leberschwellung, die Wärme des Wegerichs aber verhindert, daß die Leber gerinnt und sich verhärtet. Die Kälte des Birnenmistelbreis verringert ihren Schleim, und die Geschwulst, die an einem Blatt oder an einem Zweig des Nußbaums ist, beseitigt durch ihre Bitterkeit die schädlichen Säfte, welche die Leber schädigen. Dies alles darf nicht gekocht, sondern nur in ungekochten Wein gelegt werden, damit es um so leichter zur Leber gelangt. Der Leidende kann auch oft Maulbeerwein trinken, weil der Schmerz in der Leber sehr oft von zu großem Blutreichtum kommt, den die Wärme und der Saft des Maulbeerweins, der gewissermaßen mit dem Blut verwandt ist, beseitigen. Er soll auch das Essen, das er zu sich nimmt, mit Essig anmachen und dann essen, weil die Wärme und Schärfe des Essigs die Leber zusammenzieht. Er kann auch Weizenbrot essen, das manche Leute des Wohlgeschmacks wegen zwischen ein Stück Fleisch von einer gedörrten Schweineschulter legen und mit Wein übergießen. Denn wenn der trockene Saft von diesem Schulterstück durch die Wärme des Weins herausgetrieben und über das Brot gegossen wird, zieht das auf diese Weise zubereitete Brot die Leber zusammen, so daß sie nicht anschwillt. Den Wein jedoch, mit dem das Fleisch übergossen wurde, soll man nicht trinken, weil er das, was an Schädlichem im Fleisch war, durchdrungen und an sich gezogen hat.

Gegen Milzschmerzen. Wenn ein Mensch einmal eine rohe Speise ißt, steigen die Säfte von diesen Speisen manchmal zur Milz auf und bereiten ihr Schmerzen, weil sie durch kein Gewürz gemildert worden sind. Deshalb soll dieser Mensch Kerbel nehmen, etwas weniger Dill und mit Weizenbrot in Essig sozusagen kleine Gewürzkuchen daraus machen und sie häufig essen. Denn die milde Kälte des Kerbels beseitigt und heilt den Schmerz in der Milz, der infolge heißer und kalter Säfte entsteht, dagegen stärkt die Kälte des Dills die Milz, und das Weizenbrot läßt die Milz wachsen, der Essig aber reinigt sie durch seine Schärfe. Danach soll er Leinsamen nehmen und ihn in einem Tiegel kochen, dann aus dem Tiegel nehmen, das Wasser auspressen, den Leinsamen in ein Säckchen füllen und mit dem Säckchen auf die Milzgegend legen, und zwar so heiß, wie er es noch ertragen kann. Der Leinsamen ist nämlich warm und schleimig und durchdringt und heilt die Milz, wenn er durch die milde Wirkung des Wassers zu seiner Kraftentfaltung angeregt wird.

Gegen Magenschmerzen. Wenn manchmal unverdaute Speisen im Magen des Menschen gerinnen und sich verhärten, verursachen sie Magenschmerzen. Daher nehme er Pfingstrosen, ein

Viertel davon Eberwurz, etwas weniger Fünffingerkraut als Eberwurz, zerreibe das in einem Mörser und koche es dann in gutem, reinem Wein, jedoch so, daß der Wein diesen Kräutersaft um das Zweifache übertrifft, seihe es dann durch ein Tuch und fülle es so in ein gläsernes Gefäß oder in einen neuen Topf. Dann gieße er den so mit den genannten Kräutern behandelten Wein in einen Tiegel, halte zwei- oder dreimal einen glühenden Stahl hinein, gebe in diesen Wein, während er durch den glühenden Stahl zu kochen beginnt, geriebenen Galgant und ein wenig Pfeffer oder, wenn er keinen Galgant hat, geriebenen Bertram[55] hinein und trinke den mit dem glühenden Stahl erwärmten Wein auf nüchternen Magen. Diesen Wein soll er fünf Tage lang in geringer Menge auf nüchternen Magen trinken, nachdem er aber vorher jeweils mit dem glühenden Stahl erwärmt wurde. Wenn er das fünf Tage lang gemacht hat, nehme er Weizenbrot oder Weizenmehl, bereite mit dem erwähnten Wein, der durch den glühenden Stahl erwärmt wurde, ein kleines Frühstück, gebe des guten Geschmacks wegen einen Eidotter, aber kein Fett und kein Öl hinzu und esse davon wieder fünf Tage lang auf nüchternen Magen. Anschließend trinke er wieder den erwähnten, mit einem glühenden Stahl erwärmten Wein, bis es ihm besser geht. Die Pfingstrose stärkt durch ihre Wärme den Magen, die Eberwurz hält die Gicht[56] von ihm fern, das Fünffingerkraut kräftigt ihn mit seiner Wärme, die Wärme des Weins beseitigt seinen Schleim, und die Stärke des Stahls verstärkt alle diese Wirkungen auf das nachhaltigste. Sodann verstärkt die Wärme des Galgants und des Pfeffers oder des Bertrams[57] alle diese Wirkungen gegen die Magenschmerzen. Das Weizenbrot oder das Weizenmehl fettet mit dem erwähnten Wein den Magen an und stellt, wie gesagt, mit der Stärke des glühenden Stahls seine Kräfte wieder her. Das soll ohne Verwendung von Fett und Öl gemacht werden, weil das Fett den Magen verschleimt und das Öl Magengeschwüre auslöst. Der Kranke soll auch oft Ysop essen, der in Wein gelegt wurde, und diesen Wein trinken, weil Ysop für ihn bei dieser Krankheit nützlicher ist als für den, der ein Lungenleiden hat.

Gegen Verdauungsstörungen. Wenn ein Mensch einmal die aufgenommene Nahrung nicht verdauen kann, nehme er den

Saft von der Osterluzei im Gewicht von zwei Münzen, den Saft von der Bibernelle im Gewicht von einer Münze, den Saft von einem rasch wirkenden Abführmittel[58] im Gewicht eines Obolus, Ingwer im Gewicht eines Obolus und dann ein wenig feines Weizenmehl. Mit diesen Säften mache er Törtchen im Umfang einer Münze, aber ein wenig dicker, und backe sie an der Sonne oder im fast schon abgekühlten Backofen. Der Mensch, der an der oben erwähnten Verdauungsstörung leidet, esse am Morgen, wenn er innerlich warm und das Essen in ihm ausgebrannt ist, auf nüchternen Magen ein Törtchen davon, oder er nehme, wenn er innerlich kalt und die aufgenommene Nahrung in ihm vor Kälte geronnen und zusammengepreßt ist, am Morgen zwei oder drei Törtchen auf nüchternen Magen. Das Essen, das er dann zuerst zu sich nimmt, sei eine Suppe oder ein Frühstück, und dann darf er auch andere gute, bekömmliche Speisen essen. Das tue er so lange, bis er sich im Magen wieder frei fühlt. Denn die Wärme der langen Osterluzei, die ziemlich scharf und ziemlich stark ist, bringt, gemildert durch die Kälte der Bibernelle, die schädlichen Säfte im Menschen in Bewegung, die Wärme des Ingwers löst sie auf, die Kälte des rasch wirkenden Abführmittels führt sie rasch ab, und das feine Weizenmehl stärkt den Magen, so daß sie ihm nicht schaden. Wenn dies alles an der Sonne, deren Wärme stark ist, oder auf dem angewärmten Ofen, dessen Wärme gesund ist, fertiggebacken und dem Kranken, wie gesagt, gegeben, reinigt es seinen Magen, wie schon gesagt wurde. Nimm Ingwer, pulverisiere ihn, mische ihn mit einem bißchen Saft von der Pflanze, die Ringelblume[59] heißt, und mache dann aus diesem Pulver mit etwas Mehl kleine Kuchen! Backe sie im Ofen, wenn die Hitze des Feuers schon etwas nachgelassen hat, und iß dann diese kleinen Kuchen sowohl nach dem Frühstück als auch auf nüchternen Magen!

Bei einem Riß des Bauchfells. Wenn bei einem Menschen das innere Häutchen, in das die Eingeweide eingeschlossen sind, aus irgendeinem Grund reißt, nehme er Sellerie[60], die doppelte Menge Gemeinen Beinwell und koche die Kräuter in gutem Wein. Nach dem Kochen trenne er sie vom Wein, gebe dann in den Wein ein wenig Zitwerpulver[61] und die gleiche Menge Zucker wie Sellerie und genügend gekochten Honig. Dann lasse er den Wein ohne die genannten Kräuter kurz kochen, seihe ihn dann durch ein Säckchen, wie man ein Getränk klärt, trinke ihn nach dem Essen und zur Nacht und tue dies oft. Wenn nämlich die Kälte der Sellerie und die Kälte des Beinwells und die Kälte des Zitwers sich vereinen, ziehen sie durch ihre wohltuende Kälte und gute Wirkung das innere Häutchen der Eingeweide wieder zusammen und festigen es. Wenn nämlich diese Kräuter warm wären, würden sie dieses innere Häutchen austrocknen lassen. Aber die milde Wärme des Weins, die Wärme des Zuckers und des Honigs heilen, wenn sie durch eine wechselseitige Wärme angeregt werden, dieses zerrissene innere Häutchen. Die genannten Kräuter, die im erwähnten Wein gekocht wurden, lege der Kranke warm auf die Stelle, wo das Bauchfell gerissen ist, und diese lassen, wie gesagt, den Riß wieder zuwachsen. Er soll auch die Wurzel des Gemeinen Beinwells in ganz kleine Stücke schneiden und die rohen Stücke in Wein legen, damit er von ihnen den Geschmack annimmt. Diesen Wein soll er trinken, bis er gesund ist, denn die Kälte des Beinwells zieht zusammen mit der Wärme des Weines den Riß wieder zusammen.

Gegen Nierenschmerzen. Hat ein Mensch manchmal Schmerzen in den Nieren oder in den Lenden, kommt das sehr oft von einem Magenleiden. In diesem Fall nehme man die gleiche Gewichtsmenge Raute und Wermut und etwas mehr Bärenfett, zerstoße dies und reibe sich fest damit neben dem offenen Feuer in der Nieren- und Lendengegend ein, wo es weh tut. Der Schmerz in den Nieren und Lenden kommt sehr oft von schädlichen Säften. Wenn sich aber die Wärme der Raute, die Wärme des Wermuts und die Wärme des Bärenfetts miteinander vermischen, vertreiben sie die Säfte, die auf unrechte Weise kalt sind.

Gegen Leibschmerzen. Wenn sich eine üble Ausdünstung vom Magen in die menschlichen Eingeweide ausbreitet und dort dem Menschen Schmerzen bereitet, soll er Salbei nehmen, fünfmal soviel Zaunrübenwurzel[62] wie Salbei, zehnmal soviel Raute wie Salbei und diese Kräuter in einem neuen Topf bis zum ersten Aufsprudeln kochen; dann presse er das Wasser aus, lege die gekochten, noch warmen Kräuter auf die Stelle, wo es auf die erwähnte Weise weh tut, und binde sie mit einem Tuch darauf fest. Wenn nämlich die Wärme des Salbeis, die Wärme der Zaunrübenwurzel und die Wärme der Raute miteinander gemischt und durch das erwärmte Wasser gesteigert werden, vertreiben sie mit ihrer kräftigen Wirkung die schädlichen Säfte, von denen die Leibschmerzen kommen.

Gegen Schmerzen in der Seite. Nimm Leinsamen[63] und etwas weniger Harz[64] vom Pfirsichbaum, so daß das Harz ein Viertel weniger als der Leinsamen ausmacht, und koche das in einem Tiegel gleichsam zu Leim[65]! Nimm dann Mistel vom Birnbaum und zerreibe sie in einem Mörser zu Saft, so daß dieser Saft mehr ausmacht als das Harz, gib mehr Hirschmark hinzu[66], als der Saft von der Birnbaummistel ausmacht, lege das Ganze in einen Tiegel zum obenerwähnten Leinsamen und zum Harz und lasse es noch einmal ähnlich wie vorher kochen! Wenn du kein Hirschmark hast, füge die gleiche Gewichtsmenge Talg von einem jungen Stier in derselben Gewichtsmenge hinzu, wie das Hirschmark ausmachen sollte! Seihe dann das Ganze durch ein Tuch, das überall mit einer Ahle durchstochen wurde, gieße es in ein neues eingewachstes Tongefäß und reibe damit am offenen Feuer den Kranken an der Seite ein, wo er Schmerzen hat!

Gegen Hodenschwellung. Wenn einmal an den männlichen Geschlechtsorganen infolge schädlicher Säfte eine Schwellung durch eine sehr bösartige Geschwulst entsteht, die dem Mann dort Schmerzen bereitet, nehme er Fenchel, dreimal soviel Bockshornklee und etwas Kuhbutter, zerstoße das alles und lege es auf, und es zieht an den männlichen Geschlechtsorganen die schädlichen Säfte aus, die den Schmerz verursachen. Denn die milde Wärme des Fenchels, temperiert durch die Kälte des Bockshornklees und die milde Wärme der Butter, verringert den erwähnten Schmerz. Die Wärme des Fenchels und die Kälte des Bockshornklees verringert nämlich die schädlichen Säfte, und die milde Wärme der Butter heilt den Schmerz. Sodann nehme der Mann die kleinen Kuchen, aus denen das Bier wird, feuchte sie ein wenig mit lauwarmem Wasser an, erwärme sie so und lege sie auf die obenerwähnte Geschwulst. Denn die besagten kleinen Kuchen, die durch die milde Wärme des Wassers temperiert sind, ziehen mit ihrem scharfen Saft die schädlichen Säfte heraus und heilen den Menschen, der dort Schmerzen hat. (Wenn also jemand in der Weise an den männlichen Geschlechtsorganen Schmerzen hat, nehme er Fenchel, die dreifache Menge Bockshornklee und ein wenig Rinderfett[67], zerstoße das Ganze und lege es auf, und es zieht die schädlichen Säfte heraus; dann nehme er einen Malzkuchen[68], feuchte ihn ein wenig mit lauwarmem Wasser an und lege ihn auf.)

Gegen Harnzwang. Wenn jemand den Harn wegen der Kälte des Magens nicht zurückhalten kann, soll er oft Wein trinken, der auf dem Feuer erhitzt wurde, alle seine Speisen mit Essig mischen und den Essig, so gut er kann, oft trinken. Auf diese Weise wird er im Magen und in der Blase warm sein. Denn die Wärme des Weines, auf dem Feuer noch gesteigert und so beim Trinken aufgenommen, erwärmt den Magen und die Blase, hält den Harn bis zur richtigen Verdauung zurück und bringt ihm die richtige Verdauung und Wärme. Er soll auch Salbei in Wasser kochen, das Wasser durch ein Tuch seihen und es dann oft so trinken, wenn es noch warm ist. Dann wird er den Harn halten können und gesund werden. Denn die Salbei beseitigt durch ihre Wärme den Schleim, der durch die Kälte der Säfte im Magen und in der Blase entstanden ist und auch den Harn vor der Verdauung austreibt.

Gegen Unfruchtbarkeit des Mannes. Ein Mann, der einen zeugungsunfähigen Samen hat, soll Haselkätzchen[69] nehmen, ein Drittel davon Mauerpfeffer[70], ein Viertel von der Menge des Mauerpfeffers Winde[71] und ein wenig vom anderen, gewöhnlichen Pfeffer. Das alles koche er mit der Leber eines jungen Ziegenbocks, der bereits geschlechtsreif ist, unter Zugabe noch von etwas rohem, fettem Schweinefleisch. Dann soll er die Kräuter wegwerfen und das Fleisch essen; er soll auch Brot in das Wasser, in dem das Fleisch gekocht wurde, eintauchen und es essen. Das Fleisch, das auf diese Weise gekocht wurde, soll er oft essen, bis sein Samen durch den Saft von diesem Fleisch die Zeugungskraft erlangt, falls die gerechte Entscheidung Gottes dies erlaubt.

Gegen Unfruchtbarkeit der Frau. Einer Frau, deren Gebärmutter innerlich zu kalt und zu schwach ist, um Nachwuchs zu empfangen, kann, so Gott will, auf folgende Weise geholfen werden, so daß sie fruchtbar wird: Nimm also die Gebärmutter eines Lammes oder einer Kuh, die geschlechtsreif und dabei noch unberührt sind, so daß sie also nicht trächtig sind und auch nicht gewesen sind, koche sie mit Speck, mit anderem fetten Fleisch und mit Fett und gib dies der Frau zu essen, wenn sie mit dem Gatten vereint ist oder bald vereint sein wird! Solches Fleisch soll sie oft essen.
Der Saft von der Gebärmutter der obenerwähnten Tiere wird sich mit dem Saft von der Gebärmutter der Frau verbinden, so daß sie dadurch etwas eingefettet und gestärkt wird und, so Gott will, um so leichter empfängt. Es kommt nämlich sehr oft durch Gottes Entscheidung vor, daß den Menschen die Zeugungskraft verlorengeht.

Gegen Gicht. Ein Mensch, der in seinen Beinen und Füßen die Gicht fühlt und darunter leidet, soll, wenn der Schmerz noch frisch ist, möglichst viele Schröpfhörner oder -köpfe ringsum an seinen Beinen ansetzen, und zwar so, daß er beim Knöchel beginnt, ohne aber die Haut zu verletzen, damit sie die Säfte an sich ziehen, und dann von dieser Stelle abnimmt und sie höher ansetzt, bis sie dort wieder die Säfte von unten an sich ziehen. So verfahre er weiter, ohne einen Schnitt oder Riß in der Haut zu machen, bis er zum Gesäß kommt. Dort angelangt, wickle er sich eine Binde um den oberen Teil des Knies, damit die Säfte, die er mit den Schröpfhörnern dort zusammengezogen hat, nicht wieder hinuntersteigen. Dann lasse er da, wo Rücken und Hintern zusammenkommen, das Blut und die schädlichen Säfte heraus, indem er mit den Schröpfhörnern und -köpfen die Haut ritzt. Wenn er so vorgeht, wird der Schmerz von seiner Gicht aufhören. Nimm Bertram[72], ein Drittel seines Gewichts Ingwer und ein wenig Pfeffer, pulverisiere das Ganze, iß es auf nüchternen Magen und trinke Wein hinterher!

Gegen eine Fistel. Wenn jemand irgendwo an seinem Körper unter einer Fistel zu leiden hat, die infolge schädlicher, überschüssiger Säfte entstanden ist, soll er häufig Abführmittel trinken, damit er die überschüssigen Säfte in sich verringert. Wenn sich nachher die Haut an der schmerzenden Stelle zusammenzieht, als ob sie da heilen wollte, und dann wieder durch die Säfte aufbricht, soll er wieder Abführmittel trinken, damit die schädlichen Säfte in ihm nicht überhandnehmen. Wenn er das oft tut, wird er weniger Schmerzen haben. Sowohl die Fistel als auch die Gicht kann man nur schwer heilen.

Gegen ein Geschwür. Wenn ein Geschwür oder eine Pustel einem Menschen vor dem Aufbrechen heftige Schmerzen bereitet, dann soll er ein leinenes Tuch nehmen, mit neuem Wachs tränken, außerdem mit Olivenöl bestreichen und es so auf das Geschwür legen. Dadurch wird das Geschwür leichter weich, bricht leichter auf, die Säfte werden herausgezogen, und die Heilung verläuft angenehmer. Wenn es sich aber um ein eitriges Geschwür handelt, das man das Netz nennt, dann mache keinen Umschlag, weil es gefährlich ist! Wenn an irgendeiner Stelle des menschlichen Körpers die Haut aufgebrochen ist, aber kein bösartiges Geschwür vorhanden ist, und wenn Tropfen[74] und schädliche Säfte vereint ausfließen, dann soll man Beifuß[75] nehmen, seinen Saft in einem Mörser durch Reiben auspressen und diesem Saft Honig hinzufügen, so daß der Saft vom Beifuß ein Drittel mehr als der Honig ausmacht. Damit soll er sich dort einreiben, wo er Schmerzen hat. Er soll auch gleich danach das Klare vom Eiweiß darüberstreichen und mit einem Tuch darauf festbinden. Und das soll er so lange tun, bis er gesund ist.

Gegen Schlaflosigkeit. Wer wegen irgendeiner Störung nicht schlafen kann, soll im Sommer Fenchel und zweimal soviel Schafgarbe nehmen, kurz in Wasser kochen, das Wasser auspressen und die noch warmen Kräuter auf die Schläfen, die Stirn und den Kopf auflegen und darauf mit einem Tuch festbinden. Er kann auch grüne Salbei nehmen, sie ein wenig mit Wein tränken und dann so auf das Herz und auf den Hals legen, und er wird durch den Schlaf Erholung finden. Im Winter soll er Fenchelsamen und Schafgarbenwurzel in Wasser kochen, auf die Schläfen und auf den Kopf, wie oben beschrieben, auflegen, pulverisierten und ein wenig mit Wein getränkten Salbei auf das Herz und um den Hals legen und mit einem darüber gewickelten Tuch festhalten, da er ja im Winter keine grünen Kräuter haben kann. Wie gesagt, wird er dann leichter einschlafen. Denn die Wärme des Fenchels führt das Einschlafen herbei, die Wärme der Schafgarbe stabilisiert den Schlaf, und die Wärme des Salbei läßt das Herz langsam schlagen und drückt die Halsgefäße nieder, so daß der Schlaf kommt. Wenn diese Kräuter durch die milde Wirkung des erwärmten Wassers zu ihrer Wärme angeregt werden, werden sie auf den Schläfen aufgelegt, damit sie ihre Gefäße zusammendrücken, und auch auf der Stirn und auf dem Kopf aufgelegt, damit sie dem Gehirn Ruhe bringen. Der Samen des Fenchels und der Schafgarbe wird wegen der milden Wirkung des Wassers in Wasser gekocht, das Salbeipulver aber wird deshalb in Wein gelegt, damit aus ihm das Heilmittel hervorgelockt wird.

Gewürze. Nun werden bei den oben beschriebenen Krankheiten die zugewiesenen Heilmittel, die von Gott verordnet wurden, entweder den Menschen heilen, oder er wird sterben, oder Gott wollte nicht, daß er geheilt wird. Denn die verschiedenen edlen Kräuter, die Pulver und die aus edlen Kräutern gewonnenen Gewürze nützen gesunden Menschen nicht, wenn sie nicht ordnungsgemäß eingenommen werden, sondern schaden ihnen vielmehr dadurch, daß sie ihr Blut austrocknen und ihr Fleisch abmagern lassen, weil sie in ihnen nicht die Säfte vorfinden, an denen sie ihre Wirkung ausüben können. Sie steigern bei den Menschen nicht die Kräfte und lassen auch ihr Fleisch nicht wachsen, sondern verringern nur die schlechten Säfte, die sie bekämpfen. Wenn sie von jemandem eingenommen werden, soll dies vorsichtig, vernünftig und weil es notwendig ist geschehen. Sie sollen mit Brot oder in Wein oder mit irgendeiner Speisewürze und nur selten auf nüchternen Magen vom Menschen eingenommen werden. Andernfalls beklemmen sie die Brust dessen, der sie nimmt, schaden seiner Lunge und machen den Magen krank, wenn sie in ihn gelangen, da sie ohne Beigabe genommen wurden. Wie der Staub der Erde dem Menschen schadet, wenn er ihn in sich hineinzieht, so schaden auch diese Mittel dem Menschen mehr, als daß sie ihn gesund machen, wenn sie nicht ordnungsgemäß eingenommen werden. Deshalb soll man sie hauptsächlich mit dem Essen oder nach dem Essen einnehmen, weil sie dann die Säfte der Speisen verdünnen und den Menschen befähigen, die aufgenommene Nahrung zu verdauen, außer ein Mensch hat solche Beschwerden, daß er dagegen edle, starke Kräuter oder ein kostbares Pulver auf nüchternen Magen einnehmen soll.

IV.

G e g e n d a s A u s b l e i b e n d e r M e n s t r u a t i o n . Eine Frau, die unter dem Ausbleiben der Menstruation leidet, nehme Anis und Mutterkraut zu gleichen Gewichtsanteilen und etwas mehr Wollkraut[76] als eines der beiden genannten Kräuter, koche sie in Wasser aus einem offenen, strömenden Fluß, weil es durch die Sonne und die Luft temperiert ist, nehme dann Ziegelsteine und lege sie ins Feuer und nehme mit dem genannten Wasser und den erwähnten Kräutern ein Schwitzbad. Wenn sie das Bad betritt, soll sie die noch warmen Kräuter auf einen Schemel legen, sich daraufsetzen und die noch warmen Kräuter um die Genitalien und herauf bis zum Nabel und um den ganzen Nabel herum auflegen. Wenn sie sich mittlerweile abgekühlt haben, soll sie sie wieder in dem obenerwähnten Wasser aufwärmen und sich an denselben Stellen auflegen und dies so lange tun, wie sie im Bad sitzt, damit durch die Säfte von diesen Kräutern ihre Haut und ihr Fleisch äußerlich und die Gebärmutter innerlich weich wird und sich ihre Gefäße, die verschlossen sind, öffnen können. Denn die Wärme des Anis bringt die Säfte in Bewegung. Die Wärme des Mutterkrauts aber heilt, und die Wärme des Wollkrauts bringt das Blut zum Fließen. Wenn diese Kräuter richtig miteinander gemischt werden und ihre Wärme im erwärmten Flußwasser – dieses Wasser ist gesünder und milder als Wasser von einer lebendig sprudelnden Quelle, weil es offen dahinfließt und von den anderen Elementen berührt wird – noch gesteigert wird und wenn sie auch noch durch die heißen Ziegelsteine – diese sind anderen Ziegelsteinen nicht ähnlich, weil sie durch das Feuer gebacken wurden, weshalb sie heilkräftig sind – angeregt werden, dann lösen sie, wie gesagt, durch die milde Wirkung des Bades die Monatsblutung aus. Dann nehme die Frau Heidelbeeren[77], den dritten Teil davon Schafgarbe, den dritten Teil von der Schafgarbe Raute und ebensoviel lange Osterluzei wie Heidelbeeren und Schafgarbe und sehr viel Diptam, zerstoße das alles in einem Mörser, koche es dann mit gutem, reinem Wein in einem neuen Topf, gieße es nach dem Kochen in ein Säckchen, gebe darauf offene Gewürznelken, soviel sie bekommen kann, ferner etwas weniger weißen Pfeffer als Gewürznelken, verreibe das miteinander, gebe genügend neuen, frischen, reinen Honig hinzu und lasse es in sehr gutem Wein kochen. Dann gieße sie das Ganze zu den obenerwähnten Kräutern in das Säckchen und bereite daraus einen Kräuterwein[78]. Diesen soll sie jeden Tag auf nüchternen Magen und nach dem Frühstück trinken, aber nicht im obenerwähnten Bad, weil das Bad die Verdauung etwas hemmt. Wenn die Kälte der Heidelbeeren gemildert wird durch die Wärme der Schafgarbe, der Raute, der langen Osterluzei, des Diptams, die gesteigerte Wärme des Weins und die Wärme der offenen Gewürznelken, die bei diesem Leiden besser als die anderen Nelken geeignet sind, durch die Wärme des weißen Pfeffers, der auch die Monatsblutung auslöst, und die Wärme des frischen Honigs, der auch dazu paßt, dann öffnet sich der verschlossene Unterleib der Frau, und das verhärtete Gerinnsel des Monatsblutes löst sich, wie gesagt, auf. Die Frau kann auch einen Imbiß zubereiten aus Eiern und genügend Schmalz unter Zusatz von etwas Liebstöckelsaft und ihn vor dem Essen und nach dem Essen zu sich nehmen. Wenn nämlich die Kälte der Eier und des Liebstöckels durch die Wärme des Weines und Schmalzes temperiert wird, löst sie ein solches Gerinnsel in der Frau auf. So soll sie fünf oder fünfzehn Tage lang verfahren oder bis die Auflösung erfolgt. In der Zwischenzeit, in der sie unter der obenerwähnten Menstruationshemmung leidet, soll sie Rindfleisch und andere schwere Speisen meiden, weil diese eine hemmende Wirkung auf sie haben, leichte Speisen soll sie aber essen und Wein trinken. Wenn sie indessen auch Wasser trinken will, soll sie Brunnenwasser trinken, aber das Wasser von einer sprudelnden, fließenden Quelle meiden, weil es etwas härter als anderes Wasser ist. Quellwasser soll sie kochen und abkühlen lassen, bevor sie es trinkt, weil es durch diese Behandlung weich wird.

Gegen eine zu starke Monatsblutung. Eine Frau, die unter unzeitigen, starken, unregelmäßigen Monatsblutungen leidet, soll ein leinenes Tuch in kaltes Wasser tauchen und damit häufige Umschläge auf ihren Oberschenkeln machen, damit sie sich innerlich abkühlt. Denn durch die Kälte des leinenen Tuches und des kalten Wassers wird der unzeitige Blutfluß zurückgehalten. Sie soll auch Sellerie[79] in Wasser kochen und noch warm auf die Oberschenkel und auf den Nabel legen. Die Kälte und die innere, dagegen wirkende Kraft wirkt dem schädlichen, überreichlichen Blutfluß im Bereich der Oberschenkel und des Nabels entgegen. Die Sellerie wird daher gekocht und noch warm auf diese Körperstellen aufgelegt, weil sie ihnen durch ihre Wärme Heilung bringt. Die Frau kann auch Betonie in Wein legen, damit er davon den Geschmack annimmt, und ihn so oft trinken; die Wärme der Betonie, gemischt mit der Wärme des Weins, hemmt die unrechte Erwärmung des Blutes. Sodann soll sie alle ihre Gefäße, das heißt diejenigen, die in den Schenkeln, im Bauch, in der Brust und in den Armen sind, mit ihren Händen nach oben unter sanftem Druck oft massieren, damit sie sich zusammenziehen und das Blut nicht ungebührlich stark fließen lassen. Sie soll aber auch darauf achten, daß sie nicht zuviel arbeitet und daß sie nicht vom Herumgehen zu müde wird, damit dadurch ihr Blut nicht in Erregung gerät, und sie soll auch darauf achten, daß sie keine harten oder bitteren Speisen ißt, damit sie ihr nicht die Verdauung durcheinanderbringen, sondern sie soll in diesem Stadium weiche, bekömmliche Speisen essen, damit sie sie innerlich heilen. Sie soll auch Wein und Bier trinken, um dadurch so gestärkt zu werden, daß sie das Blut zurückhalten kann.

Gegen eine schwere Geburt. Wenn eine schwangere Frau bei der Geburt viel zu leiden hat, soll man mit Vorsicht und großer Behutsamkeit milde Kräuter, nämlich Fenchel und Haselwurz, in Wasser kochen, das Wasser auspressen und sie dann noch warm auf die Oberschenkel und den Rücken der Frau legen, ein Tuch darüber binden und das Ganze sanft festhalten, damit der Schmerz nachläßt und sich die verschlossenen Geburtswege um so sanfter und leichter öffnen. Denn die schädlichen kalten Säfte, die in der Frau vorhanden sind, ziehen sie während ihrer Schwangerschaft manchmal zusammen und verschließen sie. Wenn aber die milde Wärme des Fenchels und der Haselwurz in weichem Wasser auf dem Feuer angeregt und dann auf den Schenkeln und dem Rücken der Frau eine Auflage gemacht wird, weil sie an diesen Stellen mehr als an anderen unter der Verengung leidet, regen diese Mittel diese Körperteile dazu an, sich zu öffnen.

Die Reinigung von Speichel und Nasenschleim. Um vom Speichel, Rachen- und Nasenschleim gereinigt zu werden, nehme man Odermennig und zweimal soviel Bockshornklee, zerstoße sie in einem Mörser, drücke ihren Saft aus, zerstoße auch Ruprechtskraut[80] und füge von seinem Saft zum Saft des Odermennigs und des Bockshornklees so viel hinzu, wie ein Obolus wiegt. Dann nehme man so viel Galgant, wie die drei Kräuter ausmachen, so viel Gummiharz, wie sechs Münzen wiegen und Engelsüß im Gewicht von zwei Münzen, verarbeite es zu Pulver, knete das Pulver mit dem obenerwähnten Saft, so daß es eine zähe Masse ergibt, und forme daraus Pillen von der Größe einer Bohne. Danach presse man den Saft vom Schöllkraut aus, nehme von dem Saft ein Viertel von dem Gewicht einer Münze, tauche darin eine Pille ein, drehe sie hin und her und lege sie dann an die Sonne zum Trocknen. Und so verfahre man auch mit den anderen Pillen, indem man jede einzeln in den Saft, der ein Viertel von dem Gewicht einer Münze wiegt, eintaucht, und lege sie dann in die Wärme der Sonne, aber nicht an ein Holzfeuer oder an das Feuer eines Ofens. Sollte man die Wärme der Sonne nicht zur Verfügung haben, soll man die Pillen in leichten Wind oder an die laue Luft legen, damit sie langsam trocknen. Denn die Wärme des Odermennigs und des Galgants, die Kraft des Gummiharzes und die Wärme des Engelsüß und des Schöllkrauts überwinden die kalten Säfte, die im Menschen aus dem Phlegma entstehen, und die Kälte des Bockshornklees und des Ruprechtskrauts[81] beseitigt die Kälte dieser Säfte. Das Schöllkraut läßt die Säfte im Menschen aufwallen, dagegen halten sie die übrigen aufgeführten Kräuter zurück, so daß sie nun den Menschen leicht verlassen können. Die Pillen sollen deshalb an der Sonne getrocknet werden, weil ihre Wärme gesund ist, und nicht am Holz- oder Ofenfeuer, weil diesem Feuer im Vergleich mit der Wärme der Sonne etwas fehlt. Wenn man diese Pillen nehmen will, soll man seinen Magen und seinen Bauch mit Lammfellen oder anderen Fellen einhüllen, damit er warm wird, weil ihre Wärme gesund ist. Man soll auch nicht nahe an das Feuer herantreten, weil die Gefäße dadurch anschwellen würden, das Blut übermäßig aufwallen würde und die Säfte so auf verkehrte Weise nach außen geleitet würden. Man soll vielmehr die Wärme der Bekleidung nutzen und die Pillen schon vor Sonnenaufgang nehmen, weil zu dieser Tageszeit die Morgenröte mild und lind ist. Von den Pillen soll man fünf bis neun nehmen, und zwar so, daß man jede einzeln ein wenig in Honig taucht und einzeln schluckt, weil der Honig warm und süß ist. Wenn man keinen Honig hat, soll man die Pillen einzeln mit einem Stückchen Weizenbrot in einem Löffel nehmen, weil so der Bissen gut schmeckt. Wenn man sie genommen hat, soll man langsam und gemächlich an einem schattigen Ort und nicht in der Sonnenhitze spazierengehen, bis man eine befreiende Wirkung spürt. Denn die Wärme und der Glanz der Sonne würden vielleicht die Säfte des Gehirns auf unrechte Weise nach außen ziehen. Gegen Mittag soll man, nachdem man in sich eine befreiende Wirkung gespürt hat oder wenn man sie wegen seines verhärteten Magens noch nicht haben konnte, zuerst eine Suppe oder ein Süppchen aus Weizenmehl essen, damit entweder die Eingeweide, die durch die befreiende Wirkung erregt sind, durch die milde Wirkung der Suppe oder des Süppchens geheilt werden oder der verhärtete Magen auf diese Weise weich wird.

Gegen eine andere Form starken Blutflusses. Wem viel Blut aus der Nase fließt, soll Dill und die zweifache Menge Schafgarbe nehmen und diese Kräuter frisch auf der Stirn, den Schläfen und auf seiner Brust auflegen. Denn die Trockenheit und Kälte des Dills löscht die Hitze des Blutes aus, und die Wärme der Schafgarbe zieht das Blut an sich und hält es zurück, daß es nicht zu sehr aufwallt. Diese Kräuter müssen frisch sein, weil ihre Wirkung im frischen Zustand besonders stark ist. Sie sollen deshalb auf der Stirn, den Schläfen und der Brust aufgelegt werden, weil sich dort die Kraft der Gefäße befindet, die das Blut führen. Im Winter muß man die Kräuter pulverisieren und das Pulver, mit ein wenig Wein besprengt, in ein Säckchen tun und auf der Stirn, den Schläfen und der

Brust, wie schon oben erwähnt, auflegen, weil die Wärme des Weins dem Pulver die Wirkung verleiht, das Blut zu hemmen.

Gegen Schnupfen. Wenn ein Mensch zu sehr unter einem starken Schnupfen leidet, soll er Fenchel und viermal soviel Dill nehmen und auf einen am Feuer erhitzten, steinernen Dachziegel oder einen dünnen Dachziegel legen, den Fenchel und den Dill immer wieder wenden, bis sie rauchen, und dann den Rauch und Duft durch Nase und Mund in sich ziehen. Dann soll er auch denselben Fenchel und denselben Dill, die so auf dem erwähnten Ziegelstein erwärmt wurden, mit Brot essen. Das soll er drei, vier oder fünf Tage lang tun, bis sich der Ausfluß in Kopf und Nase um so leichter löst und die ausfließenden Säfte um so leichter ausgeschieden werden können. Denn die Wärme und die Feuchtigkeit des Fenchels sammelt die Säfte, die nicht auf die rechte Weise verströmt und verteilt sind, und zieht sie zusammen, und die trockene Kälte des Dills trocknet sie aus, wenn, wie gesagt, diese beiden Kräuter gleichzeitig auf einem erhitzten Stein wegen seiner heilsamen Natur erwärmt und gemischt werden.

Wie man abführende Getränke nehmen soll. Ein Mensch, der abführende Getränke herstellen und nehmen will, soll Ingwer, halb soviel Süßholz und ein Drittel soviel Zitwer[82] wie Ingwer, das Ganze pulverisieren und seihen und dann dieses Pulver zusammen abwiegen. Dann soll er so viel Zucker nehmen, wie dieses Pulver wiegt. Wenn er das getan hat, soll er alles zusammen auf das Gewicht von dreißig Münzen auswiegen. Dann nehme er so viel reinstes Weizenmehl, wie eine halbe Nußschale faßt, und so viel Wolfsmilchsaft, wie die eingeschnittene Feder des Schreibers in der Schnittstelle halten kann, wenn also der Schreiber die Feder in das Tintenfaß eintaucht. Dann soll er aus dem obenerwähnten Pulver, dem Weizenmehl und dem Wolfsmilchsaft eine ganz dünne Teigmasse wie für einen kleinen Kuchen machen, diese Teigmasse in vier Teile teilen und im März oder April an der Sonne trocknen, weil in diesen Monaten die Sonneneinstrahlung so reguliert ist, daß sie weder zu warm noch zu kalt ist und daher besonders heilsam ist. Wenn man in diesen Monaten keine obenerwähnte Wolfsmilch bekommen kann, und es daher auf Mai verschieben muß, dann soll man den besagten Teig, der im Mai hergestellt wurde, an der Maisonne trocknen lassen und so bis auf die rechte Gelegenheit aufbewahren. Die Wärme des Ingwers und die Kälte des Zitwers sammeln die Säfte, die Wärme und Feuchtigkeit des Zuckers halten sie zusammen und feuchten sie an, die Wärme und Stärke des Weizenmehls bewahrt sie davor, nicht ordnungsgemäß auszufließen, der Wolfsmilchsaft aber zieht sie durch seine Kälte auf eine sanfte, angemessene Weise heraus, wenn sie so temperiert sind, wie oben gesagt wurde. Der Ingwer und der Zitwer[83], der Zucker und das Weizenmehl halten die guten Säfte im Menschen zurück, und die Wolfsmilch führt die schädlichen Säfte ab. Würde man die Wolfsmilch allein ohne die obenerwähnten Mittel dem Menschen geben, würde sie die guten und die schlechten Säfte abführen, weil keine regulierende Wirkung der guten Kräuter die guten Säfte zurückhalten würde. Dieses abführende Getränk soll in den genannten Monaten zubereitet werden, weil dann die Sonne und die Luft gut temperiert sind. Wer dann das Abführmittel trinken will, soll den vierten Teil der genannten Menge auf nüchternen Magen trinken. Wenn sein Magen so stark und hart ist, daß er keine Wirkung des Getränks spürt, soll er noch einmal die Hälfte des dritten Teils von dem erwähnten kleinen Kuchen nehmen, sie ganz mit Wolfsmilch bestreichen und so, wieder in der Sonne getrocknet, auf nüchternen Magen nehmen. Bevor aber jemand dieses Getränk nimmt, soll er sich, wenn es kalt ist, am Feuer wärmen und es erst dann nehmen. Und wenn er es genommen hat, soll er im Bett wach bleiben und ein wenig ruhen; dann soll er aufstehen und langsam herumgehen, jedoch so, daß er nicht unter Kälte leidet.

Die Diät. Nach dem Stuhlgang soll er Weizenbrot, kein trokkenes, sondern in eine Brühe getunktes essen, ferner junge Hühner, Schweinefleisch und andere leichte Fleischspeisen, aber grobes Brot, Rindfleisch, Fische und andere schwere sowie gebratene Speisen soll er meiden. Auch auf Käse, rohes Gemüse und rohes Obst soll man verzichten. Wein soll man, jedoch nur mäßig, trinken und das Wasser weglassen. Den hellen Schein der Sonne und des Feuers soll man meiden und dies alles drei Tage lang beachten.

[84]Nimm die Leber von dem Fisch, der Wels[85] heißt, lege sie auf ein Stück Lindenholz, mache dann Feuer und lege das Holz mit der Leber auf die glühenden Kohlen, damit die Leber getrocknet wird, jedoch so, daß weder der Rauch noch die Flamme des Feuers die Leber berührt, und laß die Leber so lange trocknen, bis du sie nach dem Trocknen zu Pulver verarbeiten kannst! Wenn du siehst, daß das Holz inzwischen vom Feuer verzehrt wird, ehe die Leber getrocknet ist, dann lege sie auf ein anderes Stück Holz von derselben Art! Ist sie getrocknet, verarbeite sie zu Pulver! Nimm dann Muskatnuß und Bockshornklee, trockne sie auf einem mäßig im Feuer erhitzten Sandstein und verarbeite sie zu Pulver! Verschnüre dann dieses Pulver und jenes, das du aus der Leber des obenerwähnten Fisches bereitet hast, in einem Tüchlein, nachdem du ein wenig Moos hinzugegeben hast, und zwar so, daß das besagte Pulver, das aus der Welsleber hergestellt wurde, mehr als die dreifache Menge des Muskatnußpulvers ausmacht und das Pulver von dem Bockshornklee so viel wie das Pulver von der besagten Leber ausmacht! Trage das Pulver immer bei dir: Es erhält dir die Gesundheit deines Körpers!

Gegen das schädliche Zurückhalten des Samenergusses. Wenn einmal ein Mann in seiner Lust so sehr erregt ist, daß der Schaum zwar bis zum Ausscheidungsglied gelangt, aber doch aus irgendeinem Grund im Körper zurückgehalten wird, und wenn er dann dadurch erkrankt, soll er Raute und etwas weniger Wermut nehmen, den Saft davon auspressen, diesem Saft Zucker und mehr Honig als Zucker beigeben, ferner so viel Wein, wie die Säfte ausmachen, dazugießen und das Ganze mit einem glühenden Stahl in einem neuen Topf oder in einer Schale fünfmal erwärmen und dann warm trinken, nachdem er ein wenig gegessen hat. Wenn es Winter ist und er daher die genannten Kräuter nicht bekommen kann, soll er Lorbeeren und die doppelte Menge Diptam pulverisieren und nach einem kleinen Imbiß in Wein, der durch einen heißen Stahl angewärmt wurde, trinken. Dann tritt der schädliche Schleim, der in ihm zurückgeblieben ist, mit dem Urin und dem Kot aus. Im Sommer sind diese Säfte zu bekommen. Die Wärme und die Kälte der Raute vertreibt in Verbindung mit der Wärme des Wermuts die geronnenen Säfte aus dem Mann, und die Wärme des Zuckers und des Honigs heilt in Verbindung mit der Wärme des Honigs einen solchen Kranken. Wenn die Wärme des Weins durch das wiederholte Aufwärmen durch den Stahl und durch die obenerwähnten Säfte temperiert ist und wenn das Ganze zur Steigerung seiner Wirksamkeit fünfmal erwärmt ist, soll es vom Mann nach einem kleinen Imbiß, damit er keinen Schwächeanfall bekommt, genommen werden, und dann wird es dem Mann besser gehen. Aber im Winter, wenn die Säfte von diesen Kräutern nicht verfügbar sind, vertreibt die Wärme der Lorbeeren und des Diptams, wie gesagt, die besagte Krankheit vom Mann, wenn ihre Wärme durch das wiederholte Erwärmen des Weines temperiert und durch das wiederholte Aufwärmen durch den Stahl verstärkt wird.

Gegen Augenschwäche. Ein Mensch, der infolge übermäßiger Geschlechtslust mit den Augen schlecht sieht, sei es nun Mann oder Frau, nehme die Haut der Gallenblase von dem Fisch, der Wels[85] heißt, leere die Gallenblase aus und trockne die Haut an der Sonne, damit, sollte etwas von der schädlichen Flüssigkeit darin geblieben sein, dies durch die Kraft der Sonnenwärme beseitigt wird. Denn die Kraft dieser Flüssigkeit wäre zu stark für die Augen und würde ihnen schaden. Dann tauche man die Haut in ganz reinen, besten Wein, damit sie durch die milde Kraft des Weines temperiert und weich wird. Wenn man sich zur Nacht ins Bett zur Ruhe begibt, soll man sie auf die Augen legen und mit einem Tuch darauf festbinden, jedoch so, daß die Feuchtigkeit dieser Haut die Augen nicht innen berührt, weil sie sonst durch ihre starke Wirkung geschädigt werden. Gegen Mitternacht soll man die Haut wieder entfernen und nicht länger auf den Augen liegen lassen, damit ihre starke Wirkung die Augen nicht durchdringt und sie dadurch schädigt. In der dritten, fünften und siebenten Nacht soll man es genauso tun, nicht aber in der zweiten, vierten und sechsten, damit man nicht dadurch Schaden nimmt, daß man es übertreibt. Aber auch wenn ein Mensch merkt, daß er aufgrund einer anderen Krankheit schlecht sieht, soll er das tun, um mit dieser Haut sein Sehvermögen wiederherzustellen. Wenn nämlich die besagte Haut so behandelt wird, beseitigt sie die Augenschwäche, oder aber Gott läßt dies nicht zu.

Gegen Geilheit. Um die Sinnen- und Fleischeslust in sich zum Erlöschen zu bringen, nehme man im Sommer Dill und die doppelte Menge Bachminze[87], ein wenig mehr Lungenkraut[88] als Bachminze, zweimal soviel von der Wurzel der illyrischen Schwertlilie wie Bachminze und so viel Schalotte[89] wie illyrische Schwertlilie, schneide das alles und gebe es in Essig, mache daraus eine Würze und nehme es dann häufig mit allen möglichen Speisen zu sich. Im Winter pulverisiere man dies und esse das Pulver ebenso mit der Nahrung, weil man ja dann diese Kräuter nicht frisch haben kann. Denn die Trockenheit und Kälte des Dills löscht die Hitze sinnlicher Lust aus, der kalte Saft der Bachminze[87] widersteht jenem verdorbenen Saft, und der kalte, unbekömmliche Saft des Lungenkrauts[88] beseitigt das verkehrte Verlangen nach Lust. Die stark wirkende Kälte der illyrischen Schwertlilie unterdrückt das Lustverlangen, und die giftige Kälte der Schalotte[89] verringert das schlimme Gift der Lust.

Gegen Wahnvorstellungen. Wer am Tag oder in der Nacht, wachend oder schlafend, von einer teuflischen Wahnvorstellung heimgesucht wird, nehme einen Gürtel, der aus dem Fell eines Elens[90], und einen Gürtel, der aus dem Fell eines Rehs angefertigt ist, hefte diese beiden mit vier kleinen Stiften aus Stahl zusammen, und zwar mit einem auf dem Bauch, einem auf dem Rücken und je einem auf beiden Seiten. Wenn er den Stift, der auf den Bauch kommen soll, befestigt, soll er sagen: „Bei der allmächtigen Kraft des allmächtigen Gottes beschwöre ich dich zu meinem Schutz." Wenn er den Stift, der auf den Rücken kommen soll, einsetzt, soll er sagen: „Bei der allmächtigen Kraft des allmächtigen Gottes segne ich dich zu meinem Schutz." Wenn er den Stift, der auf seine rechte Seite kommen soll, einsetzt, soll er sagen: „Bei der allmächtigen Kraft des allmächtigen Gottes bestimme ich dich zu meinem Schutz." Und wenn er den Stift, der auf seine linke Seite kommen soll, befestigt, soll er sagen: „Bei der allmächtigen Kraft des allmächtigen Gottes befestige ich dich zu meinem Schutz." Mit diesem Gürtel soll der Mensch zu jeder Zeit bei Tag und Nacht gegürtet sein, und die teuflischen Wahnvorstellungen werden von ihm weichen, und Zauberworte werden ihm weniger schaden. Mit dem zitierten Segens-

spruch ist er dadurch an jeder Stelle seines Körpers geschützt und gegürtet. Denn der Stahl ist die Grundlage und die Zierde der übrigen Dinge; er ist gleichsam eine Art Ergänzung für die Kräfte des Menschen, wie stark der Mensch auch ist.
Im Elen[90] liegt eine gewisse Stärke, und das Reh ist ein reines Tier. Daher verabscheuen sie die teuflischen Geister und haben eine Abneigung gegen sie.

Gegen Vergeßlichkeit. Ein Mensch, der gegen seinen Willen vergeßlich ist, soll eine Brennessel nehmen, sie zu Brei zerstampfen und ihm dann ein wenig Olivenöl[91] beigeben. Wenn er schlafen geht, soll er seine Brust und seine Schläfen damit einreiben und dies oft tun, und die Vergeßlichkeit wird bei ihm abnehmen. Denn die brennende Wärme der Brennessel und die Wärme des Olivenöls regen die zusammengezogenen Gefäße der Brust und der Schläfen an, die bei wachem Bewußtsein etwas schlafen.

Gegen Schluckauf. Wer unter Schluckauf leidet, soll sehr viel Zucker nehmen, ihn in warmem Wasser auflösen und dann dieses Wasser warm trinken, weil die Wärme des Zuckers in Verbindung mit der milden Wirkung des erwärmten Wassers die Trockenheit, welche die Kälte des Schluckens beim Menschen verursacht, befeuchtet.
Daher ist auch warmes Wasser bei diesem Leiden besser geeignet als Wein, weil das Wasser milde, der Wein aber stark ist. Man soll auch trockenen Zucker essen und häufig auf nüchternen Magen Gewürznelken kauen, Zitwer[92] soll man aber erst nach dem Frühstück oft zu sich nehmen.
Das soll man einen Monat lang tun. Denn der Zucker vermindert die Trockenheit bei einem solchen Menschen, die Wärme der Gewürznelken durchdringt den Menschen, wenn er noch nüchtern ist, und macht ihn warm; die Wärme des Zitwers[93] ist stark und vertreibt die Kälte der besagten Krankheit. Das tut sie bei einem Menschen, der gefrühstückt hat, denn wenn er nüchtern wäre, würde die starke Wirkung des Zitwers[94] dem Nüchternen schaden. Diese Mittel soll der Mensch einen Monat lang anwenden, damit er um so mehr durch sie gekräftigt wird.

Gegen Gift. Ein Pulver gegen Gift und gegen Zaubersprüche: Es bringt Gesundheit, Kraft und Glück demjenigen, der es bei sich trägt. Nimm eine Wurzel vom Ruprechtskraut[95] mit den Blättern, zwei Malvenwurzeln mit den Blättern und sieben Wegerichwurzeln mit den Blättern, ziehe diese Pflanzen mit den Wurzeln in der Mitte des Monats April am Mittag aus, lege sie auf die feuchte Erde und besprenge sie ein wenig mit Wasser, damit sie eine Zeitlang frisch und grün bleiben! Wenn sich der Tag zum Abend neigt, lege die Kräuter an das Sonnenlicht, bis die Sonne untergeht! Nimm sie beim Sonnenuntergang weg, lege sie für die Dauer der folgenden Nacht auf die feuchte Erde und besprenge sie mit wenig Wasser, damit sie nicht so schnell vertrocknen! Lege dann beim ersten Morgengrauen des folgenden Tages, wenn die Morgenröte aufsteigt, die Kräuter in den Schein des Morgenrots bis zur dritten Stunde des Tages wieder auf die feuchte Erde, ohne sie mit Wasser zu besprengen, bis zum Mittag, wenn sich die Sonne nach Süden wendet!

Hebe dann die Kräuter am Mittag auf und lege sie bis zur neunten Stunde dieses Tages nach Süden in das Sonnenlicht! Danach hebe sie auf und lege sie auf ein Tuch, das auf einen Holzrahmen gespannt ist, damit sie nicht zerstreut oder zertreten werden, und lasse sie so bis kurz vor Mitternacht liegen! Wenn sich dann das Rad des Nordens wie ein Mühlenrad dreht und wieder in die Finsternis zurückkehrt, weil es kein Licht bekommen kann und weil dann alle finsteren nächtlichen Übel fliehen, da sich ja dann die Nacht dem Tag zuwenden muß, also kurz vor Mitternacht lege diese Kräuter in ein hohes Fenster oder auf die Türschwelle oder in einen Garten, damit sie lauwarme Luft haben und von der Luft berührt werden können. So sollen sie bis kurz nach Mitternacht liegenbleiben. Ist die Mitternacht nunmehr vorüber, dann nimm sie von der Stelle, wo sie liegen, reibe sie ein wenig mit den Fingern, leg sie in eine neue Büchse[96] und gib ein wenig Bisam[97] dazu, jedoch so, daß der Duft dieser Kräuter vom Duft des Bisams nicht verdrängt wird. Der Bisam[98] bewahrt sie eine Zeitlang davor zu faulen. Dann soll man die so zubereiteten Kräuter zur Bekämpfung einer Krankheit und zur Erhaltung der Gesundheit täglich an die Augen, Ohren, Nase und an den Mund halten, um den Kräuterduft aufzunehmen. Wenn bei einem Mann der Geschlechtstrieb stark ist, soll er diese Kräuter in ein Tuch binden und von den Lenden bis zum Glied auflegen. Eine Frau soll sie dagegen auf die Nabelgegend legen, und dann wird sie die Abkühlung spüren. Wenn jemand etwas gegessen hat und dadurch Schmerzen leidet, soll er diese Kräuter in den Hals eines engen, mit Wein gefüllten Gefäßes geben, aber so, daß sie nicht vom Wein berührt werden, sondern so, daß der Wein nur ihren Duft aufnehmen kann. Mit diesem Wein bereite man ein kleines Frühstücksgetränk, nämlich „suffen"[99], und trinke es dann. Wenn aber jemand Gift genommen hat oder von einem Zauber heimgesucht wird, soll er diesen duftgetränkten Wein trinken, und es wird ihm besser gehen. Wer die genannten Kräuter, nach obiger Anweisung behandelt, bei sich trägt, wird Gesundheit und Kraft behalten, weil diese Kräuter zu jeder Zeit und bei jeder Temperatur sowohl nachts als auch am Tag zubereitet wurden.

Gegen einen Krampf. Wenn ein Krampf[100] einem Menschen irgendwo an seinem Körper zu schaffen macht, soll er Olivenöl[101] nehmen und sich damit an der Stelle, wo es weh tut, fest einreiben oder, falls er Olivenöl nicht zur Verfügung hat, sich dort mit einer anderen wertvollen Salbe einreiben. Wenn er weder Baumöl noch irgendein anderes Salböl bekommen kann, dann soll er seine Hände mit einer kräftigen Bewegung an der Stelle, wo er unter dem Krampf leidet, hin- und herziehen, und der Schmerz wird aufhören. Denn die Wärme und die Kraft des Olivenöls oder die Kraft anderer Salböle wird dort den Brodem der Schwarzgalle vertreiben, und wenn die schmerzende Stelle auch noch mit der Hand sanft gerieben wird, wird der Schmerz vertrieben.

Gegen krampfartige Leibschmerzen. Ein Mensch, der an einer Kolik[102] leidet, soll Mutterkraut[103] nehmen, es kräftig zu einem Brei zerstoßen, dann ein wenig Kuhbutter dazugeben und sich damit an der schmerzenden Stelle einreiben, und er wird geheilt werden, weil die Wärme und die Kraft des Mutterkrauts in Verbindung mit der Wärme und milden Wirkung der Butter diesen Schmerz vertreibt und lindert. (Nimm Salbei, weniger als Zitwer[104], und Fenchel, mehr als Salbei und Zitwer! Nimm dann Wasserlinsen[105], die doppelte Menge Feigwurz[106], Senf, der auf den Feldern wächst, im selben Gewichtsverhältnis wie die Feigwurz und weniger als die Wasserlinsen von einem Kraut, an dem Kletten[107] wachsen!)

Gegen Zorn und Schwermut. Wenn ein Mensch in Zorn oder in Schwermut versetzt wird, soll er rasch Wein auf dem Feuer erwärmen, kurz mit kaltem Wasser mischen und trinken. Dann wird der Brodem der Schwarzgalle, der bei ihm zum Zorn geführt hat, unterdrückt.

Gegen Zorn. Wer in seinem Zorn so sehr erregt ist, daß er dadurch Schmerzen leidet, soll Lorbeeren nehmen und sie auf einem heißen Ziegelstein trocknen, (ebenso Salbei und Majoran)[108] und diese Kräuter an der Sonne trocknen und dann pulverisieren. Dann soll er dieses Pulver zusammen mit dem anderen obenerwähnten Pulver, das aus den Lorbeeren hergestellt wurde, in eine Büchse geben, und zwar so, daß das Pulver von den Lorbeeren mehr als das Pulver von der Salbei und das Pulver von der Salbei mehr als das Pulver vom Majoran ausmacht. Dann halte er es wegen des guten Duftes an seine Nase. Außerdem soll er auch einen Teil von diesem Pulver in etwas kalten Wein geben, mit ihm mischen und sich damit die Stirn, die Schläfen und die Brust einreiben. Die Lorbeeren besitzen eine warme, große Trockenheit, der Wein feuchtet die Säfte, die der Zorn im Menschen eintrocknen ließ, wieder an, die Wärme des Majorans beruhigt das vom Zorn erregte Gehirn, und die trockene Wärme des Salbeis sammelt wieder die Säfte, die der Zorn aufgelöst hat. Wenn die Lorbeeren wegen der Gesundheit, die von einem heißen Ziegelstein ausgeht, auf ihm getrocknet und mit dem Majoran und dem Salbei, wie gesagt, wegen ihrer starken Wirkung in die Sonne gelegt und so dann temperiert werden, lindern sie durch ihre wohltuende Wärme das obenerwähnte Leiden. Das Pulver, das wegen seiner natürlichen milden Wirkung mit nicht erwärmtem Wein gemischt ist, beruhigt auch, wie gesagt, die Gefäße der Stirn, der Schläfen und der Brust, die durch den Zorn erregt sind.

Gegen die Trübung der Augen durch Weinen. Wer mit den Augen schlecht sieht, weil er oft Tränen vergießt, soll Schafgarbe oder ihre Wurzel nehmen, kurz zu einem saftigen Brei zerstoßen, reiben und über Nacht auf die Augen legen, jedoch so, daß der Brei die Augen nicht innen berührt. Er soll ihn auf den Augen mit einer Binde bis ungefähr Mitternacht festhalten und dann abnehmen. Dann soll er die Augenbrauen ein wenig mit bestem, reinsten Wein bestreichen. Denn die Wärme der Schafgarbe heilt, ihr Saft ist etwas scharf und reinigt Geschwüre, und weil auch der Wein warm und ein wenig scharf ist, beseitigt er die Schärfe des Schafgarbensaftes. Und so werden die Augen geheilt.

Gegen unmäßiges Lachen. Wer von vielem, unmäßigem Lachen gepackt und geschüttelt wird, pulverisiere eine Muskatnuß, gebe zweimal weniger Zucker dazu, schütte dies dann in erwärmten Wein und trinke ihn sowohl auf nüchternen Magen als auch nach dem Frühstück. Unmäßiges Lachen trocknet nämlich die Lunge aus und erschüttert die Leber. Aber die Wärme der Muskatnuß hat eine heilsame Wirkung auf die Leber, und die Wärme des zu Saft gewordenen Zuckers stellt die Lunge wieder her. Wenn diese beiden Mittel mit der erhöhten Wärme des Weines temperiert und dann eingenommen werden, bringen sie die guten Säfte wieder in Ordnung, die durch das unmäßige Lachen aus dem Gleichgewicht geraten sind.

Gegen Trunkenheit. Damit ein Betrunkener wieder zu sich kommt, soll er Hundsrose[109] nehmen, sie in kaltes Wasser legen und mit diesem Wasser seine Stirn, Schläfen und Kehle befeuchten. Wenn er wieder zu sich kommt, wird es ihm besser gehen, weil sich die Kälte der Hundsrose mit der Kälte des Wassers verbindet und die heftige Hitze, die sich in den Gefäßen der Stirn und der Schläfen des Menschen befindet, abschwächt. Im Herbst nehme man eine Weinrebe mit frischen Blättern, lege sie dem Betrunkenen auf die Stirn, die Schläfen und die Kehle, und er wird sich dadurch abkühlen. Denn in dieser Jahreszeit hat die Weinrebe eine größere Kraft als zu anderer Zeit, und daher hat sie in den Gefäßen der Stirn, der Schläfen und der Kehle des Menschen eine beruhigende Wirkung auf die stürmische Überschwemmung, die der Wein dort hervorruft. Sollten alle die erwähnten Mittel nicht zur Verfügung stehen, soll man Fenchel oder Fenchelsamen essen, und man wird sich leichter fühlen, weil die milde Wärme und die milde Wirkung des Fenchels die gesundheitsschädliche Wirkung des Weines bei ihm unterdrückt.

Gegen Erbrechen. Wer an Erbrechen leidet, nehme Kümmel, ein Drittel davon Pfeffer und ein Viertel Bibernelle von der Menge des Kümmels, pulverisiere das alles, nehme reines Weizenmehl, gebe das Pulver in das Weizenmehl und bereite dann mit einem Eidotter und ein wenig Wasser daraus kleine Kuchen, und zwar entweder im heißen Ofen oder unter heißer Asche. Diese kleinen Kuchen soll er essen, aber auch das erwähnte Pulver auf Brot streuen und es dann verzehren. Wenn nämlich die Kälte des Kümmels, die Kälte der Bibernelle und die Kälte des Eidotters mit der Wärme des Pfeffers und der Wärme des Weizenmehls temperiert und mit der milden Wirkung des Wassers vereinigt und, wie oben gesagt, durch die milde Wärme des Ofens gekocht, ausgekocht werden, unterdrücken sie die zu Unrecht warmen und kalten Säfte, die beim Menschen das Erbrechen auslösen. (Nimm also Kümmel[110], ungefähr ein Drittel soviel Pfeffer, etwa ein Viertel soviel Bibernelle wie Kümmel, pulverisiere das Ganze, nimm ein wenig[111] feines Weizenmehl, gib das Pulver in das Mehl und backe dann mit Eidotter und ein wenig Wasser daraus kleine Kuchen im heißen Ofen oder Herd[112]! Iß diese kleinen Kuchen, iß aber auch das erwähnte Pulver, indem du es aufs Brot streust!)

Gegen die Ruhr. Wer an der Ruhr leidet, soll Eidotter nehmen, aber vorher das Weiße entfernen, sie in eine Schüssel schlagen und verrühren. Wenn er das getan hat, soll er Kümmel und ein wenig geriebenen Pfeffer in die Eierschalen geben, auf dem Feuer braten und dem Patienten zum Essen geben, nachdem dieser vorher ein wenig zu sich genommen hat. Der Eidotter ist nämlich trocken und mit Schleim gemischt, er zieht alles an sich und zieht alles, was aufgelöst ist, zusammen, auch das Hühnchen entsteht aus ihm, und daher zieht er die aufgelösten Säfte zusammen. Auch der Kümmel zieht durch seine Kälte das zusammen, was aufgelöst ist. Der Pfeffer aber mildert die Wirkung dieser beiden Mittel durch seine Wärme, so daß sie, wie gesagt, um so stärker die aufgelösten Säfte zusammenhalten. Man nehme auch noch weitere Eidotter, drücke in einer Pfanne auf dem Feuer aus ihnen das Fett heraus, bereite damit und mit reinem, feinem Weizenmehl kleine Kuchen und esse sie nach einem kleinen Imbiß. Denn das Fett von den Eidottern, vermischt mit der Wärme und Stärke des feinen Weizenmehls, beseitigt den Durchfall. Alles, was ein solcher Kranker indessen zu sich nimmt, soll er warm essen, weil der Magen, die Eingeweide und die Säfte in ihm erkaltet sind. Was weich ist und einen angenehmen Geschmack hat, soll er essen, auch junge Hühner und anderes weiches Fleisch sowie Fische; Hering und Lachs soll er aber meiden; auch Rindfleisch, Käse, grobes, rohes Gemüse und Lauch soll er meiden, und er darf kein Roggen- und Gerstenbrot und nichts Gebratenes außer gebratene Birnen essen. Denn dies alles verschlimmert durch seine Härte und Schwerverdaulichkeit die Vergiftung der Eingeweide, und das Wasser bildet darin Schleim. Deshalb muß man dies zwischenzeitlich meiden. Wein zieht es aber durch seine Wärme zusammen.

Gegen Blutfluß. Wenn jemand Blutfluß hat, nehme er zwei Eidotter, verrühre sie, gebe die halbe Menge eines Eidotters vom Saft des Mutterkrauts hinzu und so viel Essig, wie zwei Eierschalen fassen. Dann gebe er ein wenig Zimtpulver und weniger Zitwerpulver[113] als Zimtpulver hinein, und wenn du das miteinander gemischt hast, bereite daraus mit ein wenig Wasser ein ziemlich dickes Getränk[114] und gib es dem, der an Blutfluß leidet! Er soll es mäßig warm sowohl auf nüchternen Magen als auch nach dem Frühstück trinken. Wiederhole es oft, und dem Kranken wird es besser gehen.

Gegen Blutfluß aus dem After. Wer an Blutfluß leidet, nehme Brombeerkraut[115] und zweimal soviel Blutwurz[116], zerstoße es ein wenig, bis der Saft herauskommt, lege sie so in Wein und trinke ihn während des Essens und nach dem Essen, aber nicht auf nüchternen Magen! Brombeerkraut und Blutwurz haben nämlich einen Saft, der mit der Blutflüssigkeit zu vergleichen ist, und sie stillen, mit Wein temperiert, durch ihre Wärme und Kälte das ausfließende Blut. Sie werden vom Menschen nach dem Frühstück genommen, damit sie das Blut hemmen, das dann zu den Speisen des Menschen strömt. Auch Weizenmehl soll er nehmen, daraus nur mit Honig und ein wenig Salz kleine Kuchen machen und sie essen. Denn das Weizenmehl läßt durch seine Wärme und Stärke das Fleisch des Menschen wachsen und sperrt den verkehrten Weg des Blutes. Der Honig stillt durch seine Wärme und seinen Saft das unrechte Blut, und die Wärme des Salzes trocknet es ein. Wenn sie alle miteinander temperiert werden, binden sie das Blut, das sonst auf unrechte Weise ausfließt. Solange der Mensch an dieser Krankheit leidet, soll er Weizenbrot essen, aber Roggen- und Gerstenbrot meiden. Auch Rindfleisch, Schweinefleisch und alle Fische, die keine Schuppen haben, Käse, rohes Gemüse und rohes Obst sowie alles Gebratene soll er meiden. Anderes, weiches Fleisch und die übrigen Fische darf er essen und auch Erbsensuppe schluckweise zu sich nehmen; Erbsen, Linsen und Bohnen aber soll er meiden. Er darf auch nichts heiß essen, sondern nur lauwarm zu sich nehmen, so daß das Essen weder zu heiß noch zu kalt ist. Er darf auch leichten Wein trinken, soll aber Wasser vorübergehend meiden, weil es dem Menschen schadet, der an dieser Krankheit leidet, wie es bereits bei der Ruhr gesagt wurde.

Gegen Blutspeien. Wenn im Menschen schädliche, geronnene und giftige Säfte überhandgenommen haben und ihn zeitweilig Blut speien und erbrechen lassen, soll er zwischenzeitlich keine Arznei anwenden, damit das Blut nicht, durch die Arznei erschreckt, ein inneres Geschwür verursacht und noch mehr als üblich ausfließt. Wenn das Blut aufgehört hat, den Menschen ziemlich mitzunehmen, soll er unter Zusatz von ein wenig Olivenöl[117] oder Butter Salbei in leichtem, süßem, ein wenig mit Wasser vermischtem Wein kochen, nach dem Kochen durch ein Tuch seihen und ein wenig, aber nicht bis zur Genüge, auch nicht auf nüchternen Magen, sondern nach dem Frühstück davon kosten. Die Salbei widersteht nämlich der inneren Fäulnis der Säfte, der Wein belebt und kräftigt den Kranken, da er durch die milde Wirkung des Wassers temperiert ist, und das Olivenöl[118] oder die Butter heilt ihn innerlich.

Gegen Hämorrhoiden. Wenn schädliche, wässerige oder

dünne Säfte im Menschen überhandgenommen haben und Blut ohne verdaute Nahrung durch den After haben ausfließen lassen, soll man einen solchen Blutfluß nicht in sich zurückzuhalten suchen, weil sonst das Blut noch mehr erschrecken und noch reichlicher ausfließen wird.

Nachtrag zum Blut. Wenn bei einem Menschen das Blut durch schädliche und wässerige Säfte erregt ist und begonnen hat, mit der verdauten Nahrung durch den After auszufließen, soll man es nicht zurückhalten, weil es den Kranken reinigt und zu seiner Reinigung dient. Wenn es aber mit dem Kot übermäßig stark durch ihn hindurchgeht, soll er Gamander zum Gemüse und anderen guten Kräutern hinzugeben, daraus ein Essen zubereiten und es dann mäßig essen. Der Gamander verringert den erwähnten Blutfluß und hemmt ihn, das Gemüse und die anderen Kräuter aber geben dem Kranken wieder Kraft.

Nachtrag zum Blutspeien. Wenn die Milz und die Lunge des Menschen infolge einer Verbitterung des Herzens und der Gedanken geschädigt werden, so daß der Mensch, dadurch innerlich bedrückt, gezwungen ist, sein Blut auszuspeien und zu erbrechen, darf er dieses Ausstoßen des Blutes nicht unvermittelt bei sich hemmen, damit er nicht dadurch ein inneres Geschwür bekommt und dann noch mehr Blut erbricht. Wenn das Erbrechen des Blutes eine Zeitlang bei ihm aufgehört hat, soll er sich am Daumen der rechten Hand Blut abzapfen lassen, damit das Blut, das beim Menschen auf der linken Körperseite das Leiden verursacht, dorthin strömt. So wird er geheilt werden.

Nachtrag zum Blut. Wenn sich beim Menschen die inneren Äderchen infolge Schwermut so zusammenziehen, daß er ab und zu Blut erbricht, soll er nicht gleich das Blut zurückhalten, sondern in aller Ruhe abwarten, bis es bei ihm von selber aufhört, damit es ihm nicht mehr schadet als hilft, wenn er das Blut unvermittelt stillen will. Denn schließlich wird das Blutspeien von selber aufhören.

Gegen Wundrose. Wenn sich bei einem Menschen der Ausschlag, der „freislicha“[119] genannt wird, in Verbindung mit einem Geschwür ausgebreitet hat, soll man Fliegen fangen und sie, nachdem man die Köpfe entfernt hat, zerreiben. Dann soll man damit um das Geschwür einen Kreis ziehen, weil das Gift der Fliegen dem Gift dieses Ausschlages widersteht und so verhindert, daß er sich weiter ausbreitet. Dann nehme man die rote Schnecke, die kein Schneckenhaus hat, zerreibe sie und ziehe damit einen Kreis um den Kreis herum, den man mit den Fliegen zieht. Der Schleim von der Schnecke bezwingt den eitrigen Schleim des obenerwähnten Geschwürs, so daß es aufhört, weil das, was schlecht ist, dem Schlechten widersteht. Danach nehme man Liliensaft und reibe damit die Haut rings um den Kreis, den man mit der Schnecke gezogen hat, ein, weil dieser Saft den Schmerz vertreibt und Heilung bringt. Dann nehme man ein Blatt von der Mariendistel[120], lege es auf den Ausschlag, bereite aus reinem Weizenmehl einen kleinen Kuchen, lege ihn auf dieses Blatt und auf das ganze Geschwür, binde es mit einem Tuch darauf fest und warte ab, bis das Geschwür weich wird und von selbst aufbricht. Die Kälte und der Saft der Mariendistel sind nicht gefährlich, sondern machen mit der Wärme des Weizenmehls das harte Geschwür weich. Wenn dies nicht von selbst aufbricht, soll man es mit einem trockenen hölzernen Dorn oder sonst einem trockenen Span öffnen, aber nicht mit einem heißen oder kalten Eisen oder einer Nadel, weil das Bläschen und die Geschwulst vor einem heißen und einem kalten Gegenstand erschrekken würden, so daß es leicht gefährlich werden könnte. Solange aber der Mensch an der Geschwulst dieses Ausschlags leidet, soll er sich vor Hitze und Kälte, vor Wind und feuchter Luft schützen, auf alle heißen, gebratenen, schweren Speisen und auf Wein verzichten und rohes Gemüse und rohes Obst meiden, weil das alles die schädlichen Säfte in ihm vermehren und verstärken würde. Er soll nur gutes Weizenbrot in Wasser zu sich nehmen und Wasser trinken, weil es zu der Zeit wegen seiner milden Wirkung für einen solchen Menschen nicht gefährlich ist. Wenn ein solcher Mensch ein Feinschmekker ist, bereite er sich mit reinem Eidotter eine einfache Weizenmehlsuppe, aber ohne Fett und ohne Käse, und esse sie, wenn sie abgekühlt ist. Das soll er so lange beachten, bis er bemerkt, daß der Schmerz nachgelassen und aufgehört hat. Inzwischen soll er Wein meiden, weil dieser seine Gefäße anfüllen und jene Schwellung noch verschlimmern würde. Heiße Speisen darf er nicht essen, da sie durch ihre Wärme die Säfte in Aufruhr versetzen würden, und dann würde auch jene Schwellung zunehmen.

Gegen Krebs, allerlei Geschwüre und Kopfweh. Nimm Veilchen, presse ihren Saft aus, seihe ihn durch ein Tuch, wiege Olivenöl ab, und zwar ein Drittel des Gewichts dieses Saftes, dann so viel Bockstalg, wie der Veilchensaft wiegt, laß dies alles in einem neuen Topf kochen, so wird eine Salbe daraus. Salbe dann die Körperstelle, wo der Krebs oder andere Würmer am Menschen fressen, ringsum und auch obenauf ein! Sie werden sterben, wenn sie davon gekostet haben. Salbe aber auch andere Geschwüre dort, wo der Mensch Schmerzen hat, mit dieser Salbe ein, und wenn jemand Kopfweh hat, salbe damit seine Stirn in Querrichtung ein!

Gegen Krätze. Wer an verschiedenartigen Geschwüren und an Krätze leidet, nehme Kerbel, dreimal so viel Engelsüß als Kerbel und fünfmal so viel Alant wie Kerbel und koche dies in Wasser. Dann presse er das Wasser aus, seihe es durch ein Tuch und gieße es in einen Tiegel. Er gebe ein wenig frischen Weihrauch und Schwefel und ganz frisches Schweineschmalz hinzu, und zwar mehr, als die anderen Bestandteile zusammen ausmachen, so daß das Ganze im Tiegel über dem Feuer weitgehend zu einer Salbe eingedickt wird. Mit dieser Salbe soll sich der Patient um die Geschwüre herum und auf den Geschwüren einreiben. Er soll sich aber auch die genannten gekochten, noch warmen Kräuter, wenn das Wasser weitgehend ausgepreßt worden ist, auf die Haut und auf die Geschwüre legen. Das muß er aber fünf Tage lang tun, damit seine Haut und sein Fleisch davon durchdrungen werden. Danach soll sich der Kranke im Bad abwaschen, damit die schleimigen Säfte und der üble Geruch von ihm genommen werden. Der Kerbel hat genausoviel Wärme und Kälte, und wenn sie mit der Wärme des Engelsüß und Alants, mit der milden Wirkung des Wassers, des Schwefels, des Weihrauchs, des Schweineschmalzes und mit einer anderen Wärme temperiert werden, werden die schädlichen Säfte im Menschen ausgetrieben. Weil der Kerbel Wärme und Kälte besitzt, beseitigt er die unrechte

Wärme und die unrechte Kälte der Geschwüre und der Krätze. Die Wärme des Engelsüß trocknet die schädlichen Säfte aus, die Wärme des Alants vertreibt sie, die Wärme des Weihrauchs hat eine heilsame und die Wärme des Schwefels eine abschwächende Wirkung auf sie. Die Wärme des Schweineschmalzes aber heilt, wenn es noch frisch ist, die Geschwüre und die Krätze auf eine schonende Weise.

Gegen Gelbsucht. Wer Gelbsucht[121] hat, nehme Eisenkraut, zweimal soviel von der Knoblauchzwiebel wie Eisenkraut, dreimal soviel Pfennigkraut wie Eisenkraut oder, falls er keine Knoblauchzwiebel hat, Steinbrech mit demselben Gewicht wie das Eisenkraut. Diese Kräuter lege er in sehr guten Wein in ein tiefes, oben fest verschlossenes Gefäß. Diesen Wein soll er neun Tage lang auf nüchternen Magen trinken, aber nur ein wenig nach dem Frühstück, und mit demselben Wein soll er sich eine fette Eisuppe bereiten und essen. Wenn er schlafen geht, soll er den Wein mit einem heißen Stahl erwärmen und dann trinken und sich mit einer warmen Decke zudecken, damit er schwitzt. Das soll er tun, bis er geheilt ist. Die Wärme des Eisenkrauts, der Knoblauchzwiebel und des Pfennigkrauts sowie die Kälte des Steinbrechs haben ziemlich scharfe Säfte, und wenn sie durch die Wärme des Weines temperiert, im Getränk eingenommen und mit der Wärme des Weines oder des Fettes und mit der Kälte des Eies des guten Geschmacks wegen vereinigt werden, so wie es oben beschrieben ist, widerstehen sie der Bitterkeit der Galle und der Schwarzgalle und schwächen die genannte Krankheit ab. Das Getränk soll der Mensch hauptsächlich nüchtern einnehmen, damit es seine Glieder schneller durchdringen kann, als wenn er schon gefrühstückt hat; es soll auch mit einem heißen Stahl durch Erwärmen kräftiger gemacht werden, damit es um so stärker diese Krankheit besiegt.

Gegen Epilepsie. Wer von der Fallsucht geplagt wird, nehme Maulwurfsblut und trockne es. Er soll auch den Schnabel einer Ente, nämlich eines Weibchens, und die Klauen einer Gans, ebenfalls eines Weibchens, ohne Haut und Fleisch nehmen und sie durch Schaben und Reiben zu Pulver verarbeiten, so daß das Pulver vom Entenschnabel die doppelte Menge des Pulvers von der Gans ausmacht und daß das Maulwurfsblut etwas mehr als die doppelte Menge des Pulvers ausmacht, das aus dem Entenschnabel hergestellt wurde. Dies alles soll er mit dem erwähnten Blut in ein Tuch binden und an der Stelle, wo erst kurz zuvor ein Maulwurf die Erde aufgeworfen hat, drei Tage lang liegen lassen. Dann nehme er es von dort wieder weg und lege es auf Eis, damit es gefriert. Dann nehme er es wieder von dort weg und lasse es in der Sonne trocknen. Darauf nehme er einen Teil der Leber irgendeines eßbaren Tieres oder Vogels, soviel er eben davon bekommen kann, und bereite daraus mit ein wenig Weizenmehl kleine Kuchen, gebe von dem genannten Pulver weniger als die Menge der erwähnten Leber hinzu, ferner ein wenig Kümmel, und esse es dann. Weil sich der Maulwurf manchmal zeigt und sich manchmal auch wieder verbirgt und weil er in der Erde zu graben pflegt, widersteht sein Blut dieser Krankheit, die man auch manchmal merkt und die manchmal wieder verborgen bleibt. Weil ferner die Stärke der Ente im Schnabel liegt und weil sie mit dem Schnabel Reines und Unreines berührt, widersteht er auch dieser Krankheit, die sich plötzlich bemerkbar macht und dann wieder Ruhe gibt. Ebenso beruhigen auch die Gänseklauen, die vom Wasser umspült werden und auch mit allem möglichen Schmutz in Berührung kommen, die gichtähnlichen Schmerzen[122] dieser Krankheit, weil diese Krankheit oft mit der Gicht ausgelöst wird. Der Schnabel und die Klauen sollen deshalb von einem Weibchen und nicht von einem Männchen stammen, weil es verschwiegen ist. Denn ein Weibchen ist ruhiger als ein Mann, wie auch diese Krankheit bis zu der Stunde Ruhe gibt, in der sie den Menschen niederwirft. Miteinander vermischt, sollen die Heilmittel deshalb an die Stelle gelegt werden, wo der Maulwurf gräbt, weil dort die Erde gesünder als anderswo ist. Denn sie sollen dort ihren Saft und ihre Kraft von dem Saft und der Kraft der Erde bekommen. Dort werden sie auch eher vom Saft der Erde durchdrungen, und dann ziehen sie sich auch durch die eisige Kälte zusammen, damit das Widerwärtige, das darin ist, unterdrückt wird. Ferner sollen sie an der Sonne getrocknet werden, damit, falls noch etwas Widerwärtiges in ihnen zurückgeblieben ist, es durch die Sonnenhitze beseitigt wird. Die Leber der Tiere sowie der Vögel soll deshalb mit Weizenmehl vermischt werden, weil die Leber trocken ist, ihre Kraft von der

Erde hat und auch schleimige Säfte an sich zieht; sie soll nämlich zusammen mit der Wärme und Stärke des Weizenmehls die schädlichen Säfte dieser Krankheit herausziehen; und der Kümmel wird deshalb hinzugegeben, weil er durch seine Kälte die unangenehmen, hitzigen Anfälle dieser Krankheit unterdrückt. Wer an der besagten Krankheit leidet, soll fünf Tage lang die erwähnten kleinen Kuchen essen und sie, falls er noch nicht genesen ist, noch weitere fünf Tage zu seinem Nutzen zu sich nehmen. Wenn es dann noch nichts genützt hat, soll er sie noch weitere fünf Tage essen und dann noch siebenmal ebenfalls fünf Tage hintereinander so verfahren. Brot und Fleisch darf er in der Zwischenzeit essen, wenn es mit Sellerie und Petersilie gekocht wurde, weil solches Fleisch dann ziemlich trocken ist und keine schädlichen Säfte mehr enthält. Die milde Kälte der Sellerie und der Petersilie befreit vom Unrat und von den Fieberanfällen des Magens; diese lösen manchmal auch diese Krankheit aus. Wenn der Kranke Rindfleisch essen will, soll er frisches nehmen und es im Sommer einen Tag lang oder im Winter eine Nacht lang in Wasser legen, weil das Wasser den ganzen Schleim, der sich im Fleisch befindet, beseitigt. Dann soll er das Fleisch gekocht essen. Auch Lammfleisch kann er essen, es ist aber nicht notwendig, daß er es in Wasser legt wie das Rindfleisch, weil es doch zart ist. Schweinefleisch soll er aber in der Zwischenzeit nicht essen, weil es die Eigenschaft hat, beim Menschen leicht die Sinnenlust zu wekken, und weil es den Aussatz und die Fallsucht fördert sowie den Wurm, der am Fleisch des Menschen nagt, gedeihen läßt. Den Aal und andere Fische, die keine Schuppen haben, soll er meiden, weil sie entsprechend ihrer Natur ziemlich viel giftigen Schleim enthalten. Daher haben sie auch keine Schuppen. Käse, Eier, rohes Gemüse und rohes Obst sowie alles Gebratene soll er in der Zwischenzeit meiden, weil Käse für diese Krankheit wie ein Gift ist und Eier, rohes Gemüse und rohes Obst bei ihm die schädlichen Säfte in Erregung versetzen. Und was gebraten ist, fügt dieser Krankheit noch die Gicht hinzu. Trinken darf er Wein, wenn er nicht stark, sondern leicht und mit Wasser gemischt ist, und Bier.

Gegen Wassersucht. Wer die Wassersucht hat, soll einen männlichen Pfau nehmen, mit Ysop in Brunnenwasser, nicht aber im Wasser von einer sprudelnden Quelle kochen und dann das Fleisch essen. Dann soll er das Herz und den Knochen, der sich im Kniegelenk dreht, sowie die Klauen nehmen und daraus ein Pulver machen, so daß das Pulver von den Klauen und das Pulver vom Herzen die dreifache Menge des Pulvers von dem Knochen aus dem Kniegelenk ausmacht. Dann soll er Betonie, dreimal soviel Liebstöckel und ein wenig Aalfett nehmen, in Wein kochen, durch ein Tuch seihen, das obenerwähnte Pulver in diesen Wein geben und ihn dann trinken. Das soll er achtzehn Tage lang tun. Pfauenfleisch ist nämlich trocken und hat eine starke Wirkung gegen Wassersucht; wegen seiner Stärke muß es von einem männlichen Tier sein. Das Ganze soll mit Ysop gekocht werden, weil er durch seine Trockenheit und milde Kälte die übermäßige Feuchtigkeit, die dieser Krankheit zu eigen ist, austrocknet. Mit Brunnenwasser soll es deshalb gekocht werden, weil es auch trockene Wasseradern hat und die Wassersucht mehr abschwächt als sprudelndes Quellwasser, das etwas wässeriger ist als Brunnenwasser; es würde daher diese Krankheit durch ihre Dünnflüssigkeit nur verschlimmern. Das pulverisierte Pfauenherz erstickt diese Krankheit. Weil der Knochen, der sich im Kniegelenk dreht, die Gefäße des Beines bindet, bindet er auch diese Krankheit, so daß sie sich nicht verschlimmern kann. Die Klauen aber unterdrücken die Krankheit dort, wo sie sitzt, damit sie nicht wie ein Sprungbrunnen ausbricht. Das Wasser, das dieser Krankheit zu eigen ist, flieht die Wärme der Betonie; die Kälte des Liebstöckels erfreut den Geist des Menschen, weil er traurig ist, und das Aalfett hält die Krankheit dort nieder, wo sie sitzt und ausbricht. Die Wärme des Weines beruhigt den Kranken auch mehr als das Wasser. Wenn das alles zusammen nach Vorschrift richtig gehandhabt wird, schwächt es diese Krankheit ab.

Gegen Kolik. Der Mensch, den die Kolik[123] plagt, soll ein wenig Ingwer und sehr viel Zimt nehmen und pulverisieren. Dann nehme er Salbei, weniger als Zimt, und mehr Fenchel als Salbei und weniger Rainfarn als Salbei. Das alles reibe er in einem Mörser zu Saft und seihe es durch ein Tuch. Dann koche er kurze Zeit Honig in Wein und füge ein wenig weißen Pfeffer hinzu oder gebe, wenn er keinen haben sollte, ein wenig Pfefferkraut und das genannte Pulver sowie den erwähnten Saft hinein. Danach nehme er Wasserlinsen[124], zweimal soviel Blutwurz wie die Wasserlinsen und die gleiche Gewichtsmenge Senf, der auf dem Feld wächst, und das Kraut, an dem die sehr kleinen Kletten wachsen, aber weniger als die Wasserlinsen, verreibe das Ganze in einem Mörser zu einem Saftbrei, gebe es dann in ein Säckchen, gieße den erwähnten Wein, der mit Honig und Pulver gemischt ist, darüber und bereite so daraus eine Art Kräuterwein[125]. Wer an dem genannten Schmerz leidet, soll auf nüchternen Magen so viel von diesem Getränk trinken, wie er auf einen Schluck trinken kann, desgleichen zur Nacht, wenn er sich ins Bett legt. So soll er verfahren, bis er geheilt ist. Die Kolik[126] entsteht aus warmen und kalten schädlichen Säften, kommt jedoch mehr von den kalten als den warmen Säften. Wenn daher die Wärme des Zimts, der Salbei, des Fenchels, des Rainfarns, des Honigs, des Weins, des weißen Pfeffers oder des Pfennigkrauts, des Senfs, der auf dem Feld wächst, und die Wärme der Klette mit der Kälte der Wasserlinsen und der Blutwurz richtig temperiert sind, werden dadurch die nicht richtig warmen und kalten Säfte, aus denen die Kolik[127] entsteht, reduziert, wenn man das erwähnte Getränk, und zwar nüchtern und beim Schlafengehen nimmt. Es soll nämlich verhindern, daß sich diese Säfte erheben, wenn man nüchtern ist, und es soll, wenn man gefrühstückt hat, die schädlichen Säfte von den Speisen unterdrücken.

Gegen Spulwürmer. Wenn aus den schädlichen, schlechten Säften, die im Menschen giftig sind, bei einem Menschen Würmer hervorgegangen sind, soll er Brennesselsaft und die gleiche Gewichtsmenge Wollblumensaft und so viel Saft von Nußbaumblättern wie diese beiden zusammen oder, wenn er keine Nußbaumblätter haben sollte, ebensoviel Saft von der Rinde desselben Baumes nehmen, ein wenig Essig hinzugeben, sehr viel Honig in einem neuen Topf kochen lassen und den Schaum obenauf entfernen. Nach dem Aufkochen nehme er das Getränk vom Feuer und trinke dann fünfzehn Tage lang ein wenig davon auf nüchternen Magen, damit er nicht durch seine starke Wirkung Schaden nimmt. Nach dem Essen kann er genug davon trinken, weil die Speisen dann seiner starken Wirkung widerstehen. Wenn die Wärme der Brennessel und des

Wollkrauts mit der gleichstarken Wärme und Kälte des Nußbaums temperiert werden und dann nach obiger Anleitung mit dem Getränk eingenommen werden, dann sterben durch die starke Wirkung im Menschen die Würmer ab. Essig und Öl werden deshalb hinzugefügt, damit man das Mittel aufgrund des Geschmacks einnehmen kann.

Gegen Läuse. Wenn Läuse einem Menschen im Inneren seines Körpers schaden und nicht aus ihm herauskommen, soll er Galle vom Aal nehmen, ihr dreimal weniger vom schärfsten Essig und so viel Honig, wie die beiden zusammen ausmachen, beigeben und dann das Ganze in einem Tiegel kochen. Dann soll er Ingwer nehmen, zweimal soviel langen Pfeffer und ungefähr die gleiche Gewichtsmenge Basilienkraut und dies alles pulverisieren. Außerdem nehme er Elfenbein, etwa ein Drittel so viel wie Basilienkraut, ferner von einem Geierschnabel ungefähr halb soviel wie vom Elfenbein und gebe das, was man vom Elfenbein und vom Geierschnabel abschabt, zu dem genannten Pulver hinzu. Gleich darauf gebe er das Pulver in den erwähnten Essig und lasse noch einmal alles zusammen aufkochen. Wenn er das getan hat, gebe er das Ganze in ein Säckchen, damit es wie ein Kräuterwein[127] durch es hindurchgeht, und fange es so in einem neuen irdenen Gefäß auf. Sodann soll der Mensch, dem die Läuse im Inneren schaden und aus dem sie nicht herauskommen, dieses Getränk täglich auf nüchternen Magen trinken, auch zur Nacht, wenn er sich ins Bett legt. Die Läuse werden in ihm krank werden und absterben, und dann wird auch das Fett bei ihm wieder nachwachsen. Die Wärme und die Bitterkeit der Aalgalle schwächt die Läuse, die Wärme und Schärfe des Essigs entkräftet sie, die Wärme und Trockenheit des Elfenbeins trocknet sie aus, und der Geierschnabel tötet sie, weil er kalt, durch allerlei Aas vergiftet und vom Gehirnschweiß des Adlers getränkt ist. Dies alles wird durch die Wärme des Honigs, die starke Wärme des langen Pfeffers, die stärker als die Wärme eines anderen Pfeffers ist, und durch die Kälte des Basilienkrauts temperiert, durch die gesteigerte Hitze des Feuers in seiner Wirkung noch erhöht und dann in ein Tongefäß gegeben, damit es nicht weich wird und verfault. Man soll das Getränk auf nüchternen Magen und nach dem Frühstück nehmen; es tötet die Läuse; es tötet dann, wenn man einen Becher davon auf nüchternen Magen nimmt, die Läuse noch schneller. Wenn man nämlich das Getränk nach dem Frühstück nimmt, werden die Speisesäfte, aus denen die Läuse entstehen, verdünnt.

Gegen Spulwürmer. Nimm Brennesselsaft[128] und Wollblumensaft[129] zu gleichem Gewicht, so viel Saft von Nußbaumblättern wie diese beiden zusammen, oder nimm, wenn du keine Nußbaumblätter haben solltest, genausoviel Saft von der Rinde desselben Baumes, also des Nußbaumes, gib ein wenig Essig und sehr viel Honig hinzu, laß das Ganze in einem neuen Topf kochen und entferne den Schaum obenauf! Nimm es nach dem Aufkochen vom Feuer! Gib demjenigen, der unter Würmern im Leib leidet, davon fünf Tage lang ein wenig auf nüchternen Magen zu trinken! Nach dem Essen darf er genug davon trinken.

Gegen Stein. Wer einen Stein in sich hat, nehme frische Galle von einem jungen Stier, die doppelte Menge von seinem Blut und lasse es eintrocknen. Ferner nehme er Steinbrech, pulverisiere ihn und nehme von diesem Pulver so viel, wie die Galle ausmacht, binde das Ganze in ein feines Tüchlein und lege es dann in starken, guten, reinen Wein. Davon soll er häufig auf nüchternen Magen trinken und desgleichen nach dem Essen, aber nicht beim Essen, weil dann das Getränk von den Speisen aufgesogen würde. Die Bitterkeit der Galle, temperiert mit der Wärme des obenerwähnten Blutes, der Kälte des Steinbrechs und der Wärme des Weins, löst den Stein, der sich im Menschen gebildet hat, auf.

Gegen Aussatz. Wer infolge Schlemmerei und Trunksucht aussätzig wird, nehme Schwalbenkot und die vierfache Menge von der Pflanze, welche Klette genannt wird und rötliche Blüten hat, und mache daraus ein Pulver. Er nehme auch Storchenfett und ein wenig mehr Geierfett, brate es in einem Tiegel, mische dann das erwähnte Pulver und ein wenig Schwefel unter dieses Fett und bereite so daraus eine Salbe. Dann lasse er sich damit im Schwitzbad gründlich einreiben und lege sich hierauf ins Bett. So soll er es bis zum fünften Tag oder noch länger tun. Wenn die Wärme des Schwalbenkots und die Kälte der Klette mit der Wärme des Storchenfetts und der Kälte des Geierfetts sowie der Wärme des Schwefels temperiert werden, beseitigen sie den eitrigen Aussatz, weil der Schwalbenkot ihn auflöst, das Klettenpulver ihn zerfrißt und das Fett vom Storch und vom Geier sowie die Bitterkeit des Schwefels ihn herausziehen. Der Kranke wird geheilt werden, außer Gott will nicht, daß er geheilt wird.

Gegen Aussatz (Fortsetzung). Ein Mensch, der sich durch seinen Jähzorn Aussatz zuzieht, soll an den Ort gehen, wo etwas Blut von Pferden auf die Erde fließt, wenn ihr Blut zur Ader gelassen wird, und wo die reinen Tiere geschlachtet werden. Dieses Blut soll er mitsamt der blutgetränkten Erde nehmen. Das mit der Erde, auf die es geflossen war, gemischte Blut soll er im Warmbad mit dem Wasser erhitzen und sich so ein Bad bereiten. Es darf jedoch nicht so viel Wasser sein, daß es dem Blut die Kraft nimmt, sondern nur so viel, daß es dem Kranken bis zum Hals reicht, wenn er im Bad sitzt. Von diesem Blut und dieser Erde soll er etwas in ein kleines Säckchen geben und es sich auf das Gesicht legen, wenn er dort Schmerzen hat. Wenn er aus dem Bad gestiegen ist, soll er sich ins Bett legen und das Säckchen mit dem erwärmten Blut und der Erde auf sein Herz legen, damit er nicht geschwächt wird und damit er das schädliche Blut von seinem Herzen fernhält. So soll er viermal oder fünfmal oder noch öfter verfahren. Die Wärme dieses Blutes widersteht zusammen mit der Mischung der mit diesem Blut getränkten Erde dem Aussatz, so wie ein Feind seinen Feind besiegt. Dies erscheint dem Menschen aber schwierig, weil die menschliche Natur ganz anders als die Natur der Tiere ist und weil der Mensch vor dem Blut der Tiere Abscheu empfindet. Der Mensch wird aber geheilt werden, oder Gott will nicht, daß er geheilt wird.

Gegen Aussatz infolge Ausschweifungen. Wenn ein Mensch infolge einer lustbetonten, ausschweifenden Lebensweise aussätzig wird, soll er Odermennig nehmen, den dritten Teil davon Ysop und zweimal soviel Haselwurz wie diese beiden Kräuter, sie im Warmbad kochen und so ein Bad daraus bereiten. Er soll so viel Menstrualblut, wie er bekommen kann, beimischen und sich dann ins Bad setzen. Er kann aber auch so viel Gänsefett, wie er will, nehmen, ferner die doppelte Menge Hühnerfett und ein wenig Hühnerkot und sich daraus eine Salbe machen. Wenn er aus dem besagten Bad gestiegen ist, soll er sich mit dieser Salbe gründlich einreiben und sich dann ins Bett legen. So soll er häufig verfahren, bis er geheilt ist. Die Wärme des Odermennigs, die Kälte des Ysops und die Wärme der Haselwurz, temperiert mit dem warmen Menstrualblut, beseitigen den eitrigen Aussatz. Odermennig, Ysop und Haselwurz lassen ihn ausschwitzen, das Menstrualblut aber unterdrückt und beseitigt ihn wie ein Feind seinen Feind, weil es aus den verschiedenen Säften der Frau hervorgeht. Das Gänsefett und das Hühnerfett salbt den Aussatz mild ein und heilt ihn. Der Hühnerkot zieht die unreinen Stoffe, die noch zurückgeblieben sind, heraus, und so wird der Kranke geheilt werden, oder aber Gott wird es nicht zulassen.

Gegen Gicht. Ein Mensch, der weiches Fleisch hat und durch übermäßiges Trinken an irgendeinem seiner Glieder von der Gicht, das heißt „gich"[130], geplagt wird, soll Petersilie nehmen und die vierfache Menge Raute und in einer Schüssel mit Olivenöl braten. Wenn er kein Öl hat, soll er zum Braten Bockstalg nehmen. Die Kräuter soll er so heiß, wie sie sind, auf die Stelle legen, wo er Schmerzen hat, und mit einem Tuch darauf festbinden. Die Kälte des Petersiliensaftes unterdrückt die aufwallenden gichtigen Säfte, die Wärme des bitteren Rautensaftes verhindert, daß diese Säfte übermäßig zunehmen, das Öl oder der Bockstalg durchdringt sie und löst sie auf, und das tun sie, wenn sie nach der obigen Anleitung miteinander temperiert werden.

Gegen Drüsenschwellung. Wenn jemand geschwollene Halsdrüsen[130] hat, soll er, bevor sie aufbrechen, Huflattich[131], und zwar großen, nehmen, der außen weiß und innen grün ist, reiße sie am Stengel entsprechend der Ausdehnung der Drüsenschwellung ab, werfe das übrige weg und bestreiche den Rest mit Honig. So soll er den Huflattich drei Tage und drei Nächte lang auf die Drüsenschwellung legen, und wenn er austrocknet, wieder einen neuen, der genauso vorbereitet wurde, auflegen, und die Drüsenschwellung wird allmählich zurückgehen. Am vierten Tag soll er Weizenmehl nehmen, es mit Honig entsprechend der Ausdehnung dieser Drüsenschwellung kneten[132] und darauf zuerst Akelei und dann darüber den Teig[133] legen. So soll er neun Tage lang verfahren. Wenn der Teig trocken wird, soll er ihn mit neuem Honig wieder geschmeidig machen. So soll er verfahren, bis die Schwellung verschwindet.

Gegen Lähmungserscheinungen. Wenn jemand irgendwo an einem seiner Glieder anfängt, lahm zu werden, soll er Diptamkraut nehmen, das, was in der Mitte wie ein Herz sitzt, wegwerfen, was übriggeblieben ist, in Wasser tüchtig kochen und beim Kochen zweimal soviel Hauswurz[134] wie Diptamkraut und zweimal soviel Brennessel wie Hauswurz hinzufügen. Das Ganze soll er in Wasser kochen und miteinander mischen. Nachdem die Kräuter gekocht sind, soll er das Wasser leicht auspressen und sie warm, wie sie sind, auf das Gelenk und auf die Gefäße des Gliedes auflegen, wo der Mensch lahm zu werden beginnt, und wenn sie allmählich kalt werden, soll er sie von neuem erwärmen und von neuem auflegen und dies oft wiederholen. Was sich mitten im Diptam befindet und trokken ist, soll man wegwerfen. Die Wärme des übrigen Diptams, temperiert durch die langsame Wirkung der Hauswurz, vertreibt die schädlichen Säfte, die dem Glied des Menschen die Schwäche bringen. Die Wärme der Brennessel zerfrißt diese Säfte, so daß sie abnehmen, wenn sie, wie oben erwähnt, durch die milde Wirkung des Wassers temperiert werden. So wird der Kranke geheilt werden, außer Gott will es nicht.

Gegen hitziges Fieber. Ein Mensch, der wenig ißt und viel trinkt, soll, wenn er an hitzigem Fieber leidet, Wasser trinken, damit er nicht, falls er Wein trinken würde, sich immer mehr erhitzt und dadurch noch heftigeres Fieber bekommt. Das Wasser soll er kalt oder, falls es erhitzt wurde, abgekühlt trinken, und er wird dann weniger zu leiden haben, weil es ihn erfrischt und die glühende Hitze in ihm löscht. Wäre nämlich das Wasser warm, würde es die Hitze des hitzigen Fiebers noch steigern.

Gegen hitziges Fieber (Fortsetzung). Wenn das hitzige Fieber einen Menschen befallen hat, soll er folgende Arznei zubereiten, damit es ihm dann etwas besser geht und er bis zum Schweißausbruch weniger zu leiden hat. Er nehme also etwas trockenes Ahornholz[135] und zweimal soviel trockenes, nicht grünes Weidenholz, schabe mit dem Schabmesser ein wenig davon in kaltes Wasser, nehme sodann ebensoviel Odermennig wie Weidenholz, lege es in das Wasser und trinke davon, wenn es auf diese Weise fertig ist, und er wird weniger zu leiden haben. Das Ahorn- und das Weidenholz muß trocken sein, damit der frische Saft von diesen Hölzern dem Kranken nicht mehr Schaden als Heilung bringt. Die milde Wirkung des Ahornsaftes reduziert die Bitterkeit des Weidensaftes. So widersteht die Kälte dieser Hölzer der unguten Hitze des hitzigen Fiebers. Die milde Wärme des Odermennigs hält die Hitze des hitzigen Fiebers zurück, so daß sie nicht zunimmt. Die Arznei soll mit kaltem und nicht mit erwärmtem Wasser und auch nicht mit Wein zubereitet werden, damit nicht durch das erwärmte Wasser und die Wärme des Weines die Hitze des hitzigen Fiebers zur Raserei ausartet. Diese Arznei soll man von der ersten Stunde oder vom ersten Tag des Fieberanfalls an bis zum Schweißausbruch anwenden. Wenn man diese Behandlung aufschiebt, bis das Fieber seine volle Stärke oder fast schon sein Ende erreicht hat, also bis zum fünften oder sechsten Tag, wenn der Mensch entweder sich bald gesundschwitzt oder bald sein Leben verliert, dann wird der besagte Heiltrank nicht viel nützen, weil der Kranke entweder seine Gesundheit schneller wiedererlangen oder sterben wird.

Gegen tägliches Fieber. Wer am täglichen Fieber leidet, nehme Dost[136], Kampfer und mehr Blutwurz als diese beiden zusammen, pulverisiere alles, gebe das Pulver gerade zu Beginn des Fieberanfalls in warmen Wein, trinke ihn dann, lege sich ins Bett und schlafe. Die Wärme des Dosts und des Kampfers vertreibt nämlich, zusammen mit der Kälte der Blutwurz temperiert und mit warmem Wein eingenommen, gerade zu Beginn des Fieberanfalls das besagte Fieber, so daß es um so schneller sinkt.

Gegen dreitägiges Fieber. Ein Mensch, den das Fieber jeden zweiten Tag heimsucht, soll Schafgarbe nehmen, doppelt soviel Engelsüß und diese Kräuter in leichtem, gutem Wein kochen, dann durch ein Tuch seihen und diesen Wein gleich bei einem Fieberanfall trinken. Die Kräuter soll er drei Tage lang im Wein lassen, damit er durch sie um so besser temperiert wird. Diesen Wein soll er drei Tage lang trinken, und wenn es nötig sein sollte, die Kräuter wieder durch entsprechende frische ersetzen. Die Wärme der Schafgarbe und des Engelsüß, temperiert durch die erhöhte Wärme des Weines und nach obiger Anweisung im Getränk eingenommen, wird das Fieber senken.

Gegen dreitägiges Fieber (Fortsetzung). Wer am dreitägigen Fieber leidet, nehme Balsamkraut[137], kleinen Huflattich[138] in der gleichen Gewichtsmenge wie Balsamkraut und dreimal soviel Rettich wie die beiden Kräuter zusammen, koche das Ganze in Wein und seihe es durch ein Tuch. Ferner nehme er Gewürznelken, die doppelte Menge Galgant und ein Drittel von diesen beiden Ingwer, verarbeite alles zu Pulver und mache daraus mit dem obenerwähnten Wein, den er durch ein Tuch geseiht hat, einen reinen Trank. Ihn nehme er, wenn das Fieber einsetzt und an den folgenden neun Tagen, damit ihm um so wirksamer geholfen wird. Die Wärme des Balsamkrauts und die Kälte des kleinen Huflattichs, temperiert durch die Wärme des Rettichs, der Gewürznelken, des Galgants und die starke Wärme des Ingwers und mit dem Trank eingenommen, vertreiben das obenerwähnte Fieber.

Gegen viertägiges Fieber. Wenn jemand am viertägigen Fieber leidet, nehme er Krapp, die gleiche Gewichtsmenge Dornkraut und die dreifache Menge dieser beiden Kräuter Brachwurz[139] und koche sie in Wein. Dann gieße er klaren, sehr guten Wein in eine Schale und tauche einen erhitzten Stahl, glühend, wie er ist, hinein, tauche den erhitzten Stahl noch ein zweites Mal in den Wein in dieser Schale und mache es zehnmal mit demselben Wein und demselben Stahl. Danach nehme er den Wein, den er mit den genannten Kräutern gekocht hat, gieße ihn in den gekochten Wein, in den er den Heizstab aus Stahl getaucht hat, lasse alles zusammen noch einmal aufkochen und trinke es gleich beim Anfall des besagten Fiebers, und zwar so lange, bis er gesund ist. Wenn die Kälte des Krapps und die Wärme des Dornkrauts und der Brachwurz mit der erhöhten

Wärme des Weines temperiert werden und wiederum durch die Stärke und erhöhte Wärme des Stahls so, wie es oben beschrieben ist, verstärkt werden, senken sie das Fieber.

Gegen Würmer. Ein Mensch, an dem ein Wurm an irgendeiner Körperstelle nagt, soll Kreide und die doppelte Menge Ton[140], daraus mit saurem Wein sozusagen einen dünnen Mörtel machen und an der Stelle, wo er am Wurm leidet, mit einer Feder auftragen. Das soll er jeden Tag bis zum vierten Tag tun. Danach nehme er Aloe und ein Drittel davon Myrrhe, reibe dies zusammen, mache daraus mit frischem Wachs ein Pflaster, lege es auf ein Tuch aus Hanf und trage es, auf der schmerzenden Stelle befestigt, zwölf Tage lang. Die Kreide ist nämlich warm und der Ton kalt, und so tötet die Wärme der Kreide, temperiert mit der Kälte des Tons und mit der Wärme und Schärfe des Weines, die Würmer. Die Wärme der Aloe, gesteigert durch die Wärme der Myrrhe, zieht den Eiter aus den Geschwüren und heilt diese Stelle.

Der Stahl. Damit der Stahl stark ist, tauche ihn in Löwen- oder Bocksblut! Wenn der Diamant in Bocksblut getaucht wird, damit er durch den Stahl geschnitten werden kann, so erhält der Stahl dort, wo er mit dem Bocksblut, in das er getaucht wurde, zuerst in Berührung kommt, seine Stärke und schneidet den Diamanten.

Wenn du bemerkt hast, daß Rinder durch schädliches Blut oder durch schwere Arbeit krank werden, dann nimm Muscheln aus dem Sand, der am Strand liegt, verarbeite sie zu Pulver, gib es zusammen mit der Pflanze, die Betonie heißt, in Wasser, und zwar so, daß das Pulver mehr ausmacht als die Betonie, und gib es ihnen zu trinken! Gib ihnen zwischendurch trockenes Heu zum Fressen! Wenn ihnen aber der Rotz aus der Nase fließt und sie im Schlund Geräusche machen, als ob sie Husten hätten, dann nimm Myrrhe und Weihrauch, jedoch so, daß es mehr Myrrhe als Weihrauch ist, lege sie auf glühende Kohlen und mach, daß der Rauch ihnen in die Nase steigt! Nimm bei feuchter, lauer Luft, wenn das Vieh leicht krank wird, Dill und Kalmus, jedoch so, daß es mehr Dill als Kalmus ist, und mische sie unter das Futter, damit sie es fressen, und diese Kräuter werden ihnen die Gesundheit erhalten, so daß sie nicht krank werden.

Die Schafe. Wenn die Schafe krank werden, dann nimm Fenchel und Dill, jedoch so, daß es mehr Fenchel als Dill ist, lege sie in Wasser, damit das Wasser von ihnen den Geschmack annimmt, und gib es ihnen zu trinken, und es wird ihnen besser gehen!

Das Pferd. Wenn einem Pferd der Rotz aus der Nase fließt und es infolgedessen hustet[142], dann koche Brennesseln[143] und noch mehr Liebstöckel[144] als Brennesseln in Wasser und laß den Dampf[145] davon noch warm in die Nase und in den Mund des aufgezäumten Pferdes steigen, und es wird geheilt werden. Wenn das Pferd Bauchschmerzen hat, dann mische ebenso Brennesseln und mehr Liebstöckel als Brennesseln oft unter sein Futter, damit es alles zusammen frißt, und es wird geheilt werden.

Der Esel. Wenn ein Esel Kopfschmerzen hat und hustet[146], dann nimm Buchenasche[147], und zwar Buchenasche, aus der bereits eine Lauge gemacht wurde, laß den Dampf[148] davon in Maul und Nase des Esels steigen, wenn die Asche noch heiß ist, und er wird geheilt werden. Wenn ein Esel Bauchschmerzen hat, dann mische großen Huflattich[149], und zwar durch Abschaben[150], in Kleie, die im Wasser ein wenig erwärmt wurde, und er wird geheilt werden.

Das Schwein. Wenn ein Schwein an irgendeiner Krankheit leidet, dann nimm Schneckenhäuser, das heißt „sneckenhus"[151], und etwas mehr Dill[152] als Schnecken, zerkleinere alles und gib es dann in sein Futter[153], damit es das Schwein frißt! Koche auch Brennesseln[154] in Wasser und mische das damit gekochte Wasser in das Futter[155], damit es das Schwein frißt! Tue das oft, und es wird geheilt werden!

Die Ziege. Wenn eine Ziege irgendwie krank ist, dann gib ihr genügend und oft Blätter von der Eiche[156] zu fressen, tue das oft, und sie wird geheilt werden.

Das Pferd und das Rind (Fortsetzung). Wenn du einem Pferd oder Rind oder Esel eine Ader aufschneiden willst, um Blut abzuzapfen und wenn das Tier kräftig und beleibt ist, dann entnimm ihm so viel Blut, wie ein Wasserbecher fassen kann! Wenn aber das Pferd oder Rind oder der Esel schwach und mager ist, dann entnimm nur einen halben Becher Blut, natürlich entsprechend dem körperlichen Umfang, den das Tier hat, und der geringen Kraft! Gib ihm nach dem Aderlaß weiches Futter und trockenes, zartes Heu zu fressen! Nach dem Aderlaß soll es dann zwei Wochen lang oder eine Woche und vier Tage ruhen, damit es seine Kräfte wiedererlangt, weil es doch sonst immer arbeiten muß. Wenn drei Monate vorübergegangen sind, dann nimm diesem Tier im vierten Monat Blut aus der Ader, aber nicht vorher, außer bei einem dringenden Notfall infolge einer Krankheit, weil bei diesen Tieren die schädlichen Säfte nicht so überreichlich sind wie beim Menschen.

Das Schaf. Nimm dem Schaf oft Blut aus der Ader, aber jedesmal nur wenig Blut!

Nimm eine Wurzel mit den Blättern vom Ruprechtskraut[157], zwei Wurzeln mit den Blättern von der Malve, sieben Wurzeln mit den Blättern vom Wegerich, und diese Kräuter mitsamt ihren Wurzeln in der Monatsmitte des April ...[158]

Gegen Zungenschmerzen. Wenn jemand Schmerzen an der Zunge hat, so daß sie geschwollen oder schwärig[159] ist, dann ritze sie ein wenig mit einer kleinen Lanzette oder einem Dorn[160], damit an der dortigen Wundstelle der Eiter herauskommen kann, und es wird ihm besser gehen!

Die Brust. Wenn jemand auf der Brust hustet[161], so daß es dort zuerst zu schmerzen beginnt, dann nimm Salbei und Liebstökkel[162] zu gleichen Teilen und die doppelte Menge Fenchel wie diese beiden Kräuter und lege das alles so lange in guten Wein, bis er von ihnen den Geschmack annimmt! Wirf dann die Kräuter weg, mache den Wein warm und trinke ihn dann nach dem Essen warm, bis du wieder gesund bist!

Woher die Vergeßlichkeit kommt[163]. Bei einigen Menschen bilden schädliche Säfte manchmal einen Brodem[164], der bis zu ihrem Gehirn aufsteigt und es so sehr verpestet, daß sie infolgedessen vergeßlich, das heißt „uergezzen"[165] werden. Nimm daher Brennesseln[166], zerstampfe sie zu Brei und gib ein wenig Olivenöl[167] hinzu! Und wenn du schlafen gehst, reibe deine Brust und Schläfen damit gründlich ein, und tue das oft, so wird die Vergeßlichkeit bei dir abnehmen!

V.

Die Kennzeichen des Lebens. Wenn ein Mensch körperlich gesund ist, wenn er klare, helle und durchsichtige Augen hat, egal, welche Farbe sie auch haben, besitzt er die Kennzeichen des Lebens. Wenn seine Augen so hell und durchsichtig sind wie eine weiße Wolke, durch die manchmal eine andere Wolke bläulich[168] durchschimmert, wird er leben und nicht bald sterben.

Die Augen. Die Macht der Seele kann man in den Augen des Menschen sehen, wenn seine Augen klar, hell und durchsichtig sind, weil die Seele mit Macht im Körper wohnt, um recht viele Werke in ihm zu vollbringen. Die Augen des Menschen sind nämlich die Fenster der Seele.

Trübe Augen und das Kennzeichen des Todes. Wer aber trübe Augen hat, obwohl er gesund ist, so daß seine Augen nicht hell und durchsichtig sind, egal, welche Farbe sie auch haben, besitzt das Kennzeichen des Todes. Ebenso wird er bald krank werden und sterben, wenn seine Augen so trüb sind wie eine Wolke, die vorne so dicht ist, daß man dahinter keine bläuliche Wolke erkennen kann. Denn in den Augen dieses Menschen kann man die Kraft der Seele nicht mehr sehen, weil sie in ihm nur noch wenige Werke vollbringen wird und wie von Wolken verhüllt wohnt, so wie ein Mensch, der überlegt und grübelt, wann er seine Wohnung verlassen und aus seinem Haus fortgehen soll.

Die Kennzeichen des Lebens. Ein gesunder Mensch, dessen Farbe auf den Wangen unter der Haut rötlich oder ein wenig rötlich ist, so daß man diese Farbe unter der Haut wie bei einem Apfel sehen kann, der durchsichtig, hell und klar ist, besitzt das Kennzeichen des Lebens, wenn die rötliche Farbe auf seinen Wangen unter der Haut zu sehen ist, wie es bei einer weißen Wolke vorkommt, durch die manchmal eine bläuliche Wolke durchschimmert. Dieser Mensch wird leben und nicht bald sterben. Denn die rötliche Farbe, die sich unter der Haut auf den Wangen des Menschen zeigt, ist, wie gesagt, der feurige Hauch des Lebens, das heißt der Seele, weil die Seele Feuer ist. Daher zeigt sich an den Wangen, daß die Seele sicher im Körper wohnt und ihn nicht bald verlassen wird.

Das Kennzeichen des Todes. Ist ein Mensch gesund, zeigt sich dann aber auf seinen Wangen über der Haut eine rötliche oder leicht rötliche Farbe, so daß man keine Haut unter dieser rötlichen Färbung auf den Wangen sehen kann, dann besitzt er das Kennzeichen des Todes. Denn dann liegt die Wangenröte so fest auf der Haut, daß man darunter die Haut nicht sehen kann, so wie bei einem roten Apfel, unter dessen Röte keine Haut, sondern nur eine gewisse Röte auf der Oberfläche zu sehen ist. Ein solcher Mensch wird bald krank werden und sterben. Die Wangenröte, die auf der Haut liegt, ist der feurige Hauch der Seele. Bei einem solchen Menschen aber zeigt die Seele ihre Kraft außerhalb des Körpers und erweist sich im Körper als schwach und unsicher wie ein Mensch, der bereits ein paarmal an seine Haustür tritt, wenn er vorhat, das Haus zu verlassen.

Das Anzeichen des Todes (Fortsetzung). Auch die Stimme, die bei einem Menschen sonst immer klar und rein klang, zeigt den Tod an, wenn der betreffende Mensch bis dahin gesund und kräftig war und dann die Stimme heiser wird, und zwar so, daß ein solcher Mensch dann gewöhnlich heiser bleibt, ohne daß eine Krankheit vorliegt. So wird eine hellklingende Trompete, die immer einen reinen Klang von sich gegeben hat, heiser, wenn sie irgendwie beschädigt wird. Wenn bei einem Menschen die Stimme immer klar und rein war, bewirkte dies die Kraft des Bewußtseins. Es mußte nämlich lange Zeit an seiner Stätte bleiben; daher hat der Mensch auch seinen Verstand. Wenn aber nun der Mensch für immer heiser wird, bereitet sich seine Seele darauf vor, den Körper zu verlassen. Auch die Stimme, die bei einem gesunden Menschen gewöhnlich immer heiser, also verdunkelt war, und zwar ohne daß eine Krankheit die Ursache war, zeigt den Tod an, wenn sie dann hell und klar wird, so daß also der betreffende Mensch danach für immer eine helle und klare Stimme hat, ohne daß eine Krankheit vorliegt. Das ist dann so, als wenn eine unbrauchbare Trompete, die immer heiser klang, irgendwie zu einem hellen und klaren Klang gezwungen wird, eine Weile gezwungenermaßen einen hellen und klaren Klang von sich gibt, der jedoch bald wieder nachläßt und schweigt. Wenn nämlich bei einem Menschen die Stimme heiser ist, ohne daß er krank ist, dann wirkt die Seele eher insgeheim in seinem Körper als offen außerhalb des Körpers. Daher ist auch ein solcher Mensch hinterlistig. Ändert sich aber diese Stimme und wird für immer hell und klar, ohne daß eine Krankheit die Ursache ist, dann zeigt in diesem Fall die Seele an, daß sie den Körper bald verlassen wird. Denn nunmehr manifestiert sie sich außerhalb des Körpers, während sie vorher still in ihm wirkte. Wenn ein Mensch krank im Bett liegt, egal, welche Krankheit ihn ans Bett fesselt, und wenn das Fleisch im Gesicht aufgedunsen ist wie das Fleisch im Gesicht eines Menschen, wenn er aus dem Schlaf erwacht, und wenn seine Augen klar sind wie eine Zisterne und etwas wässerig, dann wird er zweifellos nicht von seiner Krankheit genesen, sondern sterben. Denn wenn das Fleisch im Gesicht eines solchen Menschen aufgedunsen ist, kommt das von den verschiedenen kranken Säften, die sich in seinem Gesicht manifestieren. Was aber den Umstand betrifft, daß seine Augen, wie gesagt, klar sind, so kommt das daher, daß die Seele an diesen Augen ihr Feuer manifestiert. Daß sie aber etwas wässerig sind, kommt daher, daß das Feuer der Seele ihre Flammen zum Erlöschen bringt, weil sie diesen Körper bald verlassen will. Wer ein ziemlich aufgedunsenes Gesicht hat wie ein schlafender Mensch, wird, wenn auch noch seine Augen klar, aber dennoch nicht wässerig sind, unter großer Angst und großer Gefahr dem Tode gerade noch entgehen. Denn die schädlichen Säfte dieses Kranken machen sein Gesicht aufgedunsen, aber seine klaren Augen zeigen an, daß noch das Feuer der Seele in ihm ist. Wenn aber seine Augen nicht wässerig sind, dann bringt auch die Seele in diesem Fall ihre Flammen nicht zum Erlöschen, sondern hält sie klein, um das Leben zu erhalten.

Das Kennzeichen des Lebens. Wenn die Augen des Menschen sehr hell, aber ziemlich trüb und sehr wässerig sind, wird er bald genesen und leben. Daß nämlich die Augen dieses Kranken nicht durch und durch klar sind, kommt daher, daß die Seele ihr Feuer in ihnen nicht zum Erlöschen bringt. Daß sie aber trüb sind, kommt von einem Überschuß des Blutes, das damit ein Lebenszeichen gibt. Daß sie sehr wässerig sind, kommt davon, daß sich das überschüssige Blut durch Schäumen reinigt und das Gift ausscheidet, um zu leben.

Das Kennzeichen des Todes. Wenn ein Mensch, der bei seiner körperlichen Gesundheit gewöhnlich immer verständig und klug war, durch eine Krankheit den Verstand verliert wie ein Mensch, der innerlich verstört ist und in diesem Zustand des Unverstands bleibt, wird er sterben und nicht am Leben bleiben. Wenn er in seinem Leben gewöhnlich verständig und klug war, so kam dies gleichsam von den Schwingen der Vernünftigkeit seiner Seele; wenn er dann während seiner Krankheit ständig unvernünftig ist, dann zieht die Seele die Schwingen ihrer Vernünftigkeit ein und bereitet sich darauf vor fortzugehen.

Das Kennzeichen des Lebens. Wenn einer, der durch die Schwingen der Vernünftigkeit seiner Seele immer verständig und klug war, solange er gesund war, nun als Kranker im Bett den Verstand verliert, dann zieht sich die Seele aus dem Leben zur Vernünftigkeit zurück. Wenn er dann im weiteren Verlauf dieser Krankheit plötzlich wieder auf Dauer zu seiner früheren Klugheit zurückgefunden hat und sie beibehält, so gibt die Seele mit den Schwingen der Vernünftigkeit, die sie vorher sehen ließ, nun von neuem ein Lebenszeichen, und so wird der betreffende Mensch dem Tode gerade noch entgehen.

Das Kennzeichen des Todes (Fortsetzung). Bei demjenigen, der gewöhnlich immer unvernünftig und unklug war, solange er körperlich gesund war, läßt die Seele die Schwingen der Vernünftigkeit nicht in ihrer Vollkommenheit sehen. Falls er in einer Krankheit, wenn er krank im Bett liegt, somit einsichtig wird und in dieser Einsicht auf Dauer verbleibt, wird er sterben und nicht am Leben bleiben, weil die Seele die Einsicht und die Wege, die sie in einem anderen Leben gehen wird, bereits bei ihrem Fortgang zu erkennen gibt. Wer aber bei körperlicher Gesundheit immer unvernünftig und unklug war, weil die Seele die Schwingen der Vernünftigkeit nicht voll entfaltete, und als Kranker zur Vernunft kommt, bei dem bereitet sich die Seele auf die Einsicht und auf die Wege eines anderen Lebens vor. Wenn er aber dann plötzlich während seiner Krankheit zu seiner früheren Unvernunft zurückkehrt und darin verbleibt, wird er dem Tod gerade noch entgehen, weil die Seele wieder an den gewohnten Ort und zu dem gewohnten Zustand, den sie vorher in diesem Körper hatte, zurückfindet. Denn sie will noch nicht von ihm scheiden.

Der Puls und das Kennzeichen des Lebens. Wenn ein Mensch, egal, aufgrund welcher Krankheit er im Bett liegt, in der Ader in seinem rechten Arm einen regelmäßigen, ruhigen Pulsschlag hat wie ein Mensch, der seinen Atem regelmäßig und ruhig einzieht und ausstößt, wird er am Leben bleiben und nicht sterben. Denn wie groß auch die Schwäche infolge der hitzigen Fieberanfälle durch die Säfte im Menschen sein mag, behält die Seele doch eine regelmäßige Atmung bei, da sie den Körper nicht verlassen will, und daher ist der Pulsschlag in der Ader regelmäßig und ruhig, weil die Seele die Ader nicht in Erwartung des Todes bewegt.

Die Anzeichen des Todes (Fortsetzung). Wenn aber die Ader im rechten Arm des Kranken einen hastigen Puls hat, vergleichbar mit einem Menschen, der bereits am Ersticken ist, und es bei keinem Pulsschlag nachläßt, dann wird er sterben, weil die Seele zum Scheiden gezwungen ist. Sie bewegt die Ader dann nur noch schwach und löst sich von ihr. Daher eilt dann der Puls des Kranken dem Tode entgegen.

Die Anzeichen des Lebens (Fortsetzung). Wenn die

Ader bei dieser Eile ein oder zwei regelmäßige Schläge getan hat und dann wieder hastig wie vorher schlägt, dann zeigt die Seele mit dieser Eile an, daß sie bei ihrem Scheiden Schwierigkeiten hat; daher bewegt sie nämlich die Ader so hastig. Mit den ein oder zwei regelmäßigen Schlägen zeigt sie jedoch an, daß sie sich bei dem Menschen an das Leben erinnert und sich wieder um das noch vorhandene Leben bemüht. Daher wird der betreffende Mensch nicht sterben, sondern am Leben bleiben. Der Pulsschlag am rechten Arm ist besonders zu beachten, weil die Zeichen, die Leben und Tod ankündigen, am rechten Arm besonders deutlich wahrgenommen werden können, da die größte Kraft in der Rechten liegt und diese immer tätig ist. Die Linke aber ist gleichsam gelähmt und untätig. An der Beuge des rechten Arms und an der Beuge des rechten Beins, das heißt unter dem Knie, kann der Pulsschlag objektiv beurteilt werden, weil sich dort die Kraft der Seele befindet. Denn die Seele hat die Gelenke der Glieder fest in ihrer Gewalt, und wenn sie den Körper verlassen will, löst sie die Gelenke. Daher zeigt der Puls in ihren Adern die stürmische Erregung vor dem Tode an. Wenn aber die Seele nicht scheiden will, obwohl der Körper des Menschen viel zu leiden hat, dann ist der Puls in den Adern der Gelenke ruhig und gleichmäßig, weil sich die Seele nicht auf ihr Scheiden vorbereitet.

Anzeichen im Urin. Was auch der Mensch trinken mag, sei es Wein oder Bier oder Met oder Wasser: Jeder Urin zeigt, aus welchem Getränk er auch immer hervorgehen mag, die Art der Gesundheit oder Krankheit an. Der eine Urin ist nicht besser als der andere, weil aller Urin aus Abschaum besteht, auch wenn das eine Getränk wertvoller als das andere ist.

Die Lähmung. Wenn ein Mensch kalt und gelähmt ist und krank im Bett liegt, ist sein Urin weiß wie der Schaum vom neuen Most und dick wie der Wein infolge des Schüttelns, wenn er transportiert wird. Weil nämlich die Kälte und die Lähmung in ihm in ständiger Bewegung sind, daher ist sein Urin weiß wie der Schaum vom Most und dick, solange er krank ist. Infolge der Kälte ist er weiß. Dagegen gibt die Wärme dem Urin eine rötliche oder eine andere Färbung. Dick ist er deshalb, weil die Säfte in einem solchen

Menschen verdorben sind und nicht den rechten Weg finden. Das ist so, wie wenn ein Gewässer im Sturm über die Ufer tritt und sich verdichtet. Und wenn er im Sterben liegt, dann fällt sein dicker Urin zu Boden, weil sich bei diesem Menschen die Säfte trennen und sich auf den Tod vorbereiten. Der Urin bleibt oben klar, weil das Blutwasser vom Blut getrennt ist. Das Blutwasser ist oben, und das Blut sinkt zu Boden. Das Blutwasser befindet sich zwischen der oberen, klaren Schicht und der unteren, dicken Schicht wie kaltes Wasser, das bald gefrieren wird, und es ist auch wie Schnee, der eben fällt, weil sich das, was Phlegma ist, leicht voneinander trennen läßt. Denn es wird kalt wie frisches Eis und schmilzt oder trocknet ein wie Schnee, da es sich vom Blut und von den Säften trennt. Das sind die Anzeichen des Todes, wie auch Wolken, die wuchtig wie Berge, von wechselnder Gestalt, schwarz und grau sind, oft ein Unwetter ankündigen. Sind aber weder die Klarheit noch die Dickflüssigkeit noch die Merkmale des Urins, die einen Vergleich mit einer eben einsetzenden und noch nicht abgeschlossenen Gerinnung und einem eben fallenden Schnee nahelegen, vereinzelt und voneinander getrennt, wie dies oben beschrieben wurde, sondern miteinander kombiniert, so daß man sie nicht einzeln unterscheiden kann, dann wird der Kranke am Leben bleiben und gesund werden. So wird es vergleichsweise keine schweren Unwetter geben, wenn gleichartige Wolken, gleichmäßig verteilt, am Himmel zu sehen sind. Denn das Blutwasser, das Blut und das Phlegma sind bei einem solchen Menschen miteinander verbunden, und deshalb stirbt dann auch der betreffende Mensch nicht. Wenn im Urin oben eine nur geringe Klarheit zu sehen ist und kein Anzeichen, das einen Vergleich mit eben fallendem Schnee nahelegt, zu bemerken ist, dann hat der betreffende Mensch viel zu leiden und wird dem Tode nur knapp entrinnen. Denn das Blutwasser kann in diesem Fall nicht völlig vom Blut und vom Phlegma getrennt werden, weil ja oben noch eine geringe Klarheit vorhanden ist und unten keine Flocken[169] zu sehen sind. So wird dieser Mensch am Leben bleiben. Wer aber hitziges, starkes Fieber hat, dessen Urin ist durch die Hitze des kochenden Blutes rot und dickflüssig, weil die Säfte wegen der roten Glut des Blutes wie im Schlaf daliegen und ihre Aufgaben nicht erfüllen. Daher sinkt der Abschaum[170] von diesen Säften auf den Boden und ist blutig, weil er durch das rote, heiße Blut in Bewegung versetzt wurde. Wer so ein hitziges Fieber hat, spürt keinen Appetit und keinen Geschmack von den Speisen, weil die Säfte ihre Pflicht nicht erfüllen. Wenn aber ein Mensch dieses hitzige Fieber hat, gierig auf Speisen ist und beim Essen unmäßig ist, dann rast das Fieber desto mehr, weil die Säfte ihre Aufgaben nicht erfüllen. Wenn er etwas zum Trinken verlangt und viel trinkt, leidet er dadurch keinen Schaden, weil er austrocknen würde, wenn er nicht tränke. Wenn er schon jeher eine hitzige Veranlagung hatte, dann schadet es ihm, wenn er während dieser Krankheit Wein trinkt. Daher soll er dann Wasser trinken. Hatte er jedoch schon vor seiner Krankheit eine kalte Veranlagung, dann schadet es ihm nicht, wenn er während dieser Krankheit Wein trinkt. Wenn er im Sterben liegt, zeigt sein Urin verschiedenerlei Streifen in sich, als würde er gespalten wie das Eis, das beim Auftauen gespalten wird. Diese Veränderungen verursachen die Säfte, weil sie sich beim Sterben des Menschen trennen und weil sie durch diese Veränderungen dem Tod den Weg bereiten. Oben ist der Urin ein wenig klar, weil er vom Blutwasser und vom Blut getrennt ist. Von unten her bis zu der klaren Schicht ist der Urin dickflüssig, weil die Säfte beim Sterben absinken und dann untätig daliegen. Sind im Urin weder die Streifen noch die klare Schicht noch die Dickflüssigkeit voneinander getrennt, so daß man sie einzeln feststellen könnte, sondern so gemischt, daß man sie nicht unterscheiden kann, dann wird der Kranke am Leben bleiben und wieder gesund werden. So entstehen vergleichsweise nicht viele gefährliche Unwetter, wenn die Wolken am Himmel gleichmäßig aussehen. Denn das Blutwasser, das Blut und die Säfte trennen sich in diesem Fall nicht voneinander, sondern bleiben miteinander verbunden, um den Kranken am Leben zu erhalten. Wenn aber im Urin gewisse Veränderungen zu sehen sind, aber nicht im ganzen Urin, dann beginnen die Säfte, sich etwas voneinander zu trennen. Sie können dies aber nicht ganz tun. Wenn im Urin die obere Schicht ein wenig klar ist, beginnt das Blutwasser sich von den Säften zu trennen, und wenn man dann unten keine verschiedenartigen Streifen unterscheiden kann, trennen sich die Säfte nicht voneinander. Daher wird der betreffende Mensch am Leben bleiben. Dennoch tritt dabei noch eine gewisse Dickflüssigkeit, die von den anderen

Phänomenen nicht zu trennen ist, auf, weil die Säfte voneinander nicht getrennt sind. Der betreffende Mensch hat dann viel zu leiden und wird dem Tod nur knapp entrinnen.

Die schädlichen Säfte. Es gibt einige Menschen, die weder an Magenschmerzen noch an Schmerzen in der Seite leiden, die aber schädliche Säfte in sich haben. Wenn diese Menschen im Sterben liegen, trocknen sie inwendig aus, weil sie ein plötzlicher Schreck vor der plötzlichen, natürlich recht schwerwiegenden Krankheit ergreift und sie dadurch in sich selbst austrocknen. Ihr Urin hat, im Uringlas aufgefangen, die richtige Farbe, weil sie ja vorher gesund waren. Wenn der Urin aufgefangen wurde, muß er im Uringlas bleiben, bis er sich abgekühlt hat. Wenn also ein solcher Mensch im Sterben liegt, dann wird der Urin, wenn er sich abgekühlt hat, bald blaß, weil dieser Mensch durch die Trockenheit innerlich kalt ist, und er ist am unteren Ende klar, weil das Blutwasser von den Säften und vom Blut getrennt wird, und obenauf wird er so aussehen, als ob er mit ein wenig Pulver bestreut wäre, weil die Säfte des Menschen erschreckt sind und eine Art Pulver ausscheiden, wenn sie sich auf den Tod vorbereiten. So streut man auch Pulver aus, wenn man ihn berührt. Das ist ein Anzeichen des Todes. Wenn der Urin nicht blaß wird, am unteren Ende nicht klar ist und wenn er auch obenauf nicht so, als ob er mit Pulver bestreut wäre, sondern ungleichmäßig aussieht, dann wird der Kranke am Leben bleiben und wieder gesund werden (wie ja auch keine schweren Unwetter entstehen, wenn gleichartige Wolken am Himmel gleichmäßig aussehen). Denn das Blutwasser, das Blut und die übrigen Säfte, die in dem Menschen sind, trennen sich nicht in Erwartung des Todes voneinander. Wenn der Urin etwas rötlich, am unteren Ende klar und obenauf in der Mitte wie ein edler Wein ist und es aussieht, als ob gleichsam ein kleiner Fettfleck obenauf schwimmen würde, dann hat der betreffende Mensch zweifellos viel zu leiden und wird dem Tode nur knapp entgehen. Denn bei dieser Erkrankung zeigt der rötliche Urin an, daß es mit der Gesundheit dieses Menschen nicht zu Ende gehen muß, weil die Gesundheit mit ihrer Wärme die Krankheit dieses Menschen durchdringt und weil eine Erwärmung einsetzt. Daher wird der Urin rötlich. Wenn der Urin aber am unteren Ende klar ist, zeigt das an, daß das Blutwasser von den Säften und vom Blut getrennt ist, und wenn er oben in der Mitte wie ein edler Wein gefärbt ist und gleichsam ein kleiner Fettfleck darauf schwimmt, deutet das auf ein Leberleiden hin, weil dann der Kranke an Fettüberschuß leidet. Daher scheidet der Urin das Zeichen, das heißt den Schaum dieses Fetts aus. So weist zwar ein solcher Urin auf eine schwere Erkrankung und auf eine große Gefahr hin, aber dennoch zeigt seine rötliche Färbung an, daß das Leben gewissermaßen gerade noch haftet.

Das tägliche Fieber. Wenn der Urin eines Menschen, der täglich Fieber hat, dickflüssig ist und auch eine dem Wein ähnliche Färbung hat, wird er bald wieder gesund werden. Denn die täglichen Fieberanfälle kommen von einer nicht richtigen Bewegung der Säfte. Daher ist auch der Urin dieses Menschen dickflüssig, weil die Säfte nicht richtig in Bewegung sind. Diese Fieberanfälle kommen auch von einer nicht richtigen Verdauung, wenn nämlich die Ausscheidungen ungewöhnlich hart oder ungewöhnlich dünn sind. Daher weist auch der Urin dieses Menschen gewissermaßen die Färbung eines Weines auf, der sich verwandelt hat. Wenn aber der Urin klar und hell wie Wasser ist, dann wird der Kranke sterben, weil sich das Blut dieses Menschen in Kälte verwandelt hat. Daher fließen auch die übrigen Säfte zusammen, wie wenn Milch gerinnt, weil es an Wärme und Blut fehlt. Daher ist dann auch der Urin klar und hell, weil er nicht mit den Säften vermischt ist. Denn sie erfüllen ihre Aufgaben nicht. Wenn der Urin ein bißchen blaß und dickflüssig und etwas wässerig ist, dann hat der Mensch viel zu leiden und wird nur knapp dem Tode entrinnen. Weil nämlich ein solcher Mensch die Kälte in sich hat, ist sein Urin blaß und etwas wässerig, und weil auch die Säfte in ihm vor dem Tod wie eine Sturmflut überfließen, ist der Urin dickflüssig. Daher leidet ein solcher Mensch lange, wird aber doch nicht zu Tode kommen.

Das dreitägige Fieber. Wenn der Urin des Menschen, der das dreitägige Fieber hat, dann, wenn er aufgefangen wird, blutig ist und sich die rote Farbe des Blutes nicht ändert, sondern so rot bleibt, und wenn der Urin auch dickflüssig wird, dann stirbt dieser

Mensch nicht, aber er bleibt lange matt. Denn bei einem solchen Menschen sind die Säfte glühend heiß geworden, und daher bleibt sein Urin blutig und bleibt wegen der Stärke dieser Hitze so rot. Weil die Säfte in diesem Menschen kochen, kann seine Verdauung nicht richtig und natürlich sein. Daher vermischt sich sein Saft etwas mit dem Urin, und aus diesem Grunde ist dieser dickflüssig. Dieser Mensch bleibt wegen dieser Krankheit lange matt, stirbt aber nicht, weil die Säfte in ihm sich nicht voneinander trennen. Wenn der Urin im Uringlas gerade aufgefangen wurde und rot ist und dann ein wenig blaß wird und wenn sich dann auch verschiedenartige Streifen wie Äderchen darin zeigen, und zwar rote, wässerige und trübe, dann ist das ein Anzeichen des Todes, und dieser Mensch wird sterben. Denn der Urin, der wegen der Hitze und Wärme dieses Menschen rot ist, besitzt, wenn er blaß wird, keine ganz starke Wärme mehr, weil der betreffende Mensch innerlich abgekühlt ist. Und dann erscheinen auch die verschiedenfarbigen Streifen im Urin, weil in einem solchen Menschen die Säfte voneinander geschieden werden, die gemäß ihren Aufgaben verschiedene Farben haben. Sie sind rot, weil die Wärme und das Blut durch die Kälte voneinander getrennt werden, wässerig, weil das Blutwasser und das Blut sich vom Blut und der Wärme trennen, trübe aber, weil die Schwarzgalle und ähnliche Säfte sich voneinander trennen. Wenn der Urin infolge der verschiedenen Säfte die verschiedenen Streifen aufweist, aber darin keine roten Streifen zu sehen sind, dann sind Blut und Wärme bei ihm noch vermischt und nicht getrennt. Dadurch zeigt der Urin an, daß noch Leben vorhanden ist. Ein solcher Mensch hat aber viel zu leiden und wird dem Tode nur knapp entrinnen.

Das viertägige Fieber. Wenn der Urin des Menschen, der das viertägige Fieber hat, dickflüssig und rot ist und wenn sich verschiedene Streifen wie Adern darin zeigen, so hat dieser Mensch zu leiden, weil er trocken wird; er wird aber dennoch am Leben bleiben. Denn wenn der Urin dieses Menschen dickflüssig ist, dann vermischt sich der Kot mit dem Urin, und davon wird der Urin dickflüssig. Wenn er rot ist, dann bleibt die Wärme noch im Blut und trennt sich nicht vom Blut. Wenn er aber die verschiedenen Streifen aufweist, dann bleiben auch die verschiedenen Säfte noch fest zusammen. So vertrocknet zwar der betreffende Mensch infolge dieser Krankheit, er wird aber dennoch am Leben bleiben können, weil eine Auflösung der Säfte in ihm noch nicht erfolgt.

Das Vorzeichen des Todes im Urin. Wenn der Urin weiß wie vergiftete Milch, ähnlich einer geronnenen Milch und in seiner Mitte ähnlich einer Wolke ist, die purpurrot, weiß und trüb ist, dann ist das ein Vorzeichen des Todes, und der betreffende Mensch wird sterben. Denn der Urin, weiß wie eine vergiftete Milch und ähnlich einer geronnenen Milch, zeigt an, daß die natürliche Wärme von diesem Menschen gewichen ist. Daher ist auch sein Urin weiß. Daher gerinnen auch die Giftstoffe, die sich in den Säften befanden, weil sie nicht die richtige Wärme haben. Und er ist auch deshalb in seiner Mitte wie eine Wolke, die purpurrot, weiß und trüb ist, weil sich die Schwarzgalle mitten unter den Säften wie zu ihrem starken Schutz befindet. Er ist also purpurrot, weil er seine Farbe sozusagen in die Farbe einer Wunde verändert hat und er sich bereits in Auflösung befindet; weiß, weil sein Gift auseinanderfließt und weil er anzeigt, daß er in seiner Stärke nachläßt; trübe, weil er den schädlichen natürlichen Brodem, den er vorher in sich hatte, nun herausläßt. Wenn dieser Urin einer Wolke ähnelt, die, wie gesagt, purpurrot, weiß und trübe ist und wenn er dann auch noch an seinem Rand ziemlich klar ist, weil er nicht ganz dickflüssig ist, dann hat der betreffende Mensch viel zu leiden und wird dem Tode nur knapp entrinnen. Dennoch wird er schneller genesen als derjenige, dessen Urin rot ist. Denn purpurroter Urin weist darauf hin, daß die Schwarzgalle verletzt ist, weißer zeigt an, daß sie sich schon im Stadium des Zerfalls befindet, und trüber macht deutlich, daß sie bereits ihren Brodem im Absterben ausläßt. Wenn der Urin in der Mitte und nicht überall dickflüssig ist, deutet die Klarheit an seinem Rand an, daß die Säfte dieses Menschen noch nicht völlig voneinander getrennt sind. Dann ist also der Urin an seinem Rand klar und in der Mitte dickflüssig, weil die Säfte noch fest zusammenbleiben. So wird dieser Mensch dem Tode entrinnen und seine Gesundheit rascher wiedererlangen als der Mensch, dessen Urin rot ist, weil er innerlich eine große Hitze hat, von der er nicht so schnell befreit werden kann.

Die Verschiedenheit der Flüsse. Es ist bemerkenswert, daß sich das Flußwasser je nach der Luftbeschaffenheit ändert. Wenn nämlich ein heftiger Wind weht, entstehen auf den Wellen schreckliche Stürme. Wenn die Sonne in ihrer Glut brennt, dann kochen die Gewässer und tragen Schaum. Bei ruhiger, milder Luft sind die Gewässer ruhig, still und schön. So ist es auch mit dem Urin des Menschen. Denn wenn eine gefährliche Krankheit wie ein heftiger Wind im Menschen ausbricht, so daß sich seine Seele vom Körper lösen möchte, dann häufen sich auch in seinem Urin stürmische Unruhen. Wenn in einem Menschen eine zu starke Hitze der Säfte vorherrscht, vergleichbar mit der brennenden Sonne, dann sieht auch der Urin beim Menschen entsprechend der Wärme und Hitze aus. Wenn sich der Mensch im richtigen, ruhigen körperlichen Zustand befindet, dann zeigt sich auch der Urin entsprechend der richtigen Verfassung.

Die Prüfung des Urins. Der Urin eines Kranken ist im Hinblick auf eine abwägende Prüfung seiner Gesundheit oder Krankheit dann aufzufangen, wenn er nach dem Schlaf erwacht, weil dann der Urin entsprechend dem Zustand dieses Kranken richtig temperiert und gefärbt ist. Denn wenn der Mensch schläft, ist er in Ruhe und ohne Bewegung, und daher fließen die Säfte und der Schweiß, die in ihm sind, ihrer Natur entsprechend und entsprechend dem jeweiligen inneren Zustand des Menschen. Wenn aber der Kranke nicht schlafen kann, dann muß zur prüfenden Beurteilung seines Zustandes der Urin aufgefangen werden, den er in der Nacht läßt oder den er in der Dämmerung ausscheidet, weil die Temperatur der Nacht beziehungsweise die Temperatur, die bei Tagesanbruch herrscht, die Säfte, die in ihm sind, und seinen inneren Zustand ziemlich gut in Einklang bringt.

Die Unbeweglichkeit der Erde und die unterschiedliche Beurteilung der Exkremente. Die Erde und der Lehm sind unbeweglich und können daher nicht von der Luft bewegt werden. Sie strömen aber einen spürbaren Geruch aus, wenn der Regen bereits herabfällt oder wenn er schon sehr bald herabfallen soll. So ist es auch mit den Exkrementen des Menschen. Denn an den Ausscheidungen kann man Zeichen erkennen, die auf das Leben und auf den Tod hinweisen, weil die Exkremente des Menschen unbeweglich wie die Erde sind. Es kann jedoch aufgrund ihres Geruchs bedingt auf Leben oder Tod des Menschen geschlossen werden, aber nur unter Schwierigkeiten und auch das nur selten. Wenn die Ausscheidungen nach ihrer Gewohnheit stark riechen, wie sie gewöhnlich immer riechen, ist das kein Kennzeichen des Todes, weil sich eine warme Fäulnis in diesem Geruch manifestiert. Wenn aber die Ausscheidungen nicht stark riechen und wenn der Geruch, den sie dann haben, anders als der gewohnte Geruch ist, dann ist das ein Kennzeichen des Todes, weil dieser Fäulnis die Wärme fehlt und sich die Wärme verändert, wenn sich auch die Säfte bei dem betreffenden Menschen verändern. Auch wenn die Ausscheidungen schwarz und trocken sind, ist das ein Kennzeichen des Todes, weil die Schwarzgalle die Ausscheidungen schwarz und trocken macht, sobald sich die Säfte des betreffenden Menschen auf den Tod vorbereiten. Wenn die Ausscheidungen schwarz und trocken sind und dennoch wie gewöhnlich riechen, dann wird der betreffende Mensch dem Tod knapp entrinnen können, obwohl die Schwarzgalle durch die Schwärze und Trockenheit der Ausscheidungen des Menschen ihren schlimmen Zustand anzeigt. Denn dann zeigt ein solcher Mensch, der durch die Schwarzgalle innerlich ziemlich schwarz und trocken wurde, doch die richtige Wärme im Geruch dieser Fäulnis an. Haben die Ausscheidungen aber einen anderen Geruch als gewöhnlich, dann ist das ein Kennzeichen des Todes, weil die richtige Wärme des Menschen der krankhaft veränderten Fäulnis seiner Ausscheidungen entzogen wurde.

Die Verschiedenheit der Wasser und Bäder. Es ist für den Menschen nicht vorteilhaft, oft im Wasser zu baden, außer er ist mager und dürr und es wird ihm leicht kalt oder warm, weil er ein dünnes Fleisch hat; ein solcher soll im Wasser baden, damit er seinem Körper etwas Wärme und Feuchtigkeit verschafft. Einem Menschen, der fettes Fleisch hat, schaden Wasserbäder, weil sie innerlich ohnehin schon warm und feucht sind und ihrem Körper schaden, wenn sie ihm noch mehr Wärme und Feuchtigkeit zuführen, außer sie baden nur sehr selten im Wasser, um lediglich den Schmutz abzuwaschen, und verlassen es dann gleich wieder. Die Wasser, die gut zum Trinken sind, sind auch gut geeignet für Bäder. Sie sollen aber ein wenig erwärmt werden, und dann kann der Mensch lange darin sitzen, wenn er will, weil solche Bäder dem Menschen keine Krankheit bringen, sondern ihm eine gute und schöne Farbe verleihen. Wasser, die schlecht zum Trinken sind, sind auch schlecht geeignet für Bäder. Wenn es nötig sein sollte, daß jemand darin ein Bad nimmt, müssen sie tüchtig gekocht werden, damit der Schmutz, der sich darin befindet, durch das Kochen verringert wird; und man soll auch nur kurze Zeit darin sitzen, weil diese Wasser ungesund sind. Regenwasser ist etwas herb und scharf, weil die Wolken und die Luft den Regen aus den verschiedenen guten und schlechten fließenden Gewässern und aus der feuchten Erde zu sich nach oben ziehen; daher ist es nicht gesund. Dieses Wasser fällt durch die Luft herab wie die Lauge durch die Asche, und deshalb wird es auch herb und scharf. Wird es erwärmt, weil man darin ein Bad nehmen will, dann durchdringt es mit seiner Schärfe die Haut und schadet einem beträchtlich. Auch das Schneewasser ist ziemlich verunreinigt, und wenn man ein Bad darin nimmt, zieht man sich dadurch möglicherweise schädliche Säfte und Ausschlag zu, weil das Schneewasser von den rauhen Elementen, der Kälte und dem Schmutz der Erde stammt. Wasser aus Zisternen ist für Bäder etwas weicher und geeigneter als Regen- und Schneewasser, weil es ziemlich gereinigt ist. Wer im Sommer in einem strömenden Fluß ein Bad nimmt, kommt dadurch nicht zu Schaden, weil die Flüsse dann durch die Wärme der Sonne und der Luft temperiert sind, so daß sie weder zu warm noch zu kalt, sondern richtig erwärmt sind. Das Flußwasser unterdrückt schädliche und schlechte Säfte nicht besonders, sie nehmen aber auch nicht dadurch zu.

Die Strafen im Fegfeuer. Es gibt gewisse unauslöschliche Feuer in der Luft, die durch die verschiedenen Taten der Menschen angezündet werden. Sie sollten ihnen zum Ruhm dienen. Aber durch ihre bösen Taten werden sie ihnen zu Straffeuern, und so steigen sie auf einige Orte der Länder herab. Sie sammeln sich dort, wo auch einige Flüsse entspringen und abfließen, die aus diesen Feuern ihre Wärme und Hitze erhalten. So werden auch nach dem Urteil

Gottes einige Seelen in diesen Feuern und in diesen Gewässern geläutert. Aus diesen Gewässern fließen manchmal in die verschiedenen Länder zu den Menschen gewisse Bäche, die immer warm sind, weil sie aus den unauslöschlichen Feuern hervorgehen. Es gibt auch gewisse Erdteile, auf die manchmal als Strafe Gottes Feuer herabfällt. So steht geschrieben: „Es regnet Feuer auf die Kohlen herab, und das Brausen der Stürme füllt einen Teil ihres Bechers."[171] Das Land, die Berge und die Steine, welche dieses Feuer berührt hat, werden durch dieses Feuer immerfort bis zum Jüngsten Tag brennen. An den Orten, die so brennen, entspringen manchmal kleine Bäche, die durch dasselbe Feuer immer warm sind und warm fließen. Die Menschen zogen manchmal, geschickt wie sie sind, an diese Orte einige kleine Kanäle, um durch das Wasser erwärmt zu werden, das durch diese Gegend fließt, dabei die Hitze aufnimmt und dann warm weiterfließt. Diese Wasser schaden den Menschen, die darin ein Bad nehmen, indessen nicht, sondern bringen ihnen vielmehr Gesundheit, weil ihre Wärme die unrechte Hitze, die in diesen Wassern enthalten ist, unterdrückt und die schädlichen Säfte darin vernichtet.

Das Schwitzbad. Für einen Menschen, der mager und dürr ist, ist das Schwitzbad, das durch glühende Steine aufgeheizt wird, nicht geeignet, weil er sich dadurch noch trockener macht. Aber für einen, der fettes Fleisch hat, ist ein Schwitzbad gut und nützlich, weil er dadurch die Säfte, die bei ihm überreichlich vorhanden sind, unterdrückt und verringert. Dampfbäder, die mit heißen Steinen bereitet werden, sind aber auch für jenen, der gichtkrank[172] ist, nützlich, weil die Säfte, die sich in ihm immer wieder erheben, durch das Schwitzbad ziemlich unterdrückt werden. Aber durch ein Wasserbad beginnen die Säfte, sich zu erheben und sich auf eine ziemlich ungute Weise zu bewegen, weil das Fleisch, das Blut und die Gefäße der Gichtkranken in einen nicht stabilen Zustand übergehen[173]. Die Steine enthalten Feuer und verschiedenerlei Feuchtigkeit. Wenn sie ins Feuer gelegt werden, kann die Feuchtigkeit in ihnen nicht vollständig entfernt werden, und es ist aus diesem Grund nicht heilsam, ein Dampfbad mit ihnen zu bereiten, sondern es ist viel gesünder, wenn man dazu Ziegelsteine nimmt, weil sie gebrannt und trocken sind. Denn die Feuchtigkeit, die in ihnen war, ist durch das Brennen des Feuers völlig beseitigt worden. Wer also ein Schwitzbad nehmen will, soll es mit Ziegelsteinen bereiten. Wenn er keine Ziegelsteine bekommen kann, dann soll er Sandsteine[174] nehmen, weil sie ein milderes Feuer und eine mildere Feuchtigkeit als andere Steine in sich haben. Kieselsteine[175] darf er aber nicht nehmen, weil sie ein starkes Feuer in sich haben und weil sie sich im Wasser mit verschiedenerlei Feuchtigkeit gefüllt haben.

Die Verschiedenheit der Augen. Wer graue Augen hat, ist manchmal leichtsinnig, manchmal voreilig oder sehr ausgelassen oder faul oder unordentlich; er führt jedoch alles, was er tut, gut zu Ende.

... Wer feurige Augen hat, die einer schwarzen Wolke dicht neben der Sonne ähnlich sind, der ist klug, hat einen scharfen Verstand und neigt zum Jähzorn.

Die Augen (Fortsetzung). Wer Augen hat, die einer Wolke ähnlich sind, in der sich der Regenbogen zeigt, der ist ziemlich wechselhaft, das heißt manchmal traurig, manchmal fröhlich; er führt jedoch einen ehrbaren Lebenswandel.

Die Augen (Fortsetzung). Wer Augen hat, die einer Sturmwolke ähneln, welche weder ganz feurig noch ganz trüb, sondern ziemlich grau ist, der ist unbeständig, leichtsinnig und verschlagen. Er ist jedoch lernfähig, so daß er alle Arbeiten, die er nicht kennt, leicht begreift und für alle Zukunft beherrscht.

Die Augen (Fortsetzung). Wer schwarze oder trübe Augen hat, wie manchmal eine Wolke aussieht, der ist klug und hört auf gute Ratschläge, fühlt sich jedoch bei allem, was er tut, beengt.

Übermäßiger Genuß von Kirschen. Wenn jemand Kirschen ißt, soll er gleich genügend Wein trinken, damit ihr Saft durch den Wein unterdrückt wird und er selber durch diesen Saft nicht zu Schaden kommt.

Einiges über die Empfängnis. Das Wasser zieht gerne solche Menschen zum Ertrinken an, die dann empfangen wurden, wenn der Mond viele Wassergüsse im Regen mit sich bringt. Wer empfangen wird, wenn der Mond während zu starker sommerlicher Hitze scheint, den zieht das Feuer gerne zum Verbrennen an. Wer dann empfangen wird, wenn die Hundstage sind, wird leicht, weil es die „bissigen" Tage sind, von wilden Tieren gefressen. Wer zur Zeit des Laubfalls[176] empfangen wird, fällt leicht von Bäumen oder anderen hohen Stellen herunter.

Die erste Mondphase. Der Mensch, der in der ersten Mondphase empfangen wird, wenn der Mond sein Licht von der Sonne erhält, wird, wenn er männlich ist, stolz und hartherzig werden. Er liebt keinen Menschen außer den, der ihn fürchtet und ehrt. Er redet gerne schlecht[177] über seine Mitmenschen, ihren Stolz und alles, was sie besitzen.
Er ist aber körperlich gesund und wird auch keine schweren Krankheiten bekommen; er wird aber nicht sehr alt werden. Wenn es eine Frau ist, strebt sie immer nach Ansehen, wird mehr von Fremden als von den eigenen Familienmitgliedern geliebt, verwahrlost sich selbst und liebt stets alle Neuankömmlinge. Zu ihren Angehörigen ist sie böse und kümmert sich nicht um sie. Sie ist körperlich gesund. Wenn sie einmal krank wird, dann wird sie sehr krank und fast todkrank. Sie lebt auch nicht lange.

Die zweite Mondphase. Wer in der zweiten Mondphase empfangen wird, besitzt, wenn er männlich ist, eine rege Phantasie, ein umfassendes Wissen und einen festen Charakter. Er wird von seinen Mitmenschen mit Respekt behandelt. Aber bei einem Grund zur Furcht gerät er leicht in Panik. Er wird oft, aber nur leicht krank und kann länger leben als jener, der in der ersten Mondphase empfangen wird. Wenn es eine Frau ist, wird sie klug sein. Sie erkundigt sich nach vielem, ist geschäftig[178] und ist um sich und andere Menschen besorgt.
Sie will geliebt werden, kann aber nicht geliebt werden. Sie wird von der Schwarzgalle geplagt und ist leicht schwermütig[179], aber sie kann lange leben.

Die dritte Mondphase. Wer in der dritten Mondphase empfangen wird, wird, wenn er männlich ist, tüchtig sein. Aber diese Tüchtigkeit nützt ihm nichts, weil er von anderen abhängig ist, sich mehr um die Angelegenheiten anderer Menschen als um die eigenen kümmert, mehr an Fremden als seinen Bekannten interessiert ist, Gott liebt, ohne Werke der Liebe zu vollbringen, und in seinem Hochmut leicht den Boden unter den Füßen verliert. Er wird leicht körperlich krank, kann aber lange leben. Wenn es eine Frau ist, hat sie Unglück und Mißgeschick[180] in weltlichen Angelegenheiten, seufzt aber doch zu Gott. Ihre Gefäße leiden oft an Krankheiten, die jedoch erträglich sind. Auch sie kann lange leben.

Die vierte Mondphase. Wer in der vierten Mondphase empfangen wird, wird, wenn er männlich ist, dumm sein und sich leicht von anderen täuschen lassen. Er ist jedoch gutmütig und hat Glück, so daß er stolz, reich und angesehen wird. Er ist körperlich gesund und kann lange genug leben, wird jedoch nicht sehr lange leben. Wenn es eine Frau ist, wird sie lobenswert[181] sein. Sie ist ihren Mitmenschen lieb und wert und kommt mit ihnen gut zurecht. Sie wird leicht krank und fühlt oft eine körperliche Schwäche. Sie wird nicht lange leben.

Die fünfte Mondphase. Wer in der fünften Mondphase empfangen wird, wird, wenn er männlich ist, tüchtig und zuverlässig, mutig und ausdauernd sowie körperlich gesund sein. Er wird lange leben. Wenn es eine Frau ist, wird sie männliche Züge haben, streitsüchtig[182] und gehässig[183], aber doch auch tüchtig sein. Sie wird ab und zu, jedoch nicht oft von einer leichten Krankheit geplagt. Auch sie kann ziemlich lange leben.

Die sechste Mondphase. Wer in der sechsten Mondphase empfangen wird, wird, wenn er männlich ist, gutmütig sein und ein gewinnendes, aber kein männliches Wesen haben und weichlich wie eine Frau sein. Er wird leicht krank, und er wird nicht lange leben. Wenn es aber eine Frau ist, wird sie tüchtig und brav[184] und ihren Mitmenschen teuer sein. Sie ist körperlich gesund. Sie wird aber nicht lange leben.

Die siebte Mondphase. Wer in der siebten Mondphase empfangen wird, wird, wenn er männlich ist, dumm und verständnislos sein. Er hält sich aber für gescheit, obwohl er nicht gescheit ist. Seinen Mitmenschen wird er nicht liebenswert sein. Er hat kräftige Adern und ist körperlich nicht oft krank. Wenn er aber einmal krank wird, wird er duldsam[185] und schwermütig[186] sein. Er wird ziemlich lange leben.
Wenn es eine Frau ist, wird sie dreist[187], aber dumm und verständnislos, jähzornig[188] und den Menschen widerwärtig sein. Sie ist körperlich gesund und wird lange leben.

Die achte Mondphase. Wer in der achten Mondphase empfangen wird, wird, wenn er männlich ist, klug, keusch und maßvoll bei allem, was er tut, sein. Er hilft seinen Mitmenschen und ist körperlich gesund; wenn er aber einmal krank wird, dann wird er wieder leicht gesund und alt genug, aber nicht sehr alt werden. Wenn es aber eine Frau ist, wird sie liebenswürdig[189], angenehm[190], putzsüchtig[191] und tüchtig[192] sein. Die Männer liebt sie nicht. Sie ist körperlich gesund und wird alt genug, jedoch nicht sehr alt werden.

Die neunte Mondphase. Wer in der neunten Mondphase empfangen wird, bekommt, wenn er männlich ist, leicht Angst. Er wird unkeusch und körperlich schwach sein und nicht lange leben. Wenn es eine Frau ist, wird sie sittsam sein, die Männer züchtig lieben, körperlich schwach sein und nicht lange leben.

Die zehnte Mondphase. Wer in der zehnten Mondphase empfangen wird, wird tüchtig, rechtschaffen[193], brauchbar, glücklich und körperlich gesund sein und lange leben. Wenn es aber eine Frau ist, wird sie tüchtig, ihren Mitmenschen lieb und angenehm[194] wie eine Lilie, rechtschaffen[195] und glücklich sein. Sie wird leicht krank, wird aber bald wieder gesund und wird lange leben.

Die elfte Mondphase. Wer in der elften Mondphase empfangen wird, wird, wenn er männlich ist, jähzornig und unglücklich sein. Die Frauen liebt er nicht. Er wird auch nicht körperlich gesund sein und nicht lange leben. Wenn es eine Frau ist, wird sie jähzornig[196], geschäftig[197] und verleumderisch[198], aber doch tüchtig sein. Sie wird leicht von einer ernsten Krankheit befallen, wird aber rasch wieder gesund. Sie wird aber nicht lange leben.

Die zwölfte Mondphase. Wer in der zwölften Mondphase empfangen wird, wird, wenn er männlich ist, chaotisch sein und seine Gedanken bald hierhin und bald dorthin gerichtet haben. Er strebt nach fremden Orten und fremden Dingen und mag das auch so. Sein ganzes Benehmen ist seinen Mitmenschen lästig. Er wird schwermütig[199] werden und nicht lange leben. Wenn es aber eine Frau ist, wird sie keinen festen Charakter haben. Sie wird unwissend[200] sein und will auch nicht durch Lehren gebessert werden. Ihren Mitmenschen ist sie lästig. Sie wird nicht viele Krankheiten haben, aber trotzdem nicht lange leben.

Die dreizehnte Mondphase. Wer in der dreizehnten Mondphase empfangen wird, wird, wenn er männlich ist, unfreundlich[201], ängstlich und unzuverlässig sein. Er redet gern schlecht[202] über seine Mitmenschen und wird leicht wahnsinnig. Er wird nicht lange leben. Wenn es eine Frau ist, wird sie nicht liebenswürdig[203], sondern hinterlistig sein und auf betrügerische Weise einen „guten" Ratschlag erteilen. Sie wird leicht von Lähmungserscheinungen geplagt und wird nicht lange leben.

Die vierzehnte Mondphase. Wer in der vierzehnten Mondphase empfangen wird, wird, wenn er männlich ist, hochmütig[204] und stolz sein. Er wird ein arbeitsreiches Leben führen, für sein Ansehen bis zum Tode arbeiten und sehr viele Kinder zeugen. Er wird leicht krank, aber rasch wieder gesund werden. Er wird nicht lange leben. Wenn es aber eine Frau ist, wird sie demütig[205] sein und nicht nach Ansehen streben, da sie ja angesehen ist. Sie wird ihr Ansehen ungeschmälert behalten, arbeitsam sein[206], aber nicht geliebt werden können. Sie wird zwar körperlich gesund sein, aber nicht lange leben.

Die fünfzehnte Mondphase. Wer in der fünfzehnten Mondphase empfangen wird, wird, wenn er männlich ist, angesehen und glücklich sein. Bei allen Unternehmungen, die er begonnen hat, wird er erfolgreich[207] sein und dabei keinen Fehlschlag erleiden, ob sie nun gut oder böse sind. Denn er ist bei Vollmond empfangen worden. Er ist körperlich gesund, wird aber nicht lange leben. Wenn es eine Frau ist, wird sie lobenswert[208] und an Neuheiten interessiert[209] sein. Sie wird angesehen sein und andererseits, was ihre Beziehung zu Gott betrifft, leicht verlorengehen, wenn sie Gott nicht die Ehre erweist. Sie wird leicht körperlich krank, wird aber bald wieder gesund. Sie wird nicht lange leben.

Die sechzehnte Mondphase. Wer in der sechzehnten Mondphase empfangen wird, wird, wenn er männlich ist, einen gewöhnlichen Charakter haben, der niemandem gefallen, sondern nur unangenehm sein wird. Bei seinen Unternehmungen wird er keinen Erfolg haben. Trotzdem wird er ein solches Selbstbewußtsein haben, daß er in diesem Leben gut zurechtkommen kann. Krankheiten plagen ihn nicht leicht; er wird alt werden. Wenn es aber eine Frau ist, dann wird sie dumm sein und keine Ausdauer besitzen. Sie wird jedoch selbstbewußt leben. Körperlich ist sie gesund und wird lange leben.

Die siebzehnte Mondphase. Wer in der siebzehnten Mondphase empfangen wird, wird, wenn er männlich ist, albern[210] sein und keinen Verstand besitzen. In anderer Hinsicht ist er jedoch zu gebrauchen, und die Menschen amüsieren sich mit ihm wie mit einem Kind. Man wird ihn mögen. Er wird aber leicht an seinem Mark erkranken und nicht sehr lange leben, aber doch alt genug werden. Wenn es eine Frau ist, wird sie dumm, streitsüchtig[211] und jähzornig, aber manchmal auch wieder gutmütig sein. Daher wird man sie mögen. Sie wird von Krämpfen gequält, die ihr die Sinne rauben[212]. Auch sie wird nicht sehr lange leben, aber doch alt genug werden.

Die achtzehnte Mondphase. Wer in der achtzehnten Mondphase empfangen wird, wird, wenn er männlich ist, ein Dieb werden und Lust zum Stehlen haben. So wird er als Dieb befunden werden. Er hat keinen Grundbesitz, weil er von der Erde normalerweise nichts haben will, zum Beispiel Felder, Weinberge oder dergleichen, sondern immer nur anderen das wegnehmen will, was ihm nicht gehört. Er ist körperlich gesund und wird, was ihn betrifft, lange leben. Wenn es aber eine Frau ist, wird sie hinterlistig sein, einen Charakter wie ein Fuchs haben und normalerweise nicht sagen, was sie in ihrem Herzen wirklich vorhat, sondern aufgrund ihres verdorbenen Charakters täuscht sie mit ihren Worten die Menschen und bringt, wenn sie kann, anständige Menschen zu Tode. Sie ist körperlich gesund, wird aber manchmal vom Wahnsinn heimgesucht. Was sie betrifft, kann sie lange leben. Ein solcher Charakter sowohl beim Mann als auch bei der Frau ist aber Gott zuwider.

Die neunzehnte Mondphase. Wer in der neunzehnten Mondphase empfangen wird, wird, wenn er männlich ist, einfältig und nicht hinterlistig, sondern den Mitmenschen liebenswert sein. Er wird nicht im Überfluß leben, wenn ihm nicht von anderen Menschen dazu verholfen wird. Körperlich ist er gesund, er wird jedoch nicht lange leben. Wenn es eine Frau ist, wird sie dumm und doch den Menschen liebenswert sein. Bei ihrem Vornehmtun wird sie leicht Nachteile hinnehmen müssen, wenn ihr andere nicht zu Hilfe kommen. Sie wird leicht erkranken, aber bald wieder gesund werden. Lange wird sie nicht leben.

Die zwanzigste. Wer in der zwanzigsten Mondphase empfangen wird, wird, wenn er männlich ist, mannhaft und schlecht sein, ein Räuber und ein Mörder, und er wird daran seine Freude haben. Krank wird er nicht leicht, wenn ihn aber einmal eine Krankheit befällt, dann wird er schwer krank. Er wird nicht lange leben. Wenn es aber eine Frau ist, wird sie eine Verräterin[213], Zerstörerin[214] und Giftmischerin werden und Menschen gerne vergiften[215]. Sie wird leicht mondsüchtig werden und lange leben.

Die einundzwanzigste. Wer in der einundzwanzigsten Mondphase empfangen wird, wird, wenn er männlich ist, ohne Verstand und Gefühl und voll übler Laune sein. In keiner Angelegenheit weiß er sich zu helfen, sondern ist wie ein Dummkopf, der sich auf seinem Weg verirrt. Ein solcher Mensch verdorrt innerlich, ist mißgelaunt und traurig und läßt sich nicht trösten. Richtige Krankheiten wird er nicht bekommen, aber er wird manchmal infolge einer Depression erkranken. Und so wird er lange leben. Wenn es eine Frau ist, wird sie von ihren Mitmenschen geliebt werden. Sie wird aber furchtsam und ängstlich sein; und sie weiß sich auch nicht recht zu helfen, so daß sie fast vor Furcht vergehen würde, wenn sogar nur ein Kind ihr drohen würde. Sie wird nicht oft körperlich krank, aber ihre depressive Veranlagung lastet schwer auf ihr, und so wird sie manchmal davon krank. Und so wird sie lange leben.

Die zweiundzwanzigste. Wer in der zweiundzwanzigsten Mondphase empfangen wird, wird, wenn er männlich ist, zwiespältig sein. Im Krieg wird er sich so verhalten wie einer, der im Krieg nicht tapfer kämpft. Er verhält sich vor den Menschen dementsprechend, was er da als vorteilhaft ansieht und was er als vorteilhaft erkennt. Wie sich die Luft verändert, so ist es auch mit seiner Gesinnung. Er ist jedoch ziemlich tüchtig, aber bei seinen Mitmenschen nicht sehr beliebt. Körperlich ist er gesund und wird lange leben. Wenn es aber eine Frau ist, dann ist ihr Charakter hohl und nichts wert. Aber gerade durch ihren Charakter und nicht durch Hurerei übt sie ihre Anziehungskraft auf Männer aus. Sie lügt gerne und gerät leicht in ernste Krankheiten, wie es zum Beispiel die Krankheiten der Geisteskranken und der Menschen sind, an deren Fleisch die Würmer nagen. Sie wird lange leben.

Die dreiundzwanzigste. Wer in der dreiundzwanzigsten Mondphase empfangen wird, wird, wenn er männlich ist, gütig und liebenswürdig sein. Er wendet sich gern einem guten Rat zu, versteht es dagegen nicht, sich vor Nachteilen durch die Hinterlist anderer Menschen zu schützen. Es fehlt ihm nicht an Glück, er kann jedoch das Glück kaum festhalten. Er wird leicht körperlich krank, wird aber bald wieder gesund und wird lange leben. Wenn es eine Frau ist, wird sie sittsam sein und bei allen wegen ihrer Sittsamkeit beliebt sein. Bei ihrem Selbstbewußtsein ist sie unüberlegt[216], aber nicht hinterlistig. Sie ist jedoch ziemlich glücklich und nicht oft körperlich krank, und sie wird lange leben.

Die vierundzwanzigste. Wer in der vierundzwanzigsten Mondphase empfangen wird, wird, wenn er männlich ist, zu übler Nachrede neigen[217] und besonnen[218] sein und immer danach streben, für sich allein reich zu sein. Er ist knausrig und nützt fast keinem Menschen. Eine körperliche Krankheit nimmt ihn nicht sehr mit, und er wird lange genug leben. Wenn es aber eine Frau ist, wird sie klug und listig[219] sein. Sie erweckt bei den Menschen den Anschein, gut[220] zu sein, nützt ihnen aber nicht. Körperlich ist sie nicht oft krank, leidet jedoch gelegentlich an der Drachengeschwulst, und sie wird lange genug leben.

Die fünfundzwanzigste. Wer in der fünfundzwanzigsten Mondphase empfangen wird, wird, wenn er männlich ist, stolz[221] und frevelhaft[222] sein, und er würde klug werden, wenn sein Stolz und seine Frevelhaftigkeit seine Klugheit nicht zunichte machen würden wie der Wind, der den Staub verweht. Er ist so wie derjenige, der mehr will, als er hat, also wie ein Schiff, das kaum im Wasser bleibt. Sein Stolz gereicht ihm oft zum Nachteil, und seinen Mitmenschen fällt er lästig. Er wird leicht ekelhafte Krankheiten bekommen und wird nicht lange leben. Wenn es eine Frau ist, wird sie schön im Gesicht sein. Sie macht sich sozusagen in ihrer Anständigkeit groß, ist aber nicht anständig. Denn wenn man bei ihr Anstand sucht, wird man ihn nicht finden. Dadurch wird sie verhaßt und in ihrem Hochmut zu Fall kommen. Körperlich ist sie nicht oft krank, sie wird aber nicht lange leben.

Die sechsundzwanzigste. Wer in der sechsundzwanzigsten Mondphase empfangen wird, wird, wenn er männlich ist, klug sein und sich alles, was er tut, gut überlegen. Er wird leicht von Fieberanfällen geplagt, und er kann lange leben. Wenn es eine Frau ist, wird sie klug, besorgt, beständig und sittsam sein; sie wird aber leicht vom Phlegma geplagt. Sie wird lange leben.

Die siebenundzwanzigste. Wer in der siebenundzwanzigsten Mondphase empfangen wird, wird, wenn er männlich ist, ängstlich und vergeßlich[223] sein. Es wird ihn auch leicht grausen[224]. Trotzdem ist er anständig und zu gebrauchen, und er wird von seinen Mitmenschen geliebt. Aber es plagen ihn leicht schwere Krankheiten, wie zum Beispiel die durch die Schwarzgalle ausgelöste Depression. Er wird lange genug leben. Wenn es eine Frau ist, wird sie tugendhaft sein, so daß sie von ihren Mitmenschen geliebt wird. Körperlich wird sie schwach sein, aber sie wird dennoch lange genug leben.

Die achtundzwanzigste. Wer in der achtundzwanzigsten Mondphase empfangen wird, wird, wenn er männlich ist, in seinen Gedanken, in seinem Charakter und in seinem Verhalten verdreht sein und handeln, als ob er närrisch[225] sei. Seine Einsicht und sein Wissen reicht aber für ihn aus. Man kann ihn aber nicht leiden. Er wird leicht wahnsinnig, und wird lange genug leben. Wenn es aber eine Frau ist, wird sie töricht und dumm sein. Sie wird ein unleidliches Wesen haben, und sie wird daher von ihren Mitmenschen nicht geliebt werden können. Sie wird leicht vom Fieber geplagt, und sie wird alt genug werden.

Die neunundzwanzigste. Wer in der neunundzwanzigsten Mondphase empfangen wird, wird, wenn er männlich ist, neugierig sein und einen verschrobenen[226] Charakter und ein ebensolches Benehmen haben. Er liebt neue Moden in der Kleidung und in den Landessitten sowie neue, unzuverlässige Leute. In seinem Körper hat er leicht giftige Säfte und wird daher oft krank. Lange wird er nicht leben. Wenn es eine Frau ist, wird sie bequem[227] und eitel sein. Durch ihr Wesen und ihr Verhalten zieht sie die Männer hinter sich her. Sie wird leicht magenkrank und wird auch nicht lange leben.

Die dreißigste Mondphase. Wer in der dreißigsten Mondphase empfangen wird, wird, wenn er männlich ist, arm sein, und wenn er adelig ist, wird er immer weiter herunterkommen und kein Glück haben. An seinem Körper, seinen Kräften und seinem Fleisch nimmt er leicht ab; er wird aber lange genug leben. Wenn es aber eine Frau ist, wird sie arm und redselig[228] bei übler Nachrede sein. Sie ist lieber mit fremden Menschen als mit ihren Bekannten zusammen. Körperlich wird sie nicht oft krank sein, und sie wird lange genug leben.

(Welcher Länder Kräuter für welche Kuren geeignet sind. Gesunden und plötzlich Erkrankten muß man mit Kräutern helfen, die im Orient wachsen. Wer an Depressionen leidet und Schmerzen in der Seite hat, denen muß man mit Kräutern zu helfen suchen, die im Westen wachsen. Wer an einer Lähmung, an heftigem täglichem, dreitägigem beziehungsweise viertägigem Fieber oder an einer Magenkrankheit leidet, denen muß man mit Kräutern zu helfen suchen, die im Süden wachsen, und Geisteskranken sowie Leberkranken muß man mit Kräutern zu helfen suchen, die im Norden wachsen.

Die Verschiedenheit der Empfängnis. Wer von dunklem Blut stammt, läuft als Kind bald auf den Füßen und spricht bald, ist aber dumm und hat ein schwieriges Wesen. Wenn er krank wird, ist er lange matt, weil das dunkle Blut schleimig und krank ist. Ein Kind, das von rotem Blut stammt, kann noch früher laufen und sprechen als jenes, das von dem dunklen Blut stammt. Es kann schnell laufen und ist reaktionsschnell, läßt sich aber bald wieder gehen. Es ist nicht lange krank, sondern wird bald wieder gesund. Es wird klug werden.

Rotes Blut ist gesund. Ein Kind, das von dickflüssigem, richtig gefärbtem Blut stammt, wird fettleibig sein und würde bald laufen können, wenn es bei der Körpermasse könnte. Es ist gesund und kriecht bald auf den Händen. Es ist nie lange krank. Es wird klug und tüchtig sein. Solches Blut ist gesund. Ein Kind, das von wässerigem, dünnem Blut stammt, ist ohne Verstand. Es kann nichts aushalten und wird leicht krank, aber nicht leicht zornig. Solches Blut ist schleimig. Und ein solches Kind bleibt lange ein Kind, weil es nicht auf den Füßen läuft und weil es nicht spricht.

Warum die Menschen nach einem Abführmittel und nach einem Aderlaß schlafen. Daß die Menschen nach der Einnahme eines Abführmittels oder nach einem Aderlaß schlafen, kommt von der Leere in den Blutgefäßen, weil die Gefäße ruhen wollen, wenn sie die Entleerung der Säfte und des Blutes in sich spüren. Daher schläft der Mensch sofort ein.

Gegen Schnupfen. Wenn der Rotz reichlich aus der Nase fließt, soll man den Rauch vom Tannenholz durch die Nase inhalieren, und der Rotz wird sich leichter lösen und nachlassen. Man kann auch Tannenholz zu Asche verbrennen, daraus eine Lauge herstellen und damit dem Menschen den Kopf waschen. Sie verringert die schlimmen Säfte im Kopf und macht die Augen klar.

Die Ursachen des Fiebers. Das Fieber entsteht durch zu langes Schlafen, durch unmäßiges Essen oder Trinken oder durch Überdruß und Müßiggang, wenn der Mensch nichts arbeitet.)

(Hier enden die Offenbarungen der heiligen Hildegard.
Hier endet das Buch. Der Schreiber sei frei von Kritik!
Alles sage Amen!)

Anmerkungen

1 Gen. 1,3
2 Im lateinischen Text wird fälschlicherweise anstelle von „Magnes" (Magnet) das Wort „achas" (Achat) verwendet.
3 Das Wort „livor" bedeutet eigentlich „blauer Körperfleck" (der zum Beispiel durch einen Schlag verursacht wurde) oder auch das „Eiter", das sich als Folge davon in der Wunde bildet. Hildegard von Bingen gebraucht die Bezeichnung synonym für „Schleim" (siehe ihre Definition II 99: „... livorem, id est slim").
4 Das aus dem Griechischen stammende Wort „phlegma" bedeutet nicht generell „Schleim", sondern eher „Rückstand", „Ablagerung" (z. B. von Harnsäure) oder die dadurch bedingte „Entzündung".
5 Das lateinische Wort „malum" kann hier sowohl als „Apfel", „Granatapfel" oder auch als „das Böse", „das Übel", „die Sünde" verstanden werden.
6 Gen. 3,7.
7 Mt 13,43.
8 Gen. 6,2.
9 Ackerwinde bzw. Zaunwinde.
10 Apk 10,4.
11 „hirneschedele"
12 „waldarun"
13 Diese Bemerkung stellt kein eigenes Kapitel, sondern lediglich den Schlußsatz des vorhergehenden dar.
14 „holmetde"
15 Gen. 1,28.
16 Gen. 3,16.
17 Konjektur: „trocknet aus" (arescit) statt „wächst" (crescit).
18 „suiret" (mhd. swiret = schwärt, eitert)
19 „brema" (mhd. „breme" = Dornstrauch, Dorn)
20 „stramum" zu mhd. „strám" = Streifen, Striemen.
21 Aufgrund der Eigenschaft dieser Rinde besteht kein Grund, mit Hugo Schulz (Der Äbtissin Hildegard von Bingen Ursachen und Behandlung der Krankheiten (causae et curae). München 1933, S. 228 (Anmerkung 33) hier einen Schreibfehler anzunehmen und statt „ulex" (europaeus) „vibex" (= Birke) zu setzen. Völlig verfehlt ist die willkürliche Setzung von „Rosmarinrinde" von Paul Kaiser (Die Schrift der Aebtissin Hilde-

gard über Ursachen und Behandlung der Krankheiten. In: Therapeutische Monatshefte, XVI. Jahrgang (1902), S. 471.

22 Der Relativsatz „qui sanguinei dicuntur" gibt nur dann keinen Sinn, wenn man ihn irrtümlicherweise (wie Hugo Schulz, a.a.O., S. 228 (Anmerkung 34), übereinstimmend mit Paul Kaiser (a.a.O., S. 143) gemäß der Lehre von den vier Temperamenten auf die Sanguiniker bezieht.

23 Das Textproblem an der verderbten Stelle („psalmo", zu „psalmus" = Psalmengesang) ist dadurch zu lösen, daß man einen Schreibfehler anstelle des mhd. „quale" bzw. „qualm(e)" = Beklemmung, vgl. auch „twalm" = betäubender Dunst, Qualm, annimmt; gestützt wird diese Annahme durch den Kontext und die bei Hildegard nicht ungewöhnliche Integrierung mittelhochdeutscher Wörter und Begriffe in den lateinischen Text, siehe zum Beispiel oben Anmerkung 11, 12, 14 und 18–20.

24 Konjektur: „Gesang" („carmen") statt „Fleisch" („carnem"); es handelt sich offensichtlich um einen Schreibfehler.

25 Das Monochord, ursprünglich ein Pythagoras zugeschriebenes Instrument für den Musikunterricht, besteht aus einem hölzernen rechteckigen Resonanzkörper, auf den, wie schon der Name sagt, eine einzige Saite gespannt ist. Dieses Musikinstrument wurde im Mittelalter ebenfalls im Musikunterricht, aber auch in den Klöstern zur Begleitung des Chorgesangs verwendet.

26 Vgl. lat. „tarmes" = der Holzwurm, der Wurm.

27 Lateinisch „gutta"; bezeichnenderweise bedeutet diese Bezeichnung wörtlich „Tropfen".

28 „boumoleo" (mhd.). Hildegard verwendet im folgenden häufig mittelhochdeutsche Bezeichnungen.

29 „deich" (mhd.).

30 „crith" (mhd.).

31 „nathscaden" (mhd.).

32 „schedelun" (mhd.).

33 „galan" bzw. galanga; der Name stammt aus dem Arabischen; diese Ingwerart war ein im Mittelalter häufig verwendetes Arzneimittel, das meistens warm getrunken wurde.

34 „betram" (mhd.) = Bertram, Mutterkraut.

35 „slîm" (mhd.) = Schleim.

36 „hun" (mhd.); nach Paul Kaiser, a.a.O., S. 253, „tanacetum, balsamita".

37 „suerthelum" (mhd.).

38 „erlen" (mhd.).

39 „brema" (mhd.) wie in Anm. 19.

[40] „zanefleis“ (mhd.)
[41] „ûbun“ (mhd.).
[42] „bertramum“ (mhd.) wie in Anm. 34.
[43] „perfrecruth“ (mhd.).
[44] „lutirdranc“ (mhd.); beliebter, über Kräuter und Gewürze geklärter Rotwein.
[45] „lunchwurt“ (mhd.).
[46] „wakalder“ (mhd.).
[47] „wullene“ (mhd.).
[48] „alant“ (mhd.).
[49] „dille“ (mhd.).
[50] „libestichel“ (mhd.).
[51] „heiternezzele“ (mhd.) = „eiternezzel“.
[52] „minner hufladecha“ (mhd.).
[53] „mûs“ (mhd.).
[54] „minner huflathdecha“ (mhd.), vgl. Anm. 52.
[55] „bertramum“ (mhd.), siehe auch Anm. 42.
[56] „gich“ (mhd.)
[57] „bertrami“ (mhd.), siehe Anm. 55 und 42.
[58] „citocacia“ (lat.) = „ein rasch wirkendes Abführmittel“; wohl das Wolfsmilchgewächs, das unter dem Namen Rizinus (Ricinus communis) bekannt ist.
[59] „ringla“ (mhd.).
[60] „ebech“ (mhd.) bzw. „Eppich“.
[61] „pulveris de zituare facti“.
[62] „stichwurz“ (mhd.), ein stark abführendes Mittel.
[63] „linsamum“ (mhd.).
[64] „flius“ (mhd.).
[65] „gluthen“ (mhd.), vgl. lat. „gluten“ = Kleister, Leim.
[66] Die Textstelle ist verderbt und vorsichtig aus dem Kontext ergänzt.
[67] „kusmalz“ (mhd.).
[68] „malzkuchin“ (mhd.).
[69] „hasenzeppun“ (mhd.).
[70] „ertpeffer“ (mhd.)
[71] „winda“ (mhd.).
[72] „betram“ (mhd.), vgl. Anm. 34!
[73] „segena“; vgl. lat. „sagena“ = das Netz und mhd. „segene“ = das Netz, das Fang- bzw. Zugnetz.
[74] „trofo“ (mhd.)
[75] „biboz“ (mhd.)

76 „wullene“ (mhd.)

77 „rifelbere“ (mhd.) = Riffelbeeren.

78 „claretum“ (mlat.) oder „claratum“ = mhd. „klârêt“: mit Gewürzen, Kräutern und Honig angemachter, im Mittelalter oft hergestellter und beliebter Wein.

79 „eboch“ (mhd.): Eppich; vgl. Anm. 60!

80 „storchesnabel“ (mhd.): das Ruprechtskraut gehört zu den Storchschnabelgewächsen.

81 Hier „storkesnabel(es)“ geschrieben.

82 „zituar“ (mhd.); vgl. mlat. zeduarium, von arab. zedwâr.

83 „zituar“ (mhd.): früher als Wurmmittel bei Kindern verwendet; dem Deutsche Zitwer oder Ingwer wird blutstillende, sedative, magenwirksame Wirkung zugeschrieben.

84 Hier fehlt ein textbezogenes Stichwort; der Hinweis „Nihil inveni, nihil scripsi“ bedeutet: „Ich habe nichts (Passendes) gefunden und daher nichts hingeschrieben.“

85 „welra“ (mhd.).

86 „grizstein“ (mhd.) zu mhd. „griez“ = Sandkorn, Sand, Kies.

87 „bachmenza“ bzw. „bachininze“ oder „bachiminz“: das mhd. Wort wird hier dreimal hintereinander verschieden geschrieben.

88 „lunchwurz“ (mhd.), volkstümlich „Lungenwurz“.

89 „aschloch“ (mhd.): Aschlauch bzw. Allium ascalonicum.

90 „helun“ (mhd.).

91 „boumolei“ (mhd.): Olivenöl; vgl. Anm. 28!

92 „zitwar“ (mhd.); die Schreibweise wechselt öfters.

93 Hier „cituar(is)“ geschrieben.

94 Hier wie in Anm. 93 geschrieben.

95 „storkesnabil“ (mhd.): vgl. Anm. 80!

96 Das Wort ist keinesfalls verschrieben, wie Paul Kaiser (a.a.O., S. 230, Anm. 18) meint: „pixidem“ ist der Akk. Sing. zu lat. „pixis, -idis“ bzw. „pyxis, -idis“ = die Büchse.

97 „bisemum“ (mlat.) = „bisem“ (mhd.), vgl. hebr. „besem“.

98 Hier die mhd. Schreibweise „bisem(o)“.

99 „suffen“ zu mhd. „suff“ = Suff, Schlurf; vgl. dazu auch „sûf“ = Trank, „sûfe“ = Suppe, sowie „sûfen“ = schlürfbare Flüssigkeit.

100 „crampho“ (mhd.).

101 „bournoleum“: vgl. Anm. 28!

102 „stechedun“ (mhd.).

103 „metra(m)“ zu mhd. „metere“ oder „matere“ (= lat. matricaria).

104 Hier „cituwar“ (mhd.) geschrieben.

105 „merlinsen“ (mhd.).

106 „vicwur“ (mhd.): gemeint ist das schmerzlindernde Scharbockskraut, im Volk auch unter dem Namen „Feigwurz“ bekannt, nicht die Tormentillwurzel (so Paul Kaiser, a.a.O., S. 230, Anm. 21).

107 „cleddun“ (mhd.).

108 So aus dem Kontext ergänzt.

109 Wohl nicht „Nachtschatten“ (so Paul Kaiser, a.a.O., S. 185), sondern aufgrund der Namensbildung und der harntreibenden Wirkung die „Rosa canina“ bzw. „caniculata“, im Volksmund „Hundeblume“ genannt.

110 „kumel“ (mhd.)

111 „dunst“ (mhd.).

112 „herde“ (mhd.).

113 „zituar“ (mhd.), vgl. Anm. 92!

114 „suffun“ (mhd.), vgl. Anm. 99!

115 „bramberecruth“ (mhd.).

116 „bluthcruth“ (mhd.).

117 „boumoleo“: wie in Anm. 28.

118 „boumoleum“: vgl. Anm. 28!

119 Das mhd. Adjektiv „vreislich“ bedeutet „schrecklich“, „grimmig“, „entsetzlich“.

120 „vehedisteles“ (mhd.); die Mariendistel, üblicherweise bei Erkrankungen der Leber angewendet, hat auch eine gute Wirkung bei Vergiftungen.

121 „gelewesuch“ (mhd.).

122 „gich“ (mhd.).

123 „vich“ (mhd.).

124 „merlinsen“ (mhd.).

125 „lutridranc“ (mhd.): der im Mittelalter beliebte Kräuterwein, vgl. Anm. 44!

126 „vich“ (mhd.).

127 Hier „luterdranc“ (mhd.) geschrieben; vgl. Anm. 44!

128 „heithernezelun“ (mhd.).

129 „wullene“ (mhd.).

130 „orfune“ (mhd.).

131 „huflathcha“ (mhd.)

132 „cnechde“ (mhd.).

133 „deich“ (mhd.).

134 „hůsmůses“ (mhd.).

135 „ahorn“ (mhd.).

136 „dost“ = „doste“ oder „toste“ (mhd.): auch „Wilder Majoran“ genannt.

137 „huͦn“ (mhd.)

138 „huflathdecha“ (mhd.).

139 „brachwurz“ (mhd.).

140 „cridum“: nicht eindeutig geklärt; wohl zum Wortstamm „cret-“ = Kreid(e) gehörig.

141 „dille et suerthelum wurzela“ (mhd.): Dill und „Schwerthenwurzel“ bzw. Kalmus.

142 „huͦset“ (mhd.)

143 „heiternezelum“ (mhd.).

144 „lubistikel“ (mhd.).

145 „damp“ (mhd.).

146 „huͦset“ wie in Anm. 142.

147 „asserum“ zu mhd. „asche“.

148 „damp“ (mhd.) wie in Anm. 145.

149 „huflatheche“ (mhd.).

150 „scarbende“ (mhd.).

151 mhd.

152 „dille“ (mhd.).

153 „az“ (mhd.): „âz“ ist eine Speise für Menschen und Tiere.

154 „heiternezelum“ (mhd.).

155 „az“ wie in Anm. 153

156 „eiche“ (mhd.).

157 „storkenabeles“ (mhd.).

158 Der Satz ist nur fragmentarisch überliefert.

159 „suiret“ (mhd.).

160 „brema“ (mhd.): vgl. Anm. 19!

161 „huͦset“ (mhd.).

162 „libestichel“ (mhd.).

163 „Unde aggezzele“: Mischung von Latein („Unde“ = Woher) und Mittelhochdeutsch („aggezzele“ = „âgezzele“: Vergeßlichkeit).

164 „doum“ (mhd.).

165 „aggezzel“ bzw. „uergezzen“ (mhd.).

166 „heitheirnezzelum“ (mhd.).

167 „boumolei“ (mhd.).

168 „weitden“ (mhd.), zum Adj. „weitîn“ = bläulich (nicht wie Hugo Schulz, a.a.O., S. 203 „gläsern(e)“ oder S. 230, Anm. 1 „klar(e)“).

169 „plocke“ (mhd.).

170 „gefẹime“ (mhd.), zum Subst. „veim“ = Schaum.

171 Vgl. dazu Gen. 19,24 und Apk. 14,10: Die beiden Textstellen werden miteinander kombiniert und ungenau wiedergegeben.

172 „uirgichdich“ (mhd.).

173 Der Zusatz „id est zeulezint“ ist als „id est zerlâzent“ zu verstehen: Die mhd. Verbform „zerlâzent“ bedeutet wörtlich „auseinandergehen“.

174 „grizsteine“ (mhd.).

175 „wackun“ (mhd.), vgl. „Wackersteine“!

176 „loubroz“ (mhd.) bedeutet nicht „Mai“ (so Hugo Schulz, a.a.O., S. 235), sondern „Laubbruch“, „Laubfall“ im Herbst.

177 „uerrethet“ (mhd.).

178 „arbeitsam“ (mhd.).

179 „suarmudich“ (mhd.).

180 „missesich“ (mhd.).

181 „lobesam“ (mhd.).

182 „stridich“ (mhd.).

183 „nidich“ (mhd.).

184 „frumich“ (mhd.).

185 „letsam“ (mhd.).

186 „suarmudich“ (mhd.).

187 „frech“ (mhd.).

188 „gamudich“ (mhd.).

189 „wunneclich“ (mhd.).

190 „nithsam“ (mhd.), wohl Synonym für „nietlich“.

191 „zirgerne“ (mhd.).

192 „frumesam“ (mhd.).

193 „frumesam“ (mhd.).

194 „nithsam“ (mhd.), vgl. Anm. 190!

195 „frumesam“ (mhd.).

196 „heizmudich“ (mhd.).

197 „arbeitselich“ (mhd.).

198 „wortselich in infamia“ (mhd./lat.)

199 „suarsuhthich“ (mhd.).

200 „ungewizun“ (mhd.).

201 „grim“ (mhd.).

202 „uerrethet“ (mhd.).

203 „minnesam“ (mhd.).

204 „volmudich“ (mhd.).

205 „otmudich“ (mhd.).

206 „arbeitsam“ (mhd.).

207 „frumesam“ (mhd.).

208 „lobesam“ (mhd.).

209 „lustich“ (mhd.).

[210] „alwere“ (mhd.).
[211] „stridich“ (mhd.).
[212] „asinnegemo giche“ (mhd.).
[213] „uerretheren“ (mhd.).
[214] „cedenseren“ (mhd.).
[215] „uergibet“ (mhd.).
[216] „ratsam“ (mhd.), hier mit der lat. Verneinung „non“.
[217] „nachretich“ (mhd.).
[218] „ratsam“ (mhd.).
[219] „listich“ (mhd.).
[220] „frumesam“ (mhd.).
[221] „stolz“ (mhd.).
[222] „freuel“ (mhd.); dazu die gleich nachfolgenden Substantive „freuel“ und „stolzeith“.
[223] „ueregeseth“ (mhd.).
[224] „gruwet“ (mhd.).
[225] „vergouchet“ (mhd.).
[226] „gewundene“ (mhd.).
[227] „gemech“ (mhd.).
[228] „wortselich“ (mhd.).

Register

Jörg Zink
Die sieben Zeichen
Die Wunder im
Johannesevangelium als
Zeichen zum Heilwerden
Band 4407

Friedrich Abel
Die zehn Lehren der indianischen Medizinmänner
Wie ich in den Canyons von
Arizona lernte, lebendig zu
werden
Band 4405

Elisabeth Albrecht/Christel
Orth/Heida Schmidt
Hospizpraxis
Ein Leitfaden für Menschen,
die Sterbenden helfen wollen
Band 4399

Kurt-Helmut Eimuth
Die Sekten-Kinder
Mißbraucht und betrogen –
Erfahrungen und Ratschläge
Band 4397

Christa Dericum
Faszination Feuer
Das Leben der
Ingeborg Bachmann
Roman
Band 4394

Barbara Krause
Der verbrannte Schmetterling
Das abenteuerliche Leben der
Fotografin Tina Modotti
Roman
Band 4382

Anthony de Mello
Eine Minute Unsinn
Weisheitsgeschichten
Band 4379

Régine Pernoud
Frauen zur Zeit der Kreuzzüge
Band 4375

Johannes vom Kreuz
Die dunkle Nacht
Vollständige Neuübersetzung
Hrsg. und übersetzt von
U. Dobhan, E. Hense und
E. Peters
Band 4374

Thich Nhat Hanh
Lächle deinem eigenen Herzen zu
Wege zu einem achtsamen
Leben
Hrsg. von J. Bossert/
A. Meutes-Wilsing
Band 4370

Matthew Fox
Der Weg der Verwandlung – Geist und Kosmos
Vorwort von Rupert Sheldrake. Nachwort von Bede Griffiths
Band 4361

Günter Hole
Fanatismus
Der Drang zum Extrem und seine psychologischen Wurzeln
Band 4348

Ingrid Ahrendt-Schulte
Weise Frauen – böse Weiber
Die Geschichte der Hexen in der frühen Neuzeit
Band 4336

Verena Kast
Sich einlassen und loslassen
Neue Lebensmöglichkeiten bei Trauer und Trennung
Band 4261

Urte Bejick
Die Katharerinnen
Häresieverdächtige Frauen im mittelalterlichen Südfrankreich
Band 4211

Heinrich Schipperges
Die Welt der Engel bei Hildegard von Bingen
Band 4355

Li Zehou
Der Weg des Schönen
Geschichte der chinesischen Kultur und Ästhetik
Herausgegeben von Karlheinz Pohl und Gudrun Wacker
Band 4114

Mircea Eliade
Schamanen, Götter und Mysterien
Die Welt der alten Griechen
Band 4108

Gunda Schneider
Noch immer weint das Kind in mir
Eine Geschichte von Mißbrauch, Gewalt und neuer Hoffnung
Band 4097

Christine von Weizsäcker/
Elisabeth Bücking (Hrsg.)
Mit Wissen, Widerstand und Witz
Frauen für die Umwelt
Band 4093

Eugen Drewermann
Zeiten der Liebe
Herausgegeben und eingeleitet von Karin Walter
Band 4091

Koni Nordmann/Heiko Sobel
Ich kann nicht mehr leben wie ihr Negativen
AIDS-Zeit
Band 4082

Paul Sporken
Mein Weg zurück ins Leben
Krankheit und Alter bejahen
Band 4078

Carl Friedrich von Weizsäcker
Die Sterne sind glühende Gaskugeln und Gott ist gegenwärtig
Über Religion und Naturwissenschaft
Band 4077

Chérie Carter-Scott
Negaholiker
Das Rettungsbuch für alle Schwarzseher und notorischen Pessimisten
Band 4075

Viktor E. Frankl
Psychotherapie für den Alltag
Band 4072

Lexikon Medizin – Ethik – Recht
Darf die Medizin, was sie kann?
Information und Orientierung
Hrsg. von Albin Eser, Markus von Lutterotti und Paul Sporken
Band 4073

Viktor E. Frankl
Psychotherapie für den Alltag
Band 4072

Johann-Christoph Student
Im Himmel welken keine Blumen
Kinder begegnen dem Tod
Band 4071

Elie Wiesel
Der fünfte Sohn
Roman
Band 4069

HERDER / SPEKTRUM

Eugen Drewermann
Das Eigentliche ist unsichtbar
Der Kleine Prinz
tiefenpsychologisch gedeutet
Band 4068

Dalai Lama
Zeiten des Friedens
Band 4065

Gerhard Bühringer
Drogenabhängig
Wie wir Mißbrauch
verhindern und Abhängigen
helfen können
Band 4064

Werner Rautenberg/
Rüdiger Rogoll
Werde, der du werden kannst
Persönlichkeitsentfaltung
durch Transaktionsanalyse
Band 4062

Niklaus Brantschen
Fasten neu erleben
Warum, wie, wozu?
Band 4058

Mircea Eliade
Hochzeit im Himmel
Roman
Band 4056

Christian Michel/Felix Novak
Kleines Psychologisches Wörterbuch
Erweiterte und aktualisierte
Neuausgabe
Band 4054

Karlfried Graf Dürckheim
Vom doppelten Ursprung des Menschen
Band 4053

Aimé Duval
Warum war die Nacht so lang
Wie ich vom Alkohol loskam
Band 4052

Hans Zender
Happy New Ears
Das Abenteuer, Musik zu
erleben
Band 4049

HERDER / SPEKTRUM

Hugo M. Enomiya-Lassalle
Erleuchtung ist erst der Anfang
Texte zum Nachdenken
Herausgegeben von Gerhard Wehr
Band 4048

Malcolm Lambert
Ketzerei im Mittelalter
Eine Geschichte von Gewalt und Scheitern
Band 4047

Rüdiger Rogoll
Nimm dich, wie du bist
Wie man mit sich einig werden kann
Band 4046

Karlheinz Weißmann
Druiden, Goden, Weise Frauen
Zurück zu Europas alten Göttern
Band 4045

Walter Jens/HAP Grieshaber
Am Anfang der Stall, am Ende der Galgen
Das Matthäus-Evangelium
Band 4042

Harry Pross
Buch der Freundschaft
Band 4044

Roswitha Defersdorf
Drück mich mal ganz fest
Geschichte und Therapie eines wahrnehmungsgestörten Kindes
Band 4041

Maria Kassel
Traum, Symbol, Religion
Tiefenpsychologie und feministische Analyse
Band 4040

Frauenlexikon
Wirklichkeiten und Wünsche von Frauen
Hrsg. von Anneliese Lissner, Rita Süssmuth und Karin Walter
Mit einem aktuellen Beitrag zur Situation der Frauen in den neuen Bundesländern von J. Gysi und G. Winkler
Band 4038

A. Th. Khoury/
L. Hagemann/P. Heine
Islam-Lexikon
Geschichte – Ideen –
Gestalten
Drei Bände in Kassette
Band 4036

Annemarie Schimmel
Die orientalische Katze
Mystik und Poesie des Orients
Band 4033

Eugen Drewermann
Der tödliche Fortschritt
Von der Zerstörung der Erde
und des Menschen im Erbe
des Christentums
Band 4032

Stephan H. Pfürtner
Fundamentalismus
Die Flucht ins Radikale
Band 4031

Viktor E. Frankl
Das Leiden am sinnlosen Leben
Psychotherapie für heute
Band 4030

Marie Luise Kaschnitz
Zeiten des Lebens
Band 4029

Karlfried Graf Dürckheim
Das Tor zum Geheimen öffnen
Ausgewählt und eingeleitet
von Gerhard Wehr
Band 4027

Waltraud von Tucher
Das Baby-Nest
Ein Kampf gegen Paragraphen
und Lieblosigkeit
Band 4026

Arno Borst
Die Katharer
Mit einem Nachwort von
Alexander Patschovsky
Band 4025

José Luis Sampedro
Das etruskische Lächeln
Roman
Band 4022